天天這樣吃，
讓癌細胞消失

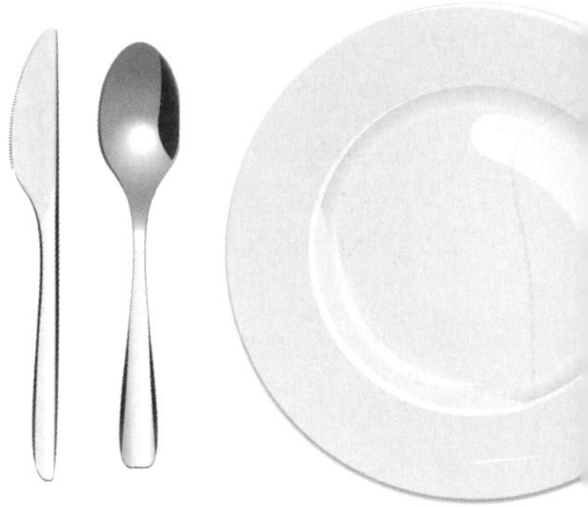

癌症被治癒的人都吃這些！

日本抗癌權威八大飲食法，

轉移、復發、癌末通通都有救

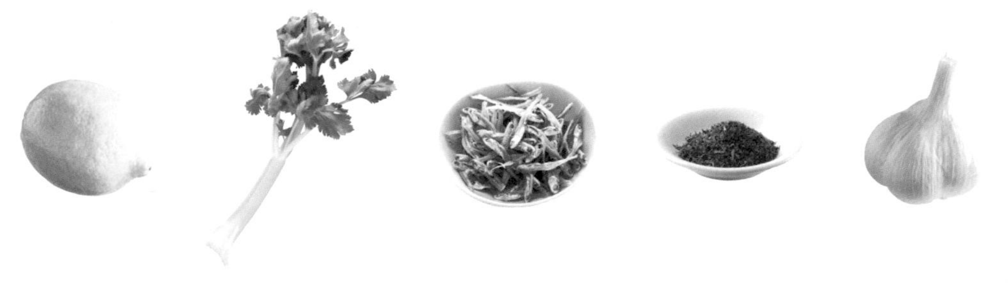

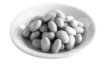

即使三大療法都無效，還是可以治療！

用飲食自癒力，戰勝癌症

別放棄治療！對抗癌症的關鍵在於「提升免疫力」

曾被醫生宣告時日不多，卻健康活了下來！

通常醫生會向癌症病人及其家屬宣告剩餘壽命，就代表病人在經歷過手術、放射線治療、化學療法的癌症三大療法後，病情依然不見起色。換句話說，就是判斷化學性療法已經「無計可施」時的最終宣判。

身為一名擁有40年以上診治經驗的消化外科醫生，我也曾經宣告過病人的剩餘壽命。在那個時候，有位病患被我宣告只剩下幾個月的壽命。當時這名56歲的男性病患，肝癌的病情已十分嚴重，雖然動過手術，卻無法徹底切除擴散開來的癌細胞，不得已之下只能轉為居家療護。

沒想到經過半年，這名男性患者不但沒有變衰弱，反而更顯得活力充沛。等到一年後進行CT（電腦斷層掃描）檢查，發現原本殘留的癌細胞竟然都不見蹤影！驚訝之餘一問之下，才知道他徹底執行了太太所提議的飲食療法。

當時我腦海中浮現出恩師—中山恒明教授說過的一句話：「**治療靠的是患者自身的免疫力，醫生只能扮演推手的角色。**」

現在，我已經不再對癌症患者宣告餘命長短了。即使是末期的病患，我也會鼓勵他們「請不要輕言放棄，一定還有治療的方法！」我之所以會有如此的轉變，是因為親眼見證過許多病患經由「飲食」戰勝癌症的實例。

飲食與醫療雙管齊下，才能戰勝癌症！

透過飲食療法，高達63.7%的癌症患者都能獲得改善

2002年，我追蹤了至今接受根治性手術（廣泛切除遭癌細胞感染病體的手術）並成功的1402名患者後，發現有將近半數的人，竟在短短5年內再度復發、病逝。這個事實讓我震驚得不能自己！

不管施行再多的手術，**只要體質沒有改善，癌症就會不斷地循環復發**。得知這個調查結果後，我覺得十分難過。於是，我開始埋頭鑽研飲食。經過反覆研究後，終於整理出這一套「濟陽式飲食療法」。

我要特別說明的是，濟陽式飲食法並非否定醫學治療的效果，而是要**利用飲食與醫學兩種療法雙管齊下，達成「戰勝癌症」的目標**。其中很重要的「8大原則」（請參照P10），是比服用健康食品更嚴謹的飲食方式（請參照P30），如果抱持著「隨便啦」、「不用太講究」的想法，就很難持之以恆、達到目標。

不過，根據我的經驗，只要患者本身對「治癒癌症」抱持著強大的意志力，就可以產生正向的結果。我研究飲食療法至今已經16年，濟陽式飲食療法的確立也已經超過10年以上。根據2012年的統計結果顯示，353名癌症病例中，靠飲食療法完全治癒者，有49人；病情改善者有176人，也就是說，有63.7%的比例可以見效。

濟陽高穗

推薦序

治癌要除根

養生要植根

癌症是現代人最大的夢魘，全世界投入極大心力研究，卻尚無絕對有效的治癌方法，為什麼？事實上，醫界對癌症的真相認知，猶如群盲摸象，各執己見。雖有燃眉之急，卻苦無對策。現在仍有許多人認為癌症是絕症，一診斷出癌症就好像被宣告死刑，身心雙重打擊之下，導致癌症急遽惡化。現今早期發現癌症的技術已大有進步，治療方法也有大幅進展。告訴病人實情，取得依賴和合作，就是獲得痊癒的最佳途徑。

每個人罹癌的機率有如擲錢幣般高機率，面對癌症如何更有把握？《皇帝內經》曾言「上醫治未病」，預防無疑是最明智的健康保險。準備功夫下得愈深，癌害就愈少，累積對癌症的正確認知與見解，是防癌第一大步。

日本家喻戶曉的癌症名醫濟陽高穗，行醫40多年，傾心研發「從體內擊潰癌細胞」的最強飲食法，拯救數萬人生命，我深感佩服。他建議大家「天天這樣吃，讓癌細胞消失！」，從飲食改變體質，提升免疫力，自然養成讓癌細胞無法存活下去的體內環境，分析得透徹有理。

個人行醫30多年，也獲得日本大學醫學博士。在日本研讀期間深知日本醫界教授對疾病治療和健康照護都有深層研究與探討，也不斷有新穎的觀念誕生。我看過各式各樣的人病之間，有順心，有無奈，也有難過。濟陽高穗教授所著此書，全書遣詞用語，淺顯易懂，擅長將深奧醫理深入淺出，藉譬喻佐實例，呈現豐富的科學論述，多彩的人文觀察，更不時點出生活中許多被忽略的要點，把滅癌的方式，描述得淋漓盡致，是舉世難得的好書，期盼本書能成為「治癌要除根，養生要植根，讓你健康一生」的守護書。

台北市中醫師公會名譽理事長
前行政院衛生署中醫藥委員會委員
陳旺全

目次
Contents

第三章 濟陽式8大原則 完全實踐指南

第四章 濟陽式抗癌食材

蔬菜・豆類・薯類

第五章 痊癒的人都這樣吃，有效攝取濟陽式食材 抗癌食譜

第六章 濟陽式飲食療法 創造奇蹟的抗癌實例

阻斷致癌的危險因子！

濟陽式飲食療法

擊潰癌細胞

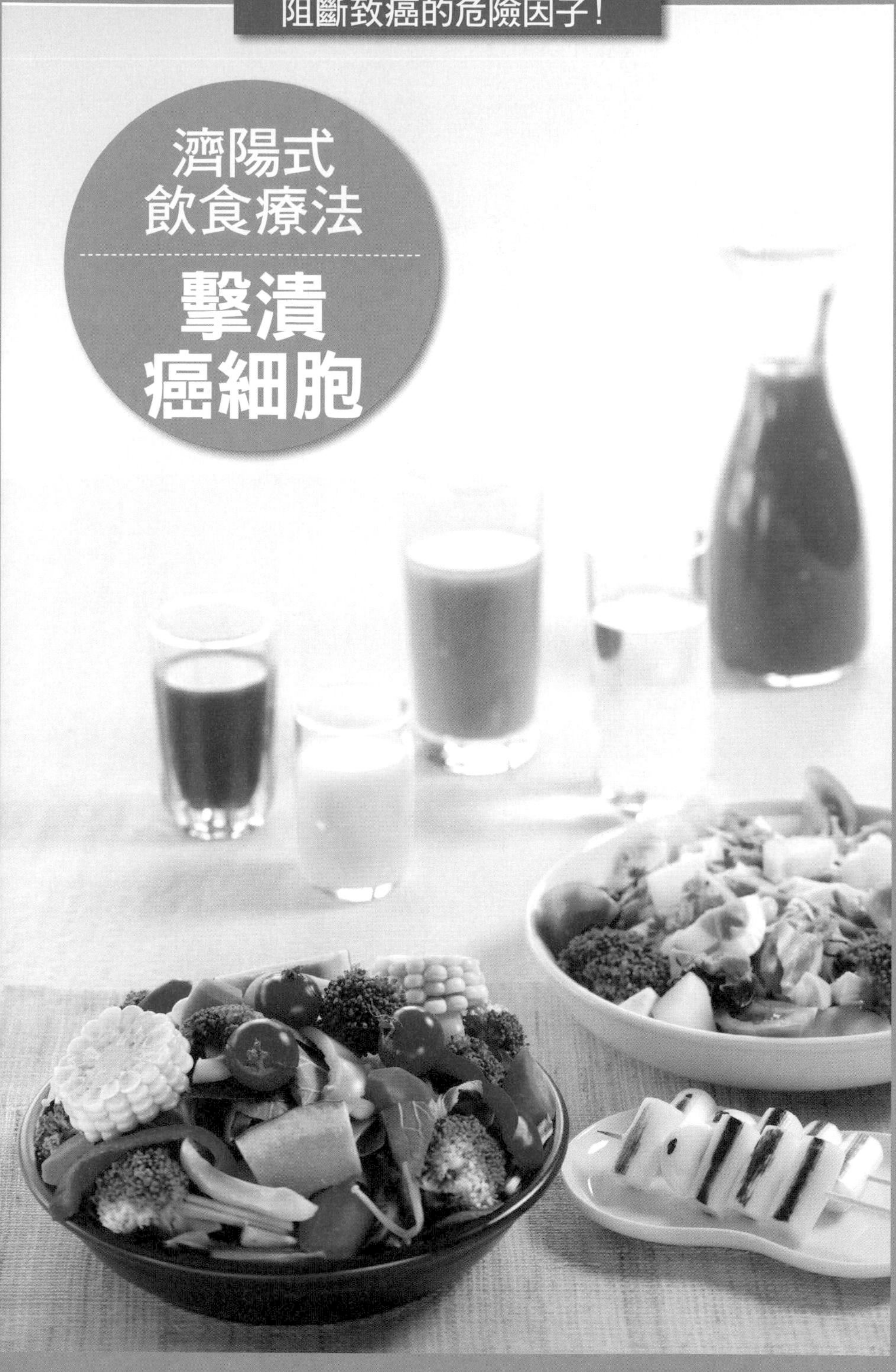

消滅致癌因子，就要攝取增強免疫力的食物

濟陽式飲食療法 8大原則

飲食原則1 減鹽生活，擊潰癌細胞第一步

鹽分過高，會降低胃黏膜抵抗力、引發癌症

鹽分會損害人體的胃黏膜，導致細胞內外礦物質失衡。而且不單單會引發胃癌，幾乎所有癌症的罹癌機率都會因此提高。

其實，我們從日常食物中就可以攝取到人體一天所需的鹽分。所以，若要更嚴謹實踐濟陽式飲食療法，基本上最好連減鹽醬油或減鹽味噌等調味料都避免使用。癌症患者一天的鹽分攝取量，大約是2～3g，相當於½茶匙的食鹽、1.2茶匙醬油，或者是3茶匙烏醋。

飲食原則2 攝取優質蛋白，提升抗癌戰鬥力（不吃四足動物）

幫助降低壞膽固醇改善血液循環

動物性脂肪與蛋白質會增加罹癌的風險，所以牛、豬、羊等四足動物的肉類，在濟陽式飲食法中一律嚴格禁止。

如果是雞肉，去除油脂含量高的外皮後，一天就算吃30g左右也沒有關係。在自然環境下所產的土雞蛋，一天可以吃一顆。魚類則要避開容易氧化的黑鮪魚或鰹魚等紅肉魚類，改以白肉魚做為優先選擇，如比目魚、鱈魚、鮭魚等等。

飲食原則 3

多吃新鮮蔬果，遠離癌細胞威脅

體內最需要的抗氧化物質就從這裡攝取

務必要挑選有機或低農藥的蔬果！新鮮蔬果裡含有豐富的維生素，以及多酚、類黃酮、花青素等植化素，不僅能幫助抗氧化，還可以消除體內自由基並抑制癌細胞。此外，蔬菜水果中也富含酵素，是促進各種代謝的重要物質，在營養的消化與吸收上，扮演了重要角色。

由於烹調、加熱過程很容易破壞蔬果內的酵素和維生素，所以最好生鮮食用，但因直接吃難以大量攝取，建議榨成蔬果汁，在20分鐘內喝完。

飲食原則 4

多吃含有胚芽的穀物、豆類、芋薯類

胚芽、大豆異黃酮能有效抑制癌症

米、麥的胚芽中，富含維生素B群、維生素E、抗氧化物質（木酚素、植酸），還有能夠調整腸道環境的膳食纖維。

其中，未經精製的糙米充分包含了以上所提到的營養，可說是最理想的主食。黃豆及其製品（如豆腐、豆漿）中含有豐富的大豆異黃酮，能抑制各種癌症的發生率。

馬鈴薯、地瓜、芋頭、山藥等薯類有豐富的維生素C與鉀，能調節體內礦物質的平衡。

飲食原則 5

補充海藻類、乳酸菌、蕈類，提升免疫力

有助平衡腸道菌叢，能整腸提升免疫力

乳酸菌最為人所知的，就是增加益菌、抑制害菌，調整腸道環境的功能，並且加強免疫細胞的活性。除了乳癌、卵巢癌的患者外，其他癌症患者每天至少都要吃300g的無糖優格，而且原料必須是來自優質的牛乳。

至於海藻類中的海帶芽、裙帶菜、昆布等海藻類所含有的「褐藻糖膠」；以及菇蕈類當中的β-葡萄聚醣，都是能增加免疫力、具有抗癌效果的成分。

飲食原則 6

多攝取萊姆、蜂蜜、啤酒酵母

促進體力循環力，提升新陳代謝

多吃富含檸檬酸的檸檬或萊姆，有助於促進代謝，每天最好能攝取2顆以上。如果很難買到完全無農藥的產品，可以先浸泡在水中一整晚。

蜂蜜裡含有許多維生素、礦物質，以及能增強免疫力的花粉，每天必須食用2大匙，可與上述的優格或檸檬汁一起飲用，或加入蔬果汁裡。

啤酒酵母的攝取量，若以愛表斯錠來計算，一天大約需服用20錠以上。

飲食原則 7

適量紫蘇油、橄欖油等好油，有助加強抗癌力

選擇橄欖油、亞麻仁油，但須攝取適量

一般建議在挑選油品時，要選擇含有豐富油酸的橄欖油、芝麻油、菜籽油；不需加熱的料理則選擇紫蘇油、荏胡麻油、亞麻仁油。每種油脂都應盡快使用完，避免氧化的油脂破壞細胞。

但植物油脂並非越多越好，因為攝取太多含有亞麻油酸的大豆油、芝麻油、椰油等，會導致體內一種稱為「花生四烯酸」的脂肪酸含量增加，反而成為致癌的主要原因！因此要避免攝取過量。

飲食原則 8

只喝天然好水；菸酒是大忌

不碰自來水或菸酒，讓致癌物質out！

自來水為保證品質的安全，會添加氯來進行消毒，但也因此容易產生致癌物「三鹵甲烷」，不建議癌症患者飲用。無論是直接飲用、製作蔬果汁，或是煮湯，都應選擇乾淨的天然湧泉水，或者市面上未經加熱處理的瓶裝礦泉水。也可以透過高性能的活性碳淨水器，去除其中的雜質與有害成分。

此外，酒精會減弱肝臟的解毒機能、破壞消化器官黏膜。抽菸、喝酒都是癌症患者的大忌。

聽聽被治好的人怎麼說！

濟陽式飲食療法 隨時都要謹記在心的重點

Case 1 大腸癌・直腸癌

患者特別重視的飲食關鍵

① **隨時都要注意無鹽飲食！**

- 料理中的湯汁都要仔細過濾掉。
- 吃生菜料理時，用醋取代鹽做調味。
- 利用各式辛香料，補足菜餚的味道。

② **每天喝蔬果汁**

- 每天都喝1500c.c.，如果沒有辦法，至少也要喝到1000c.c.。

③ **榨汁用的蔬果**

- 通常會選擇有機食品店裡的無農藥產品，若不得已必須使用低農藥的蔬菜烹調時，也會先在水中浸泡一晚、去除農藥。

④ **四隻腳動物的肉一律不吃**

- 身體所需要的蛋白質，從少量的海鮮，以及黃豆、蛋類、優格中攝取。

⑤ **不吃白米飯**

- 以各種雜糧取代白米，如紅豆、糙米、全麥麵包或用糙米做的麻糬等。

改善情形詳見146頁

Case 2 胃癌・肝轉移

患者特別重視的飲食關鍵

① **禁酒**

② **豬、牛、羊等任何四足動物的肉品，特別嚴禁攝取**

③ **完全不使用鹽調味**

- 利用薑、大蒜、胡椒、香草等帶有天然香氣的食材，來豐富料理的味道。

④ **每天喝1500～2000c.c.的新鮮蔬果汁**

- 一天分5～7次，每次喝300c.c.。

⑤ **必定要攝取的飲食**

●飲食大多以糙米、蔬菜、水果、海藻類、優格、蜂蜜為主，肉類蛋白質則選白肉魚。

改善情形詳見148頁

Case 3 卵巢癌

患者特別重視的飲食關鍵

① 自己製作生菜醬料

●為了避免過多鹽分，不用市面上的調味醬，改以1：1的減鹽醬油與醋做佐料。

② 所有料理都撒上磨碎的芝麻

●無論是沙拉、味噌湯、燉煮或是炒的料理等，都會這樣做。

③ 每天一定吃蕈類

●運用各式各樣的金針菇、香菇、鴻喜菇等蕈類，做成料理。每天也會吃¼塊豆腐，以及蘿蔔泥拌納豆。

④ 戒掉最喜歡的肉類料理

●戒掉過去最愛的牛肉，需要的蛋白質幾乎都從黃豆類食物中攝取。

改善情形詳見150頁

Case 4 肝細胞癌

患者特別重視的飲食關鍵

① 基本上不吃外食

●即使工作上需要與人聚餐，也都全部推掉。

② 每天一定要吃三餐，並禁酒

③ 每天都會吃這些

●包括菇蕈類、紅蘿蔔、綠色蔬菜、海藻類及優格。

④ 不飲用自來水

⑤ 魩仔魚事前去除鹽分再烹調

改善情形詳見152頁

Case 5 大腸癌・升結腸癌

患者特別重視的飲食關鍵

① 盡力實踐無鹽飲食

味噌湯只用⅕的味噌，調味時使用的是含有天然鹽分的小魚乾、柴魚片、昆布、海帶芽等混合成的粉末。

② 由妻子親手做料理，不吃外食。

③ 每天喝1200 c.c.蔬果汁。

④ 每天飲用1000 c.c.的天然水。

改善情形詳見154頁

Case 6 惡性淋巴腫瘤

患者特別重視的飲食關鍵

① **攝取能夠提升免疫力的食物**

● 每天都會吃含有蒜素的大蒜，以及海藻類、蕈類、乳酸菌、蜂蜜等。

② **幾乎不用鹽**

● 只吃食材原味，如果需要調味，也會選擇天然的辛香料。

③ **每天喝1600 c.c.的果汁**

● 果汁所用的材料，包括了紅蘿蔔、蘋果、芹菜、番茄、小黃瓜、青椒、小松菜、蘿蔔、舞菇汁、蜂蜜。

④ **使用有機、無農藥蔬菜**

● 可從網路上購買到。

改善情形詳見156頁

Case 7 乳癌

患者特別重視的飲食關鍵

① **時時注意並遵守8大法則**

● 抄下濟陽式飲食療法貼在牆壁上，提醒、警惕自己。

② **盡可能不使用鹽巴調味**

● 善用海藻或魚類的天然鹽分調味，也會將菜餚的湯汁濾掉。

③ **選擇不含添加物的加工食品**

④ **每天吃黃豆或其製品**

● 例如豆腐、豆漿、豆腐皮、豆渣、納豆等。

⑤ **作料理時利用醋來調味**

⑥ **即使現在已經恢復健康，每天還是會喝500 c.c.以上的新鮮蔬菜汁。**

改善情形詳見158頁

數十年研究與成功實例驗證

針對不同臟器的有效抗癌食材

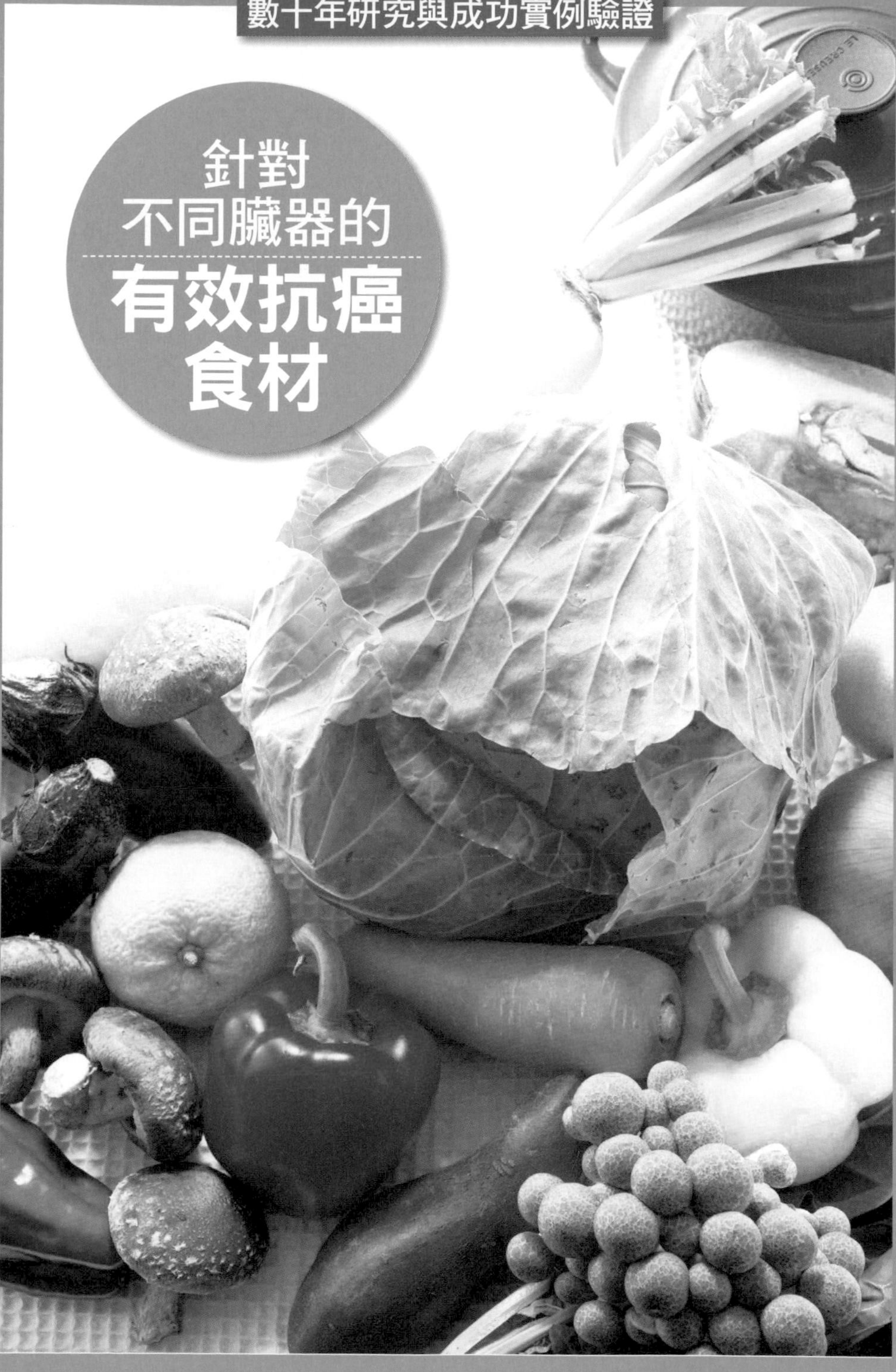

強化免疫系統，抑制癌細胞

針對不同臟器的
有效抗癌食材

打擊癌症，就從攝取能增強免疫力的植化素開始！

濟陽式飲食療法的原理，在於提升我們身體本來就有的免疫力，並將其發揮到最大極限，藉以擊退癌症！因此，必須增加肩負免疫機能重任的白血球，還要確保其活力充沛。

想要增加白血球的數量，就必須著重攝取蔬果中特有的抗氧化物質—「植化素」。這是一種人類沒辦法自行製造，須透過食物來獲得的營養。植化素能夠對抗體內活性氧的攻擊，保護細胞不受侵襲，有效預防癌症。

1990年，由於癌症的死亡率備受關注，所以美國國立癌症研究中心開始著手進行「計畫性食品企劃（Designer Foods Program）」，針對能有效預防癌症的植物性食品做了分析。下頁圖表就是經過研究調查後，將確定有防癌效果的食材依據重要度排序出的「計畫性食品金字塔」。金字塔越上層的食物，防癌效果越高。

話雖如此，也不能只著重在金字塔上層的食物，每天均衡食用這些蔬果，才是飲食療法的關鍵所在。

Point　蔬果防癌密碼～珍貴的植化素

植化素是植物色素的來源，例如葡萄、茄子中含有的花青素及類黃酮，形成了藍紫顏色；類胡蘿蔔素及玉米黃質，為紅蘿蔔、木瓜、南瓜染上了黃色；番茄、紅椒、草莓因為含有茄紅素，所以外觀呈紅色。

植化素是植物的化學成分，但這種「化學成分」不但沒有致癌風險，相反的，還是不可或缺的營養！它不僅能保護植物本身，更能讓人類多一層防護罩，抵禦癌細胞增生，有效清除體內對身體有害的自由基！

請積極攝取！抗癌食物金字塔

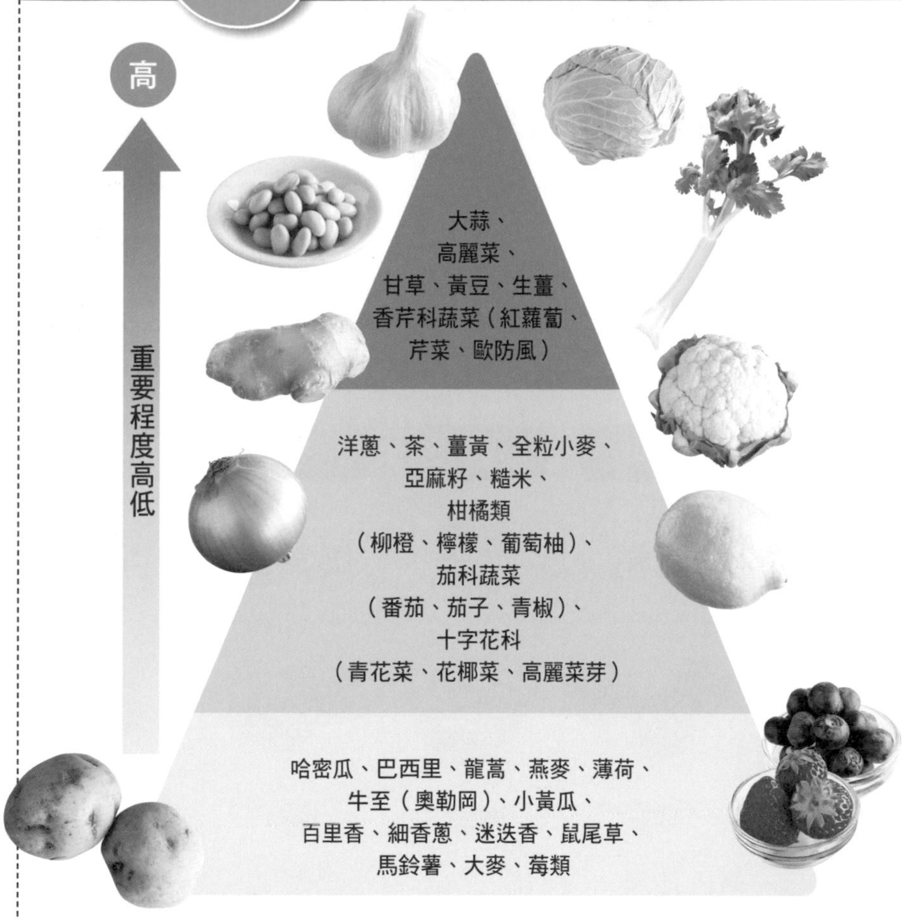
高
重要程度高低
大蒜、
高麗菜、
甘草、黃豆、生薑、
香芹科蔬菜（紅蘿蔔、
芹菜、歐防風）
洋蔥、茶、薑黃、全粒小麥、
亞麻籽、糙米、
柑橘類
（柳橙、檸檬、葡萄柚）、
茄科蔬菜
（番茄、茄子、青椒）、
十字花科
（青花菜、花椰菜、高麗菜芽）
哈密瓜、巴西里、龍蒿、燕麥、薄荷、
牛至（奧勒岡）、小黃瓜、
百里香、細香蔥、迷迭香、鼠尾草、
馬鈴薯、大麥、莓類

能增加白血球數量的蔬菜

①大蒜　②紫蘇葉　③生薑　④高麗菜

能分泌細胞激素的蔬菜

①高麗菜　②茄子　③蘿蔔　④菠菜　⑤小黃瓜

能分泌細胞激素的水果

①香蕉　②西瓜　③鳳梨　④葡萄

※以上具抗癌可能性的食品，係根據美國國立癌症研究中心所發表的「計畫性食品列表」而來。

※細胞激素：這是指從身體各種細胞中產生的一種蛋白質，能提升免疫機能或促進細胞增殖、分化，進而達到抗癌的作用。

1 白血病

抗癌食材

紅蘿蔔

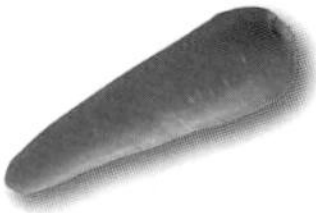

優點

根據報告指出，β-胡蘿蔔素能有效治療急性前骨髓球細胞白血病。

詳閱P89

抗癌食材

梅精

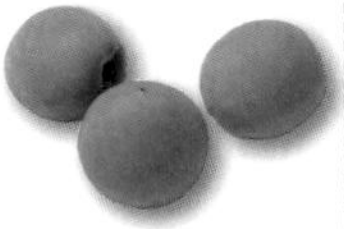

優點

從青梅中萃取出的梅精，能夠有效抑制白血病細胞。

詳閱P105

抗癌食材

蜂蜜（花粉）

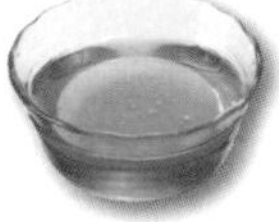

優點

蜂蜜中的花粉含有很多可提升免疫力的胺基酸、維生素與礦物質。

詳閱P129

抗癌食材

馬鈴薯

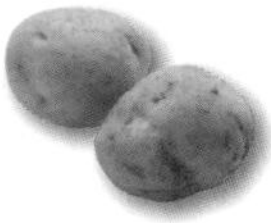

優點

根據熊本大學的實驗，攝取馬鈴薯榨成的汁能有效抑制白血病細胞。

詳閱P81

抗癌食材

青汁

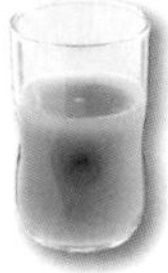

優點

富含抗氧化作用強的維生素與礦物質

詳閱P131

2 胃癌

禁止食材

高鹽食品

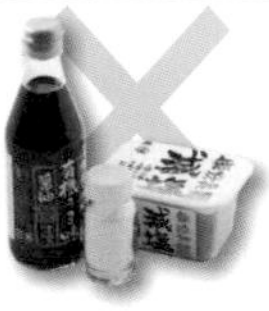

缺點

鹽分會破壞胃部黏膜，胃癌患者更需要徹底實施減鹽飲食。

詳閱P32

抗癌食材

梅精

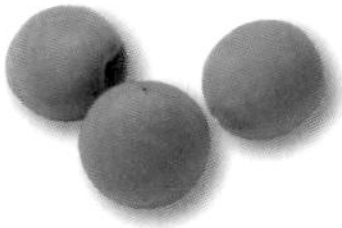

優點

梅精具有強力的殺菌作用，能夠擊退致癌的危險因子「幽門螺旋桿菌」。

詳閱P105

抗癌食材

綠茶

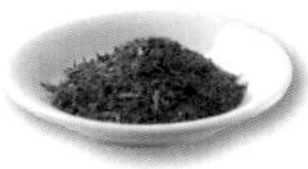

優點

綠茶中含豐富多酚，抗氧化力強，能有效抑制癌細胞蔓延。

詳閱P134

抗癌食材

優格

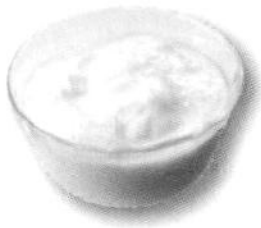

優點

優格中的乳酸菌能有效減少引發胃癌的幽門螺旋菌。

詳閱P120

抗癌食材

蔬果汁

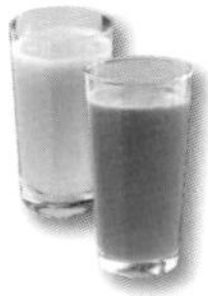

優點

新鮮蔬果中的鉀，可以直接對胃部產生作用、提升代謝。

詳閱P134

3 食道癌

禁止食材

香菸

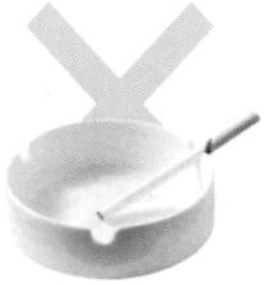

缺點

溶解在酒精中的尼古丁和焦油，可說是致命成分！菸酒不忌的人，罹患食道癌的機率高達一般人的14倍！

詳閱P67

禁止食材

酒

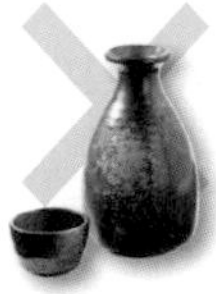

缺點

酒精會破壞食道壁，是造成食道癌的主要原因之一。

詳閱P65

禁止食材

鹽分

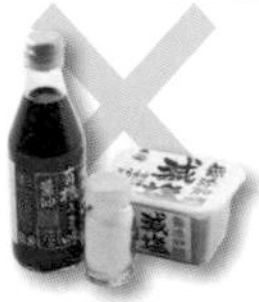

缺點

過多的鹽分會損害到黏膜細胞，特別是食道癌與胃癌患者，必須盡量減少攝取鹽分。

詳閱P32

抗癌食材

鮭魚

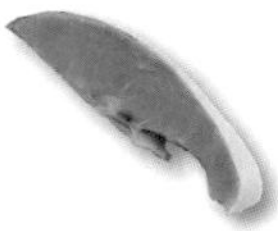

優點

讓鮭魚呈現橘紅色的蝦紅素，具有高抗氧化力，可以抑制腫瘤成長。

詳閱P119

抗癌食材

南瓜

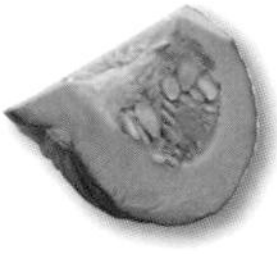

優點

南瓜表皮內側含有許多β-胡蘿蔔素，有助強化食道黏膜。

詳閱P73

4 大腸癌

禁止食材

四足動物肉類

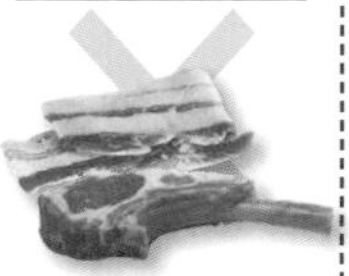

缺點

四足動物肉中所含的蛋白質，會增加腸道內的壞菌。特別是大腸癌患者，必須避免食用。

詳閱P38

抗癌食材

無糖優格

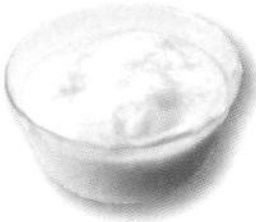

優點

有助於增加血中淋巴球，提升免疫力。

詳閱P120

抗癌食材

無花果

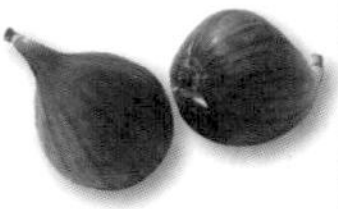

優點

具有促進排便的作用，避免因便秘造成腸壁發炎。

詳閱P105

抗癌食材

蘋果

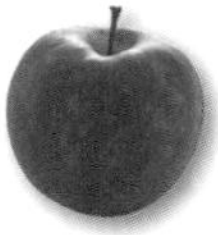

優點

腸道菌偏好弱酸性的環境，多吃蘋果，有助於打造出抑制壞菌、增加好菌的環境。

詳閱P114

抗癌食材

地瓜

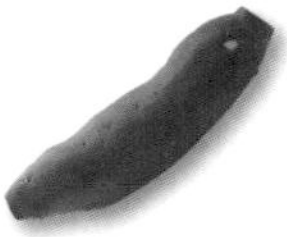

優點

地瓜中含有豐富的膳食纖維及果膠，可調整腸道環境，並排除有害物質。

詳閱P79

5 肝癌

抗癌食材

小松菜 大蒜

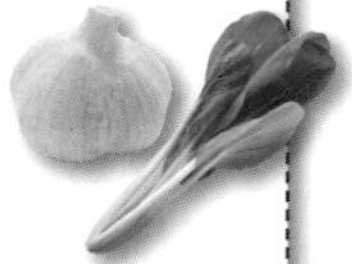

優點

小松菜中的穀胱甘肽，以及大蒜裡的蒜素，都具有可觀的抗氧化效果。

詳閱P78・128

抗癌食材

木瓜

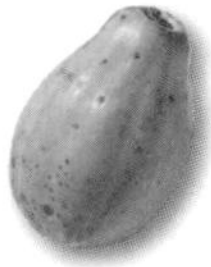

優點

其獨特的植化素「異硫氰酸酯」，能夠活化體內的解毒酵素，使致癌物質無毒化。

詳閱P110

抗癌食材

水果（尤其是萊姆）

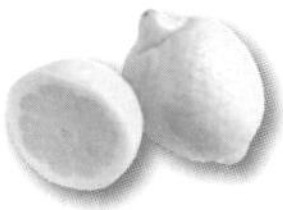

優點

萊姆的抗氧化活性最強，多食用有助於對抗肝癌。

詳閱P114

抗癌食材

貝類海鮮

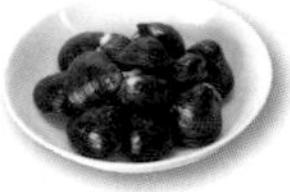

優點

其中的牛磺酸可以促進血液循環，改善肝臟的代謝問題。

詳閱P117

6 胰臟癌

抗癌食材

蘿蔔 萊姆

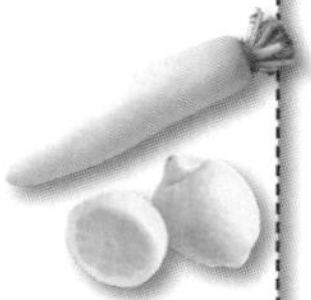

優點

蘿蔔中的澱粉酶有助於胰臟運作；萊姆裡豐富的維生素C則能抑制體內的活性氧。

詳閱P83・114

7 肺癌

禁止食材

香菸

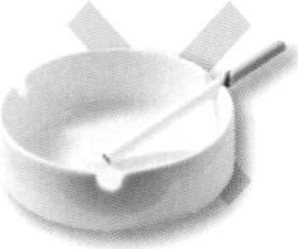

缺點

香菸中的尼古丁和焦油是致癌的一大要因，患者一定要嚴格禁菸。

詳閱P67

抗癌食材

蕗蕎

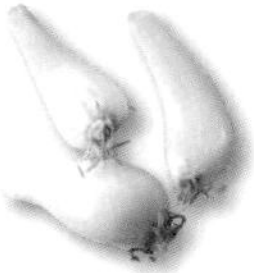

優點

日本明治藥科大學曾做過實驗，證明多食用蕗蕎可以有效改善肺癌。

詳閱P97

禁止食材

四足動物肉類

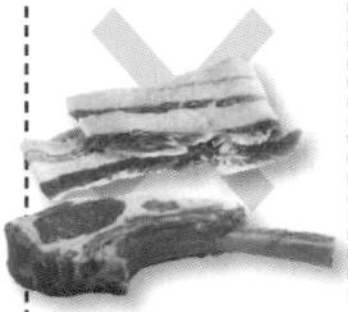

缺點

四足的動物性蛋白質，是促進癌症發生、惡化的原因之一。

詳閱P38

抗癌食材

木瓜

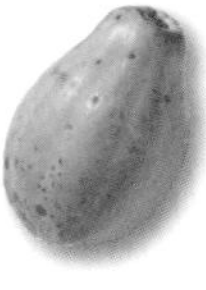

優點

木瓜中豐富的木瓜酵素，具有分解蛋白質的功效，可協助胰臟運作。

詳閱P110

抗癌食材

蜂蜜

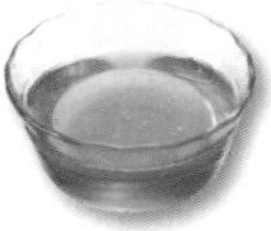

優點

富含果糖及葡萄糖，能夠幫助糖分代謝順暢，有助於細胞能量的產生。

詳閱P129

8 乳癌

抗癌食材

黃豆・黃豆加工食品

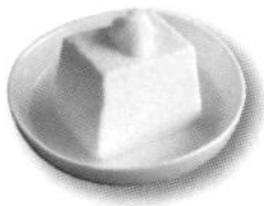

優點

大豆異黃酮的結構與女性荷爾蒙相似，能代替其運作，抑制體內產生過多女性荷爾蒙。

詳閱P52

抗癌食材

加州梅

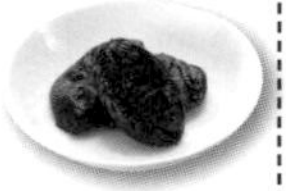

優點

大量飲用加州梅原汁，可有效改善乳癌。

詳閱P112

抗癌食材

青汁

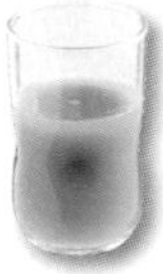

優點

4名患者依照葛森療法飲用青汁半年之後，有2名的病情獲得改善。

詳閱P131

禁止食材

乳製品

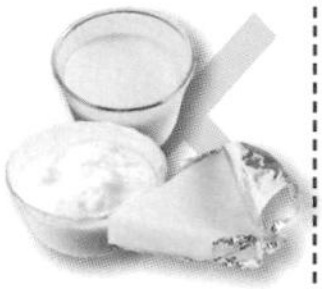

缺點

為了不影響荷爾蒙的平衡，乳癌患者應盡量避開乳製品。

詳閱P12

9 前列腺癌

抗癌食材

黃豆・黃豆加工食品

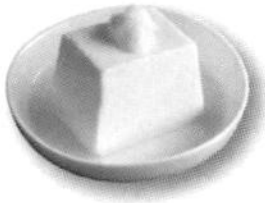

優點

黃豆中富含的大豆異黃酮，能夠抑制過多的男性荷爾蒙，避免癌細胞隨之生長。

詳閱P52

抗癌食材

番茄

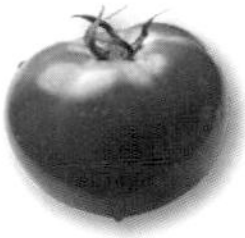

優點

屬於類胡蘿蔔素一員的茄紅素，可有效幫助前列腺抗氧化，讓細胞免於受損。

詳閱P86

10 卵巢癌

抗癌食材

石榴

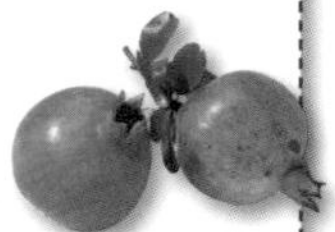

優點

石榴汁中的植物雌激素，具有安定女性荷爾蒙的作用。

詳閱P108

禁止食材

牛乳・乳製品

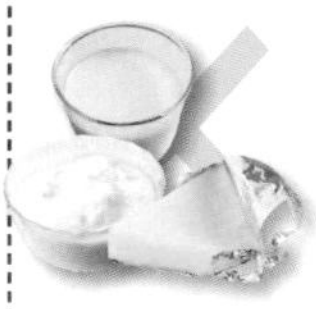

缺點

卵巢癌的患者，為避免影響荷爾蒙的平衡狀態，最好不要接觸牛乳或乳製品。

詳閱P12

11 惡性淋巴腫瘤

抗癌食材

青汁

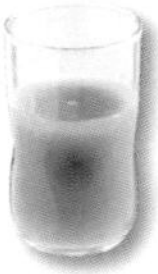

優點

含有豐富的維生素與礦物質。

詳閱P131

抗癌食材

萊姆

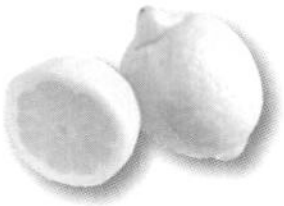

優點

能活化體內的檸檬酸循環，產生細胞能量。

詳閱P114

⬇⬇⬇ 確實降低風險　　⬇⬇ 可能降低風險

⬆⬆⬆ 確實提升風險　　⬆⬆ 可能提升風險

	肝臟	大腸	乳房（停經前）	乳房（停經後）	卵巢	子宮體	前列腺	腎臟	皮膚
		⬇⬇							
		⬇⬇							
							⬇⬇		
							⬇⬇		
		⬆⬆⬆							
		⬆⬆⬆							
		⬇⬇					⬆⬆		
									⬆⬆
	⬆⬆	⬆⬆⬆（男性） ⬆⬆（女性）	⬆⬆⬆	⬆⬆⬆					
		⬇⬇⬇		⬇⬇		⬇⬇			
		⬆⬆⬆	⬇⬇	⬆⬆⬆		⬆⬆⬆		⬆⬆⬆	
		⬆⬆⬆		⬆⬆		⬆⬆			
				⬆⬆					
			⬇⬇⬇	⬇⬇⬇					

※本表由世界癌症研究基金會（WCRF）於2007年發表。本書也很認同蔬果的「降低罹癌風險」作用。此外，食用紅肉可能會增加罹患大腸癌的機率。

針對不同臟器的有效飲食&生活方式

以下表格是彙整了世界各地數量龐大的研究成果後，得到的珍貴報告。主要是針對食物及營養等相關因素，並標示出其與各種癌症間的關聯性，可以說是抗癌飲食療法的重要指南。

	口腔・咽喉・喉頭	鼻咽喉	食道	肺	胃	胰臟	膽囊	
含膳食纖維的食物								
蔬菜	↓↓		↓↓		↓↓			
蔥蒜類蔬菜（蔥、洋蔥、大蒜等）					↓↓			
大蒜								
水果	↓↓		↓↓	↓↓	↓↓			
含有葉酸的食物						↓↓		
含有類胡蘿蔔素的食物								
含有硒的食物								
肉類								
加工肉品								
高鈣飲食								
高熱量食物								
低熱量食物								
鹽分・鹽漬食品					↑↑			
飲品・水中的砷				↑↑↑				
瑪黛茶			↑↑					
添加糖分的飲料								
酒精飲料	↑↑↑		↑↑↑					
β-胡蘿蔔素				↑↑↑※				
運動								
肥胖			↑↑↑			↑↑↑	↑↑	
腹部肥胖						↑↑		
成年後體重增加								
哺乳（母親）								

※從針對肺癌營養品的研究中證實，依照濟陽式飲食法所攝取的β-胡蘿蔔素不會造成肺癌罹患率升高的題。

健康食品與抗癌食品的差異

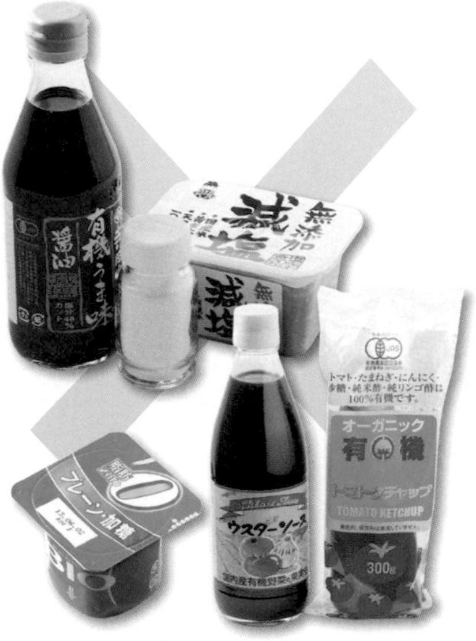

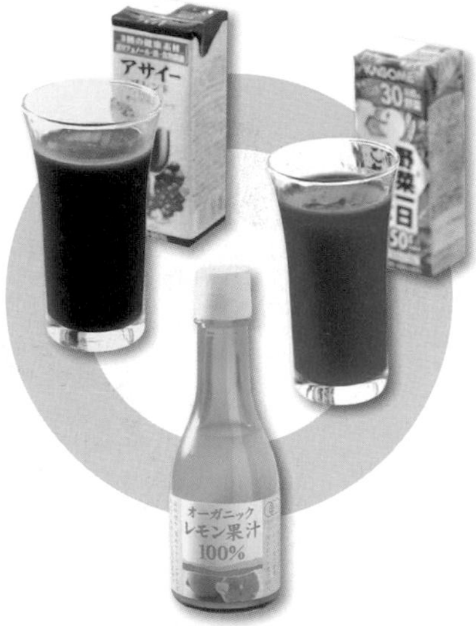

Q 健康食品、抗癌食物，兩者有什麼不同嗎？

A 想要戰勝癌症，必須擁有能顛覆現有不適症狀的免疫力！

一般健康食品，雖然有維持健康的效果，但卻不具抗癌的作用！

濟陽式飲食療法中，最基本且重要的原則就是「控制鹽分」，就算是有機或減鹽的醬油、味噌，也盡量能不用就不用。

此外，蔬果汁的抗氧化作用和營養會隨著時間流逝，所以濟陽式飲食法中，強調必須飲用現榨的新鮮蔬果汁。為了戰勝癌症，需要比健康食品更嚴格講究，選擇抗癌效果佳的食品、食材。詳細內容請參考P34的食材介紹。

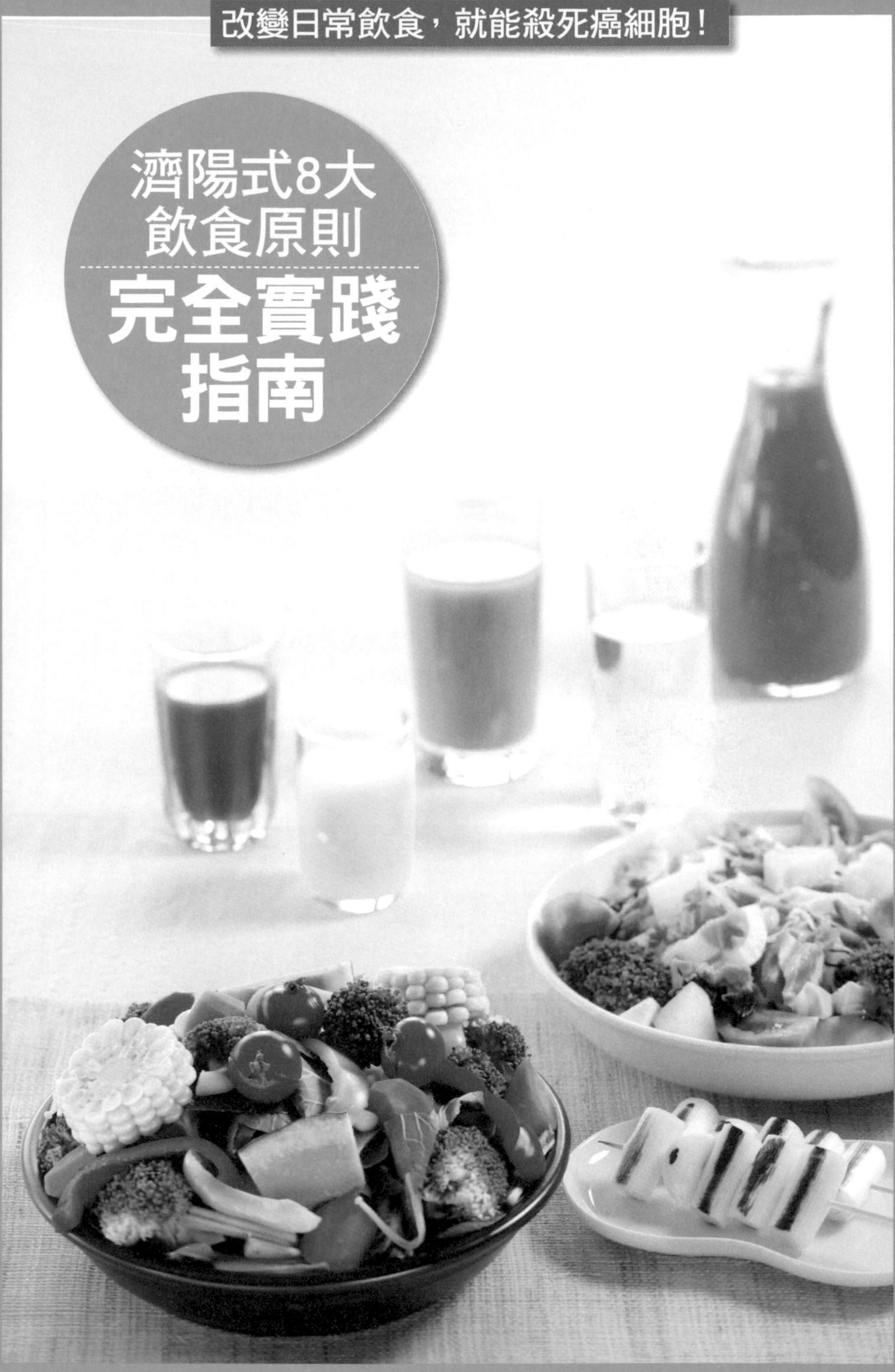
改變日常飲食，就能殺死癌細胞！
濟陽式8大
飲食原則
完全實踐
指南

實踐指南 1

每天的鹽分控制在2～3g內 挑戰幾乎無鹽的生活

實踐 1 魩仔魚要先**去鹽處理**

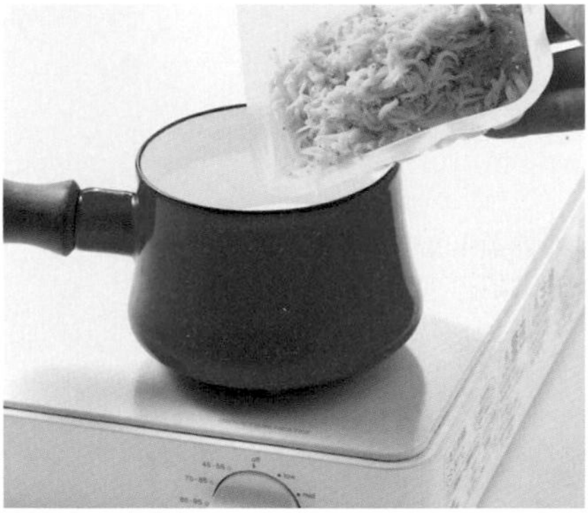

一般市面上常見的魩仔魚，都會額外添加鹽巴來延長鮮度，以利保存。因此，食用前請務必先用沸騰的水快速汆燙一下，去除多餘的鹽分。如果能買到沒有人為添加鹽分的水煮魩仔魚，那麼不經汆燙、一天直接吃一小盤也沒有問題。

Point

包含丁香魚乾等各式各樣的小魚乾，也都有鹽分過高的問題，使用前也需要汆燙去鹽。目前台灣也可買到減鹽的魩仔魚產品。

實踐 2 減鹽**醬油**和**醋**搭配使用

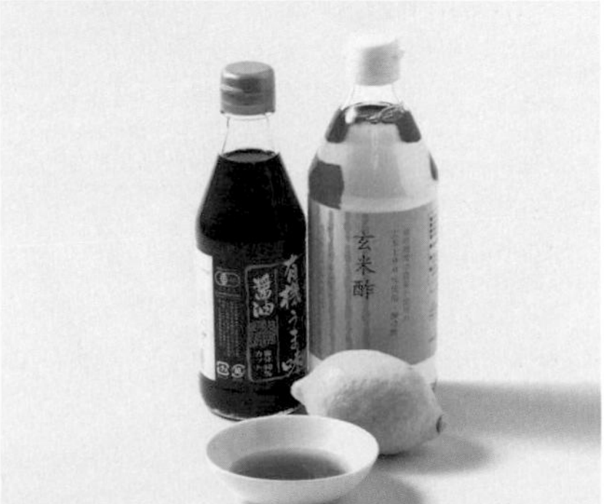

對於無法接受完全不使用醬油的人，我建議可以混合1：1的減鹽醬油與醋來調味，如此一來就可以降低一半的鹽分。另外，也可以依照口味喜好擠上萊姆汁。

Point

一般的醃漬、紅燒、醬滷料理，多使用大量的醬油或調味料，為減少飲食中的鹽分，用烘烤、蒸煮或清燉的做法來烹調食物，效果也不錯。

實踐 3 動手做**無鹽高湯**

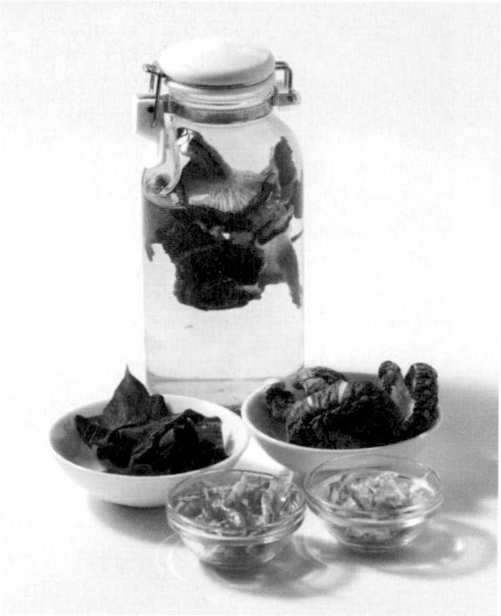

製作高湯的方法

利用有味道的高湯烹調各式料理，是減鹽生活中不可或缺的技巧。不過，市售高湯都含有大量鹽分，最好能自己在家製作！只要在 1 公升的水中，放入適量的昆布、乾香菇，浸泡一晚，料理前再另外添加柴魚片或蝦米熬製，非常好用的「濟陽式無鹽高湯」就完成了。

Point

料理研究家服部幸應老師所提倡的減鹽調味料製作方法如下：醬油、酒各300毫升、乾柴魚30公克、昆布10公克，全部放入鍋中煮沸後濾掉泡沫，轉小火，煮至水分剩2/3時熄火冷卻，再將高湯過濾出來即可。

建議用來製作高湯的食材

- 昆布
- 乾香菇
- 柴魚片
- 蝦米、小魚
- 海藻類

實踐 4 使用**一次只能倒出一點點**的醬油容器

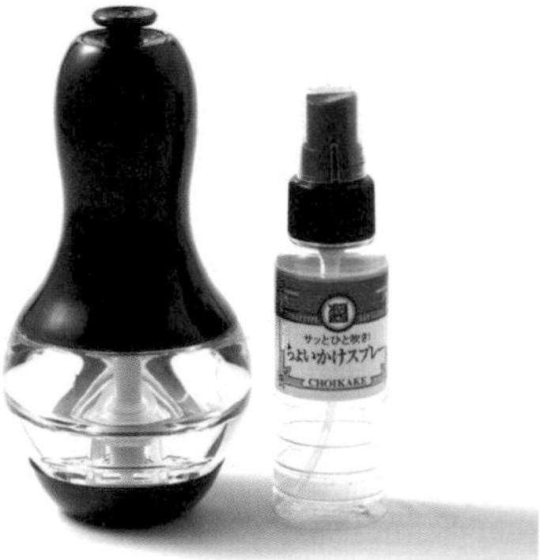

吃涼拌豆腐這一類需要醬油提味的料理時，可以在市售的醬油容器裡，倒入實踐2中用醬油和醋調製成的減鹽醬油。雖然已經減少了一半的鹽量，但還是要斟酌使用。這種每按一下大約是0.1毫升的噴霧容器，可以避免一不小心使用過量。

讓生活減鹽又不乏味的
抗癌食材

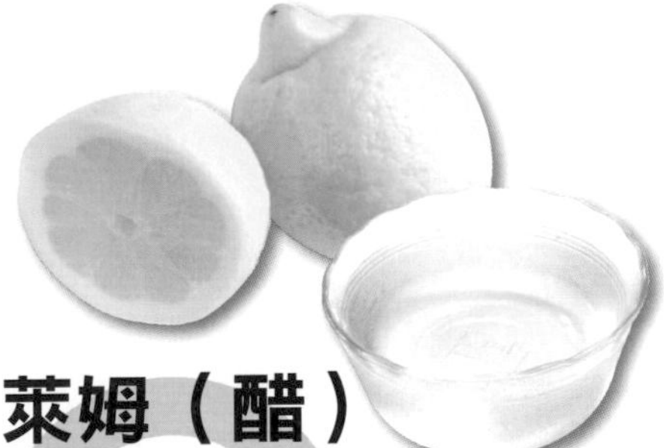

萊姆（醋）

有效理由 萊姆中豐富的維生素C是抗氧化的重要成分，基本上一天要攝取2顆。選擇有機產品或徹底去除農藥後，連同營養豐富的果皮一同食用是最好不過的！

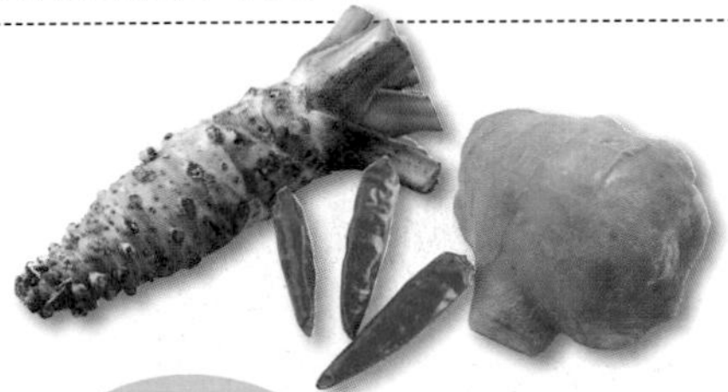

山葵・辣椒・生薑

有效理由 它們都具有非常強烈的味道，很適合積極運用在料理中。不但可以增添無鹽料理的口味，還有殺菌及抑制癌細胞的作用。

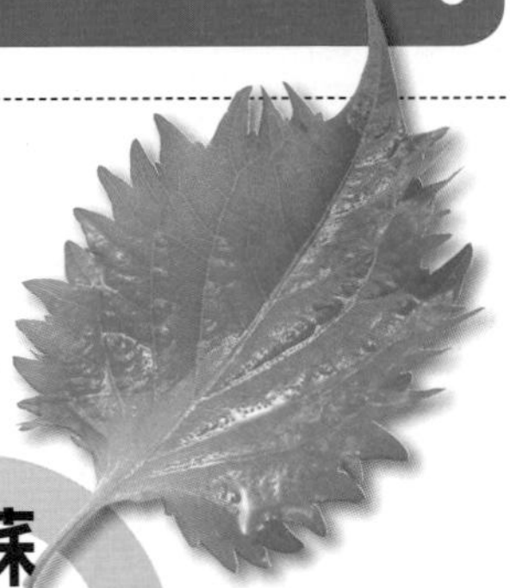

青紫蘇

有效理由 高抗氧化力的青紫蘇葉在生魚片、壽司等日本料理中很常見，不但可以當作辛香料增添香氣，還能提升料理的豐厚層次。

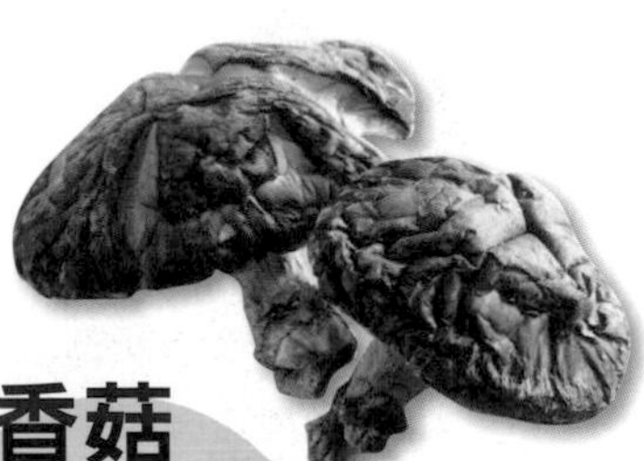

乾香菇

有效理由 經過日照的乾香菇，含有豐富的維生素D，以及濃縮的營養素，無論是用來熬煮高湯或加進菜餚中，都能增加味道的醇厚度，可說是無鹽生活的調味好幫手！

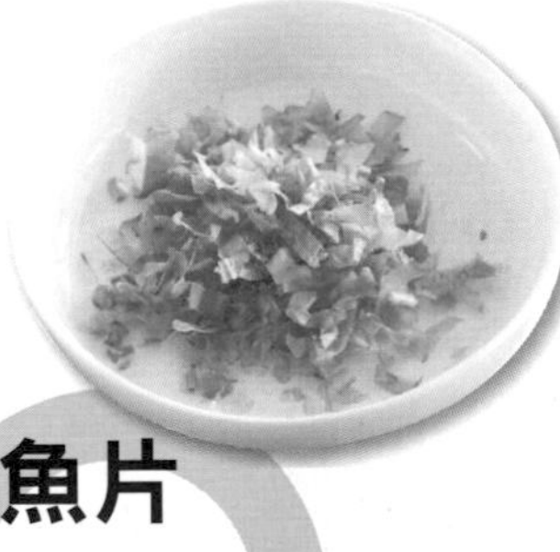

柴魚片

有效理由 雖然含有些許鹽分，但分量不多，假如是以撒在蘿蔔泥上食用的量來說，並不需要擔心會有鹽分過高的問題。

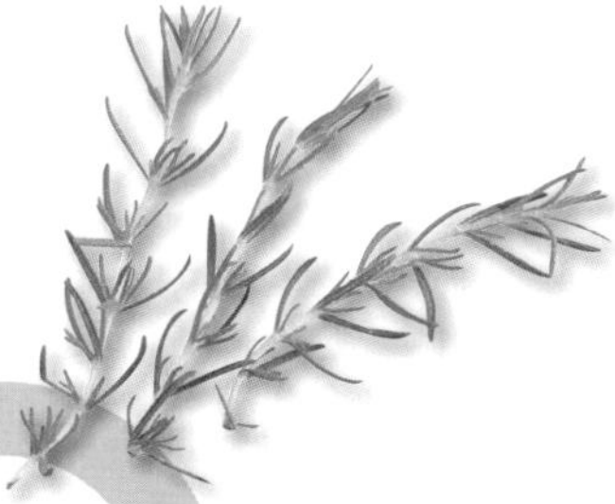

香草

有效理由 香草中的萜烯能有效抑制癌細胞，但是一遇熱就容易揮發，必須在短時間內調理完畢，才能保留營養。

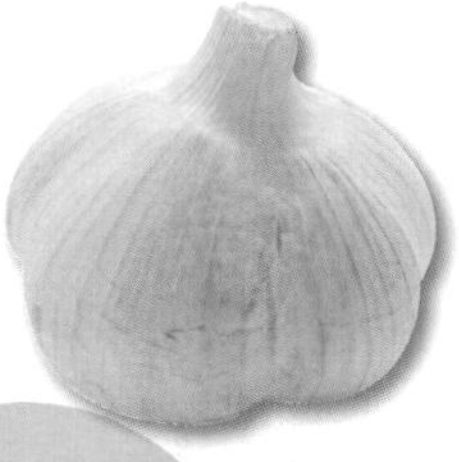

大蒜

有效理由 蒜素是讓大蒜發出嗆辣氣味的主要原因，也是一種抑制癌細胞效果超強的成分。不過，它會在接觸到空氣後才開始活化，所以切開後最好先放置10分鐘左右再食用。

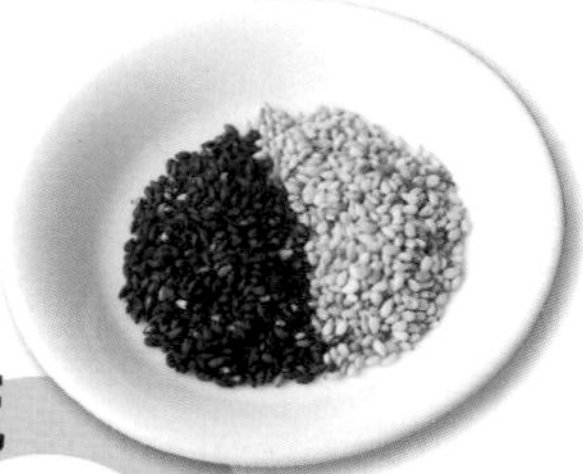

芝麻

有效理由 無論是黑芝麻或白芝麻，都具有很好的抗氧化力。值得注意的是，經過煸炒的芝麻效用比較強，若能將表皮搗碎再食用，更有助於消化吸收，而且香氣更盛！

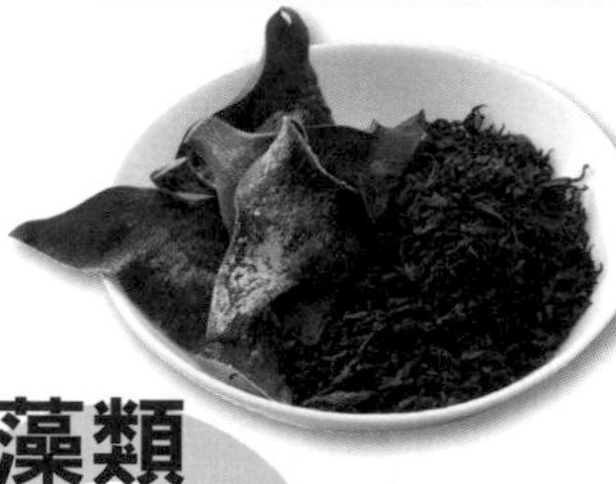

海藻類

有效理由 海藻類食物含有豐富的褐藻素，可以有效抑制癌細胞增殖，增強免疫力。就算是煮完高湯後的昆布不要隨易丟棄，當作配菜一起吃下去吧！

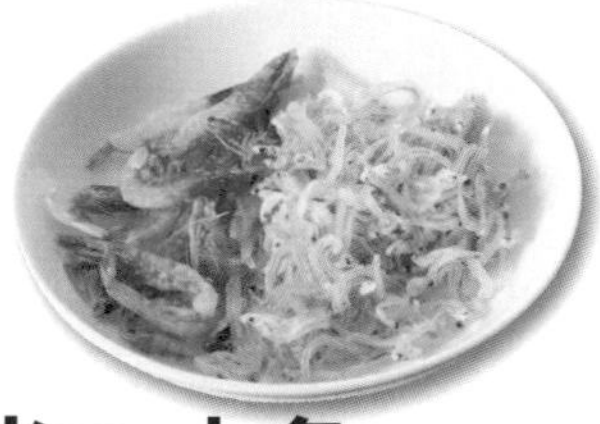

蝦米・小魚

有效理由 連骨一起食用的小魚、小蝦，含有豐富的鈣質，最好每天都攝取一些。使用時需要掌握好兩大重點：「少量」、「加了鹽的產品必須先去鹽」。

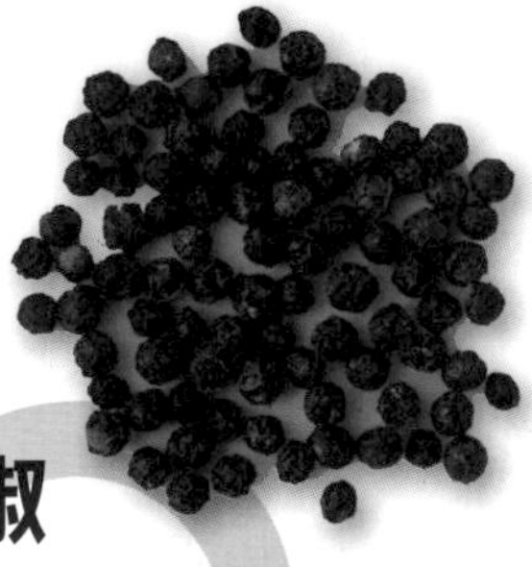

胡椒

有效理由 黑胡椒裡的胡椒鹼，是辛辣味道的來源，也具有殺菌的作用，可以有效促進維生素C的吸收、增強抗氧化效果。

實踐無鹽生活 絕不能食用的 NG食材

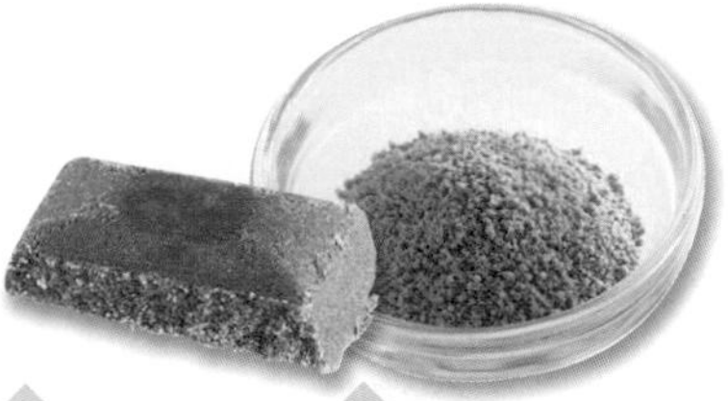

濃湯塊・高湯粉

NG 理由

濃縮高湯塊中含有動物性脂肪，基本上應避免食用。高湯粉要選擇無鹽、無添加的產品。

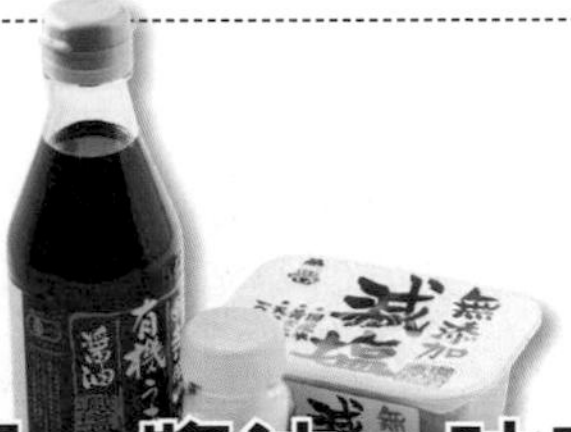

鹽巴・醬油・味噌

NG 理由 再次強調，濟陽式飲食療法的重點，便是極力減少鹽分的攝取。不使用這些調味料就覺得沒有味道的人，也必須將使用量控制在最低限度內。（請參考P32）

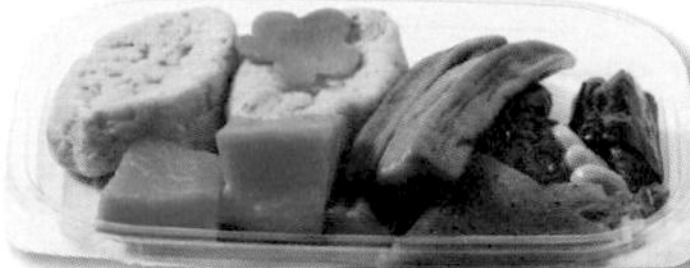

市售的各式小菜

NG 理由 看起來雖然很美味可口，但有未徹底清潔、殘留農藥的疑慮。而且為顧及大眾口味，大多使用較多食鹽或調味料。盡可能避免食用傳統市場、超市、小吃店裡販售的小菜。

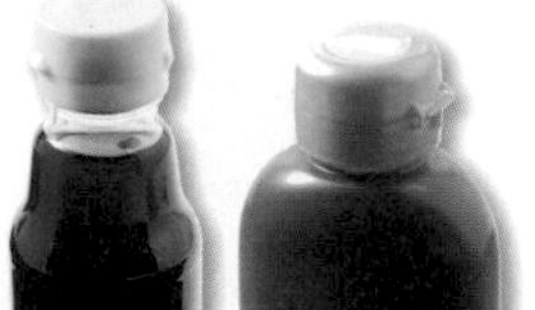

橘醋醬・沾麵醬

NG 理由 市售的橘醋醬汁（使用柑橘類果汁調製成的和風調味料），或是沾麵醬，都含有食鹽及其他化學調味料。最好使用自己製作的高湯，再添加醋或減鹽醬油調配。

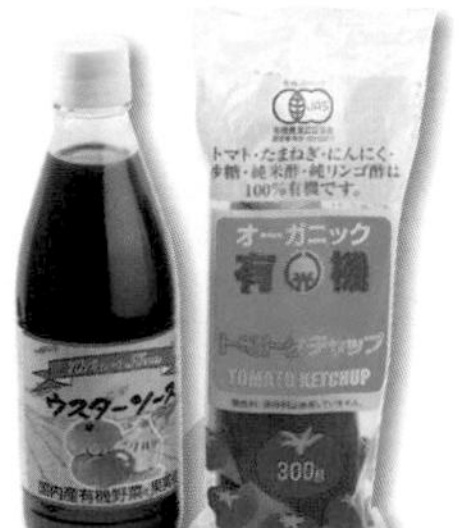

番茄醬・醬料

NG 理由 即使是宣稱有機的產品，也含有很多鹽分。如果真的要使用，一天最好能控制在1小匙以下。

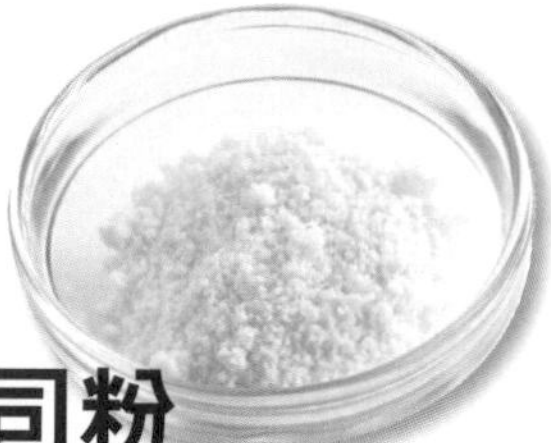

起司粉

NG 理由 凡是經過加工的乳酪製品，都不適合正在採用飲食療法的人食用。但如果是鹽分和脂肪含量較低的天然乳酪，一天切2小片來吃是可以的。

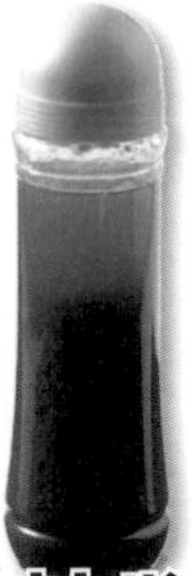

市售沙拉醬

NG 理由 市售沙拉醬的鹽分太高，即使含有可適量攝取的n-6脂肪酸（多元不飽和脂肪酸的一種），還是應該避免食用。

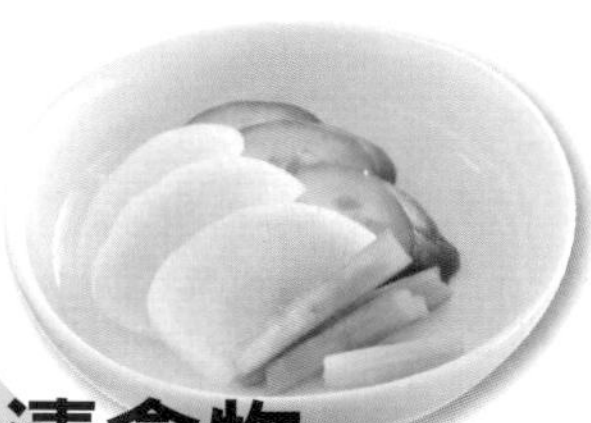

醃漬食物

NG 理由 不管是用米糠製作，或是醃漬時間很短的漬物、醬菜，就算原料是無農藥國產蔬菜，鹽分含量還是很高，基本上都要避免食用。

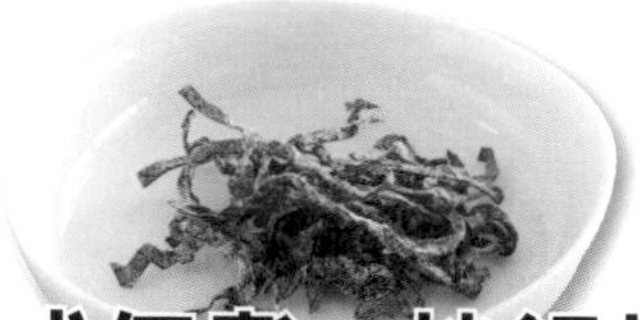

日式佃煮、拌飯料

NG 理由 昆布、黑豆、菇類、蒟蒻、栗子等食材，本身並沒有問題，但因為加了很多鹽、醬油及糖一起燉煮或醃漬，含鹽量高；拌飯、拌麵用的紫蘇香鬆類食品，也是同樣的狀況，必須斟酌使用。

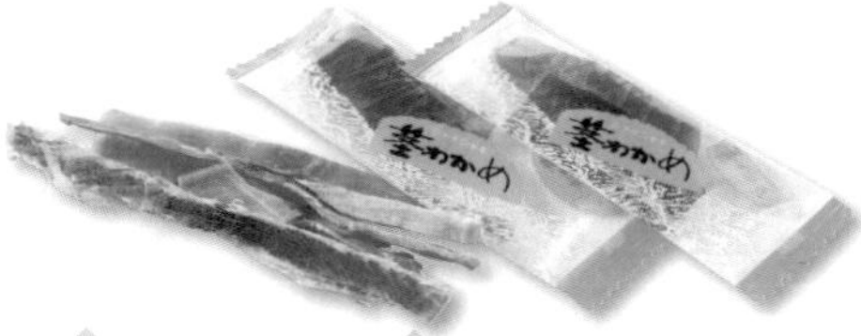

下酒菜食品

NG 理由 像是昆布、海藻或烏賊等本身沒有疑慮的食材，也會因應大眾的口味，在加工過程中添加很多鹽分，同樣不宜食用。

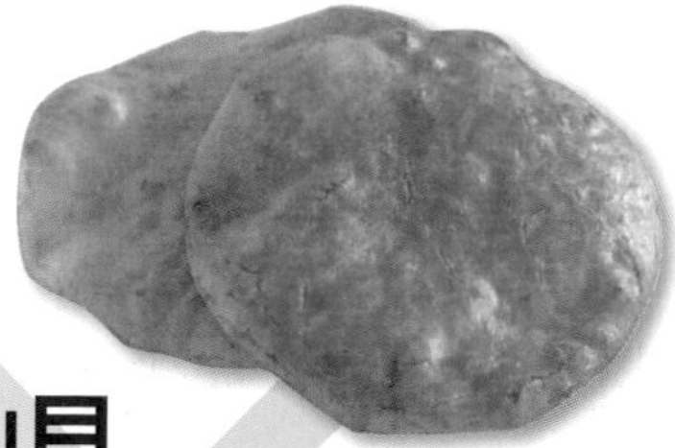

仙貝

NG 理由 就算是用五穀、雜糧等有益健康的食材做成的仙貝、米果，鹽分含量也很高，這些食物在濟陽式飲食療法中一律禁止！

實踐指南 2

不吃四足動物，選擇雞肉或白肉魚

實踐 1 用這些**肉品**來替代**四足動物的肉類**

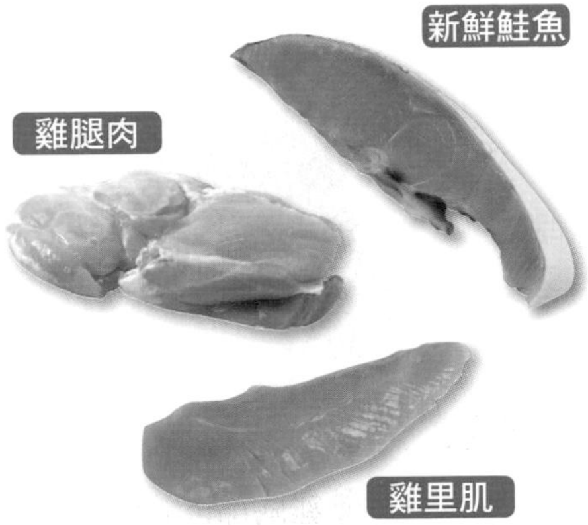

①去皮的雞胸肉或雞里肌肉，一天可以攝取約80公克的份量，頻率約一週三天左右。不要選擇養殖的肉雞，應盡量挑選國產的天然放養雞。

②鮭魚、鱈魚等白肉魚，一天可以吃1片。但是，抹過鹽或醃漬的魚肉則是NG食物，不能吃！至於魚皮，因為含有維生素及豐富營養，食用時最好一起吃。

Point

鮭魚本身是白肉魚的一種，而含有蝦紅素高的紅種鮭，是讓肉色呈現紅色的主因。

實踐 2 **動物性蛋白質**要和**蘿蔔泥**一起攝取

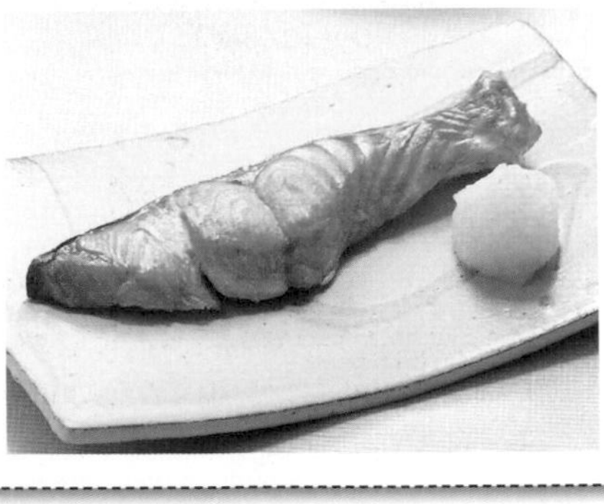

白蘿蔔中的「解脂酵素」，是一種可以分解脂肪、轉化成能量的物質，雖然我們的身體本身也會分泌，但若能從食物當中補充，就可以減輕臟器的負擔。

食用動物性蛋白質時搭配現磨的蘿蔔泥，可達到幫助消化的作用。此外，蘿蔔也含有抗癌力很強的異硫氰酸脂，能夠有效抑制癌細胞。

建議食用的 肉・海鮮類

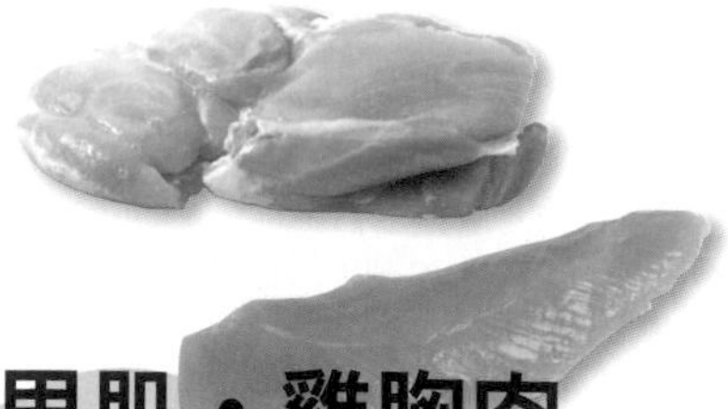

雞里肌・雞胸肉

建議食用量 不帶皮的雞胸肉與雞里肌，脂肪含量低，所含的膽固醇也不高，是優質的動物性蛋白質。每週三天、每次吃80公克，是比較理想的攝取量。

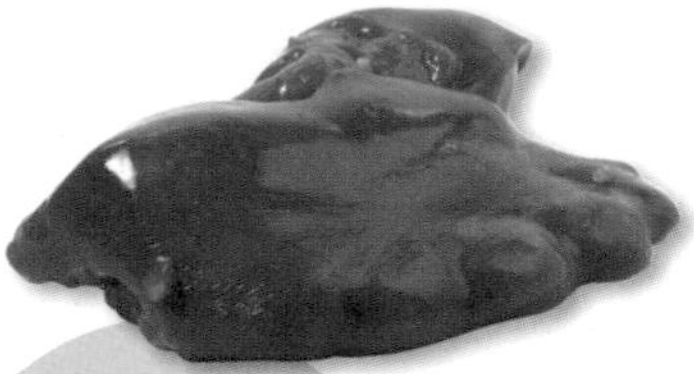

雞肝

建議食用量 除了蛋白質，雞肝也含有豐富的抗氧化物質－維生素A。雞的各部位一天約可各吃一串，但總量以5串為限。

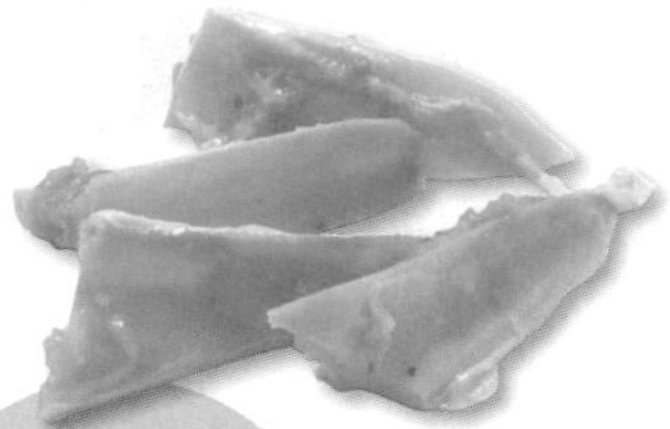

雞軟骨

建議食用量 雞胸部位的雞軟骨，經常被用來做成烤雞串，攝取份量以1串為宜。但不能使用鹽巴調味，改以胡椒、檸檬汁來增加風味吧！

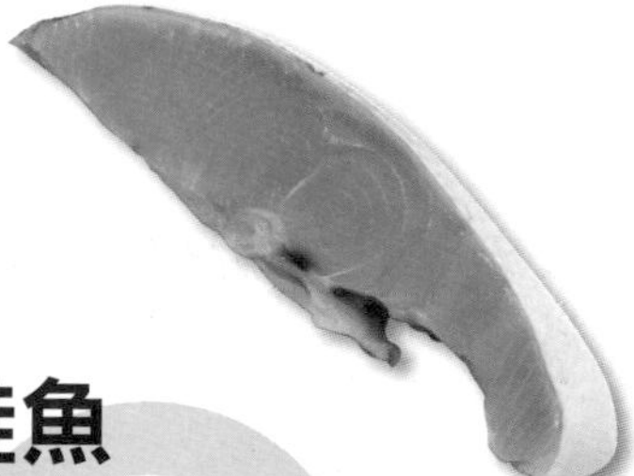

鮭魚

效果 富含能夠讓血液順暢流通的EPA，以及有助活化大腦的DHA。此外，魚肉中的天然蝦紅素，具有很強大的抗氧化作用，能掃除自由基、保護細胞。

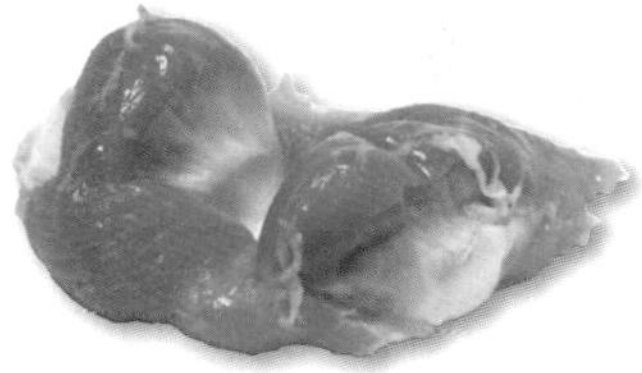

雞胗・雞內臟

建議食用量 雞胗、雞心類的內臟，同樣以攝取1支竹籤的烤雞串份量為限。此外，用燉、滷方式料理的成品，鹽分很高，是不能吃的NG食物。

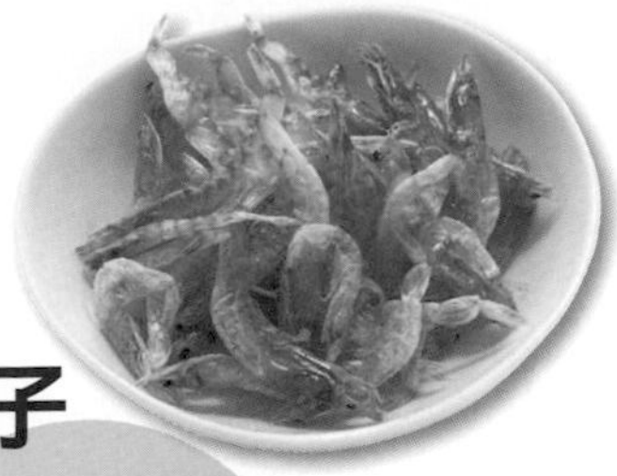

蝦子

效果 原本青綠色的蝦子，在煮熟後外表呈現橙紅色，這跟它體內的色素「蝦紅素」有關。與同樣具有抗氧化力的β-胡蘿蔔素比較起來，蝦紅素的效果更好！更能夠有效抑制致癌的活性氧。

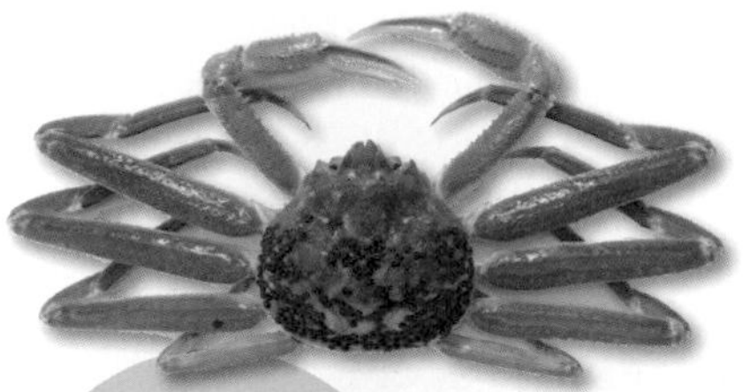

螃蟹

效果 屬於脂肪含量低的蛋白質來源，而且還含有豐富的維生素B群，可以提升代謝、消除疲勞、活化肝功能。

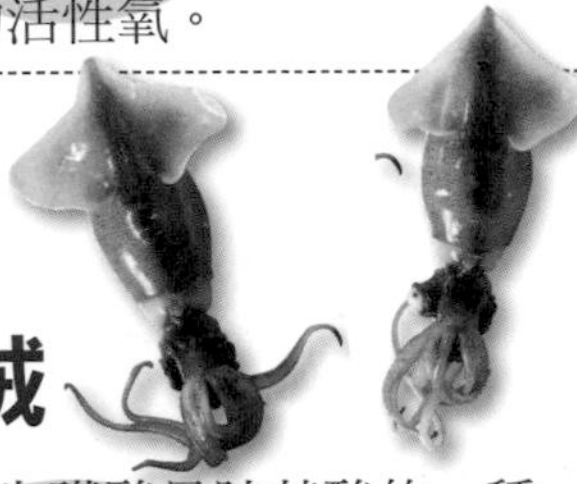

烏賊

效果 牛磺酸是胺基酸的一種，有助改善高血壓、血膽固醇，並提升肝功能。人體雖然可以合成，但絕大多數還是必須從食物中攝取，如魚貝類海鮮，尤其烏賊含量更是魚肉的2～3倍！同時烏賊也是低脂肪的優良蛋白質來源。

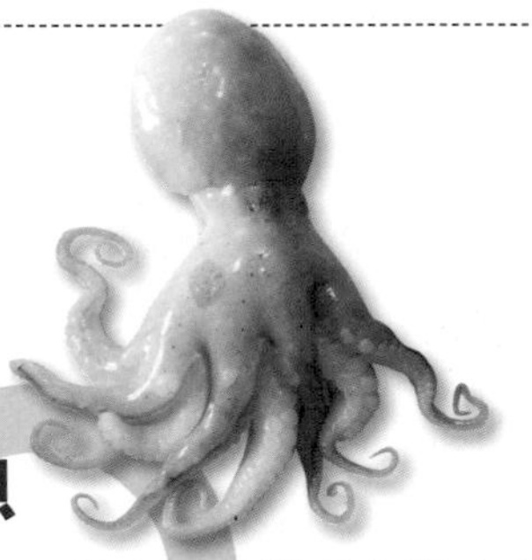

章魚

效果 是一種富含優質蛋白質及牛磺酸、鋅、鉀、鐵等礦物質的低卡食材。特別的是，礦物質含量經過汆燙後會再增加。

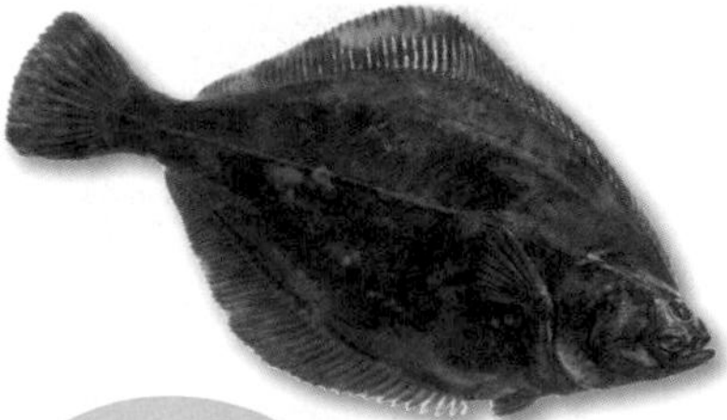

鰈魚

效果 常與比目魚搞混的鰈魚，擁有豐富的維生素B_1、B_2，能夠有效提升代謝，也是屬於高蛋白質、低脂肪的健康食材。

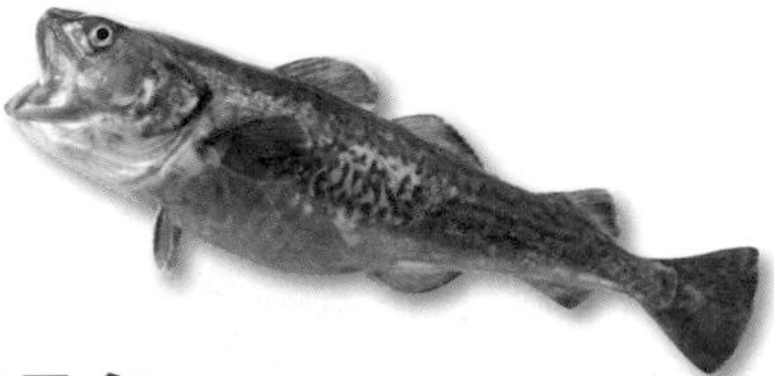

鱈魚

效果 含有很多抗氧化力極高的維生素A、E，還有能夠安定膽固醇與血壓的牛磺酸。在採購時要注意，別買到油分多、人體難以消化，卻與鱈魚長得很類似的油魚。

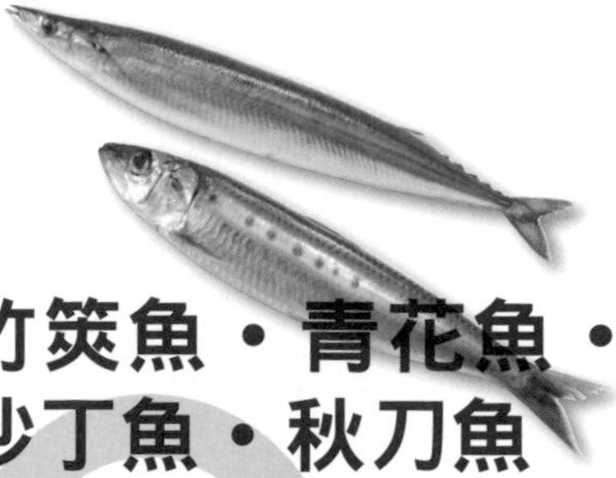

竹筴魚・青花魚・沙丁魚・秋刀魚

效果 背部呈現青色，屬於青背魚的魚種。因為生活在非常寒冷的冰凍水域，含有豐富的EPA和DHA，有助於降低膽固醇與血壓，還能促進血液暢通、減少發炎症狀。

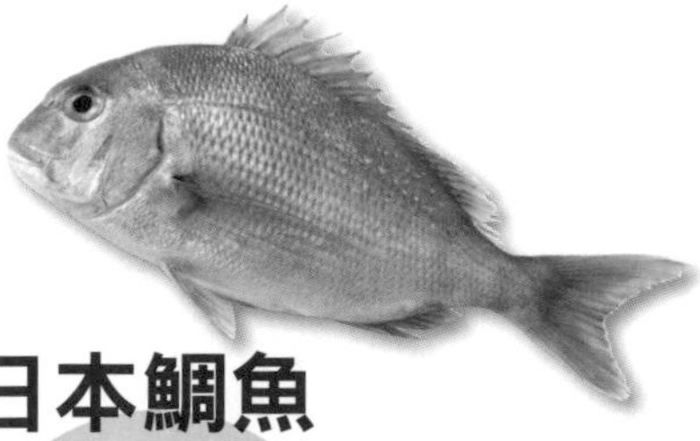

日本鯛魚

效果 除了蛋白質以外，鯛魚也含有很多鈣質，以及能幫助鈣質吸收的維生素D，這些都是對骨骼很好的營養成分。此外，豐富的Omega-3多元不飽和脂肪酸—EPA及DHA，也是鯛魚中寶貴的營養！

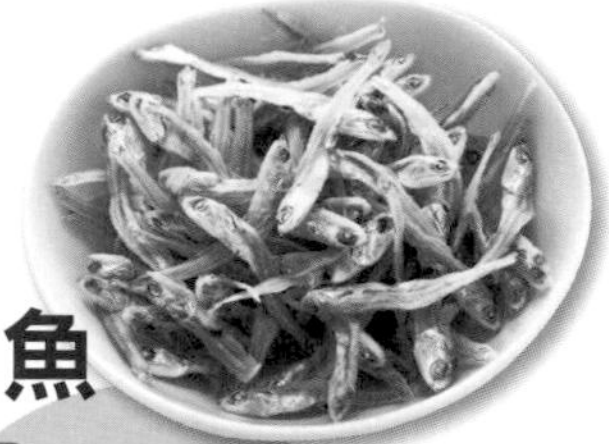

小魚

效果 各式各樣的小魚乾裡，鈣質與維生素D的含量都很豐富。而且還能增加料理的風味，但是必須選擇無鹽或減鹽的產品。尤其是市售的小魚乾零食，大部分都有鹽分過高的問題，選購時應特別注意！

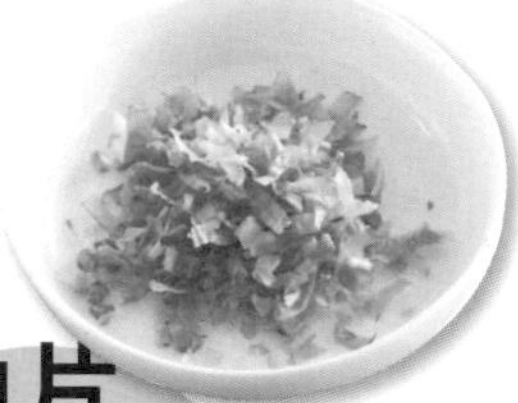

柴魚片

效果 含有天然的胺基酸成分，能帶來鮮美的風味，還可以幫助血液循環更加順暢。不過，即使這是非常好的食材，還是要盡可能選擇減鹽的產品及正確的料理方式。

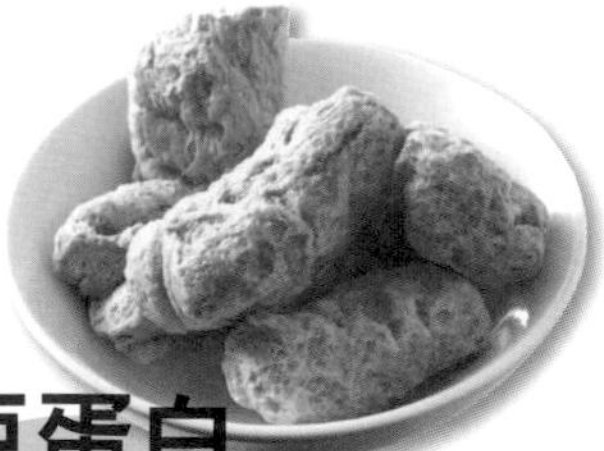

大豆蛋白

有效理由 建議用大豆蛋白食品來取代肉類，做為蛋白質的攝取來源。不僅可以獲取更豐富的優質蛋白，特殊的皂苷成分，更是一種強力的抗氧化物。

想吃肉時推薦的 替代食物

要避免食用

四足動物與海鮮類

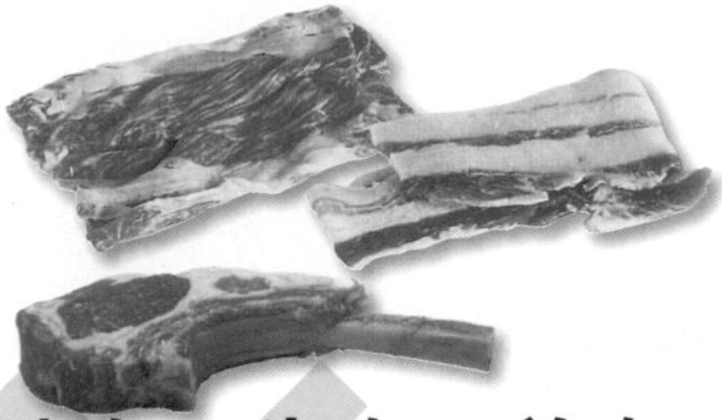

豬肉・牛肉・羊肉

NG理由　所有以四隻腳行走的動物肉品，都不能食用。羊肉雖然給人較健康的印象，但同樣不宜癌症患者食用。

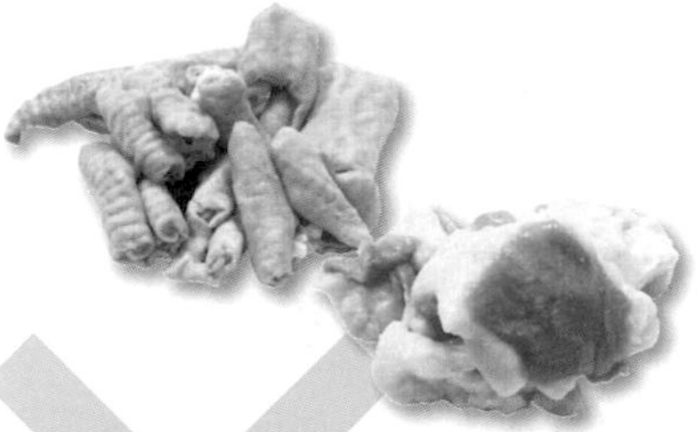

四足動物的內臟

NG理由　四足動物的內臟，含有很多低密度膽固醇（LDL），正在和癌症對抗的病患，一定要避免食用！

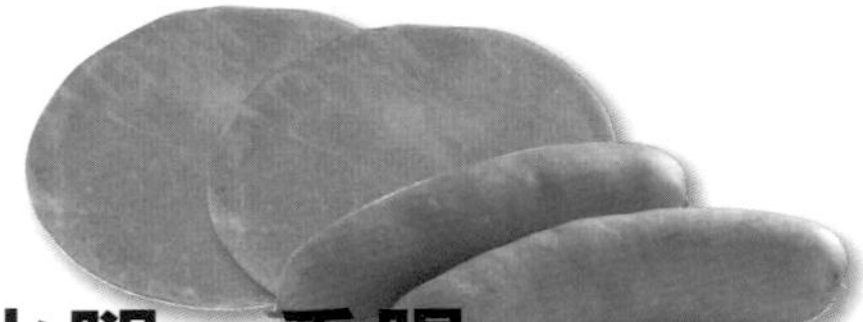

火腿・香腸

NG理由　這些食品不但含有四足動物性蛋白質與脂肪，為了利於保存及好吃的口感，會添加相當高的鹽分，應盡量避免食用。就算是以魚肉做成的香腸，一樣具有高鹽分，所以也是NG食品。

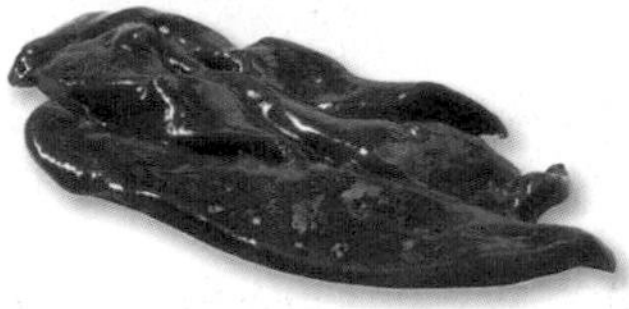

豬肝・牛肝

NG理由　每天吃肉的人和每個月只吃一次肉的人，相較之下罹癌度高出2.5倍！在濟陽式飲食療法中，四足動物的任一部位都禁止食用。

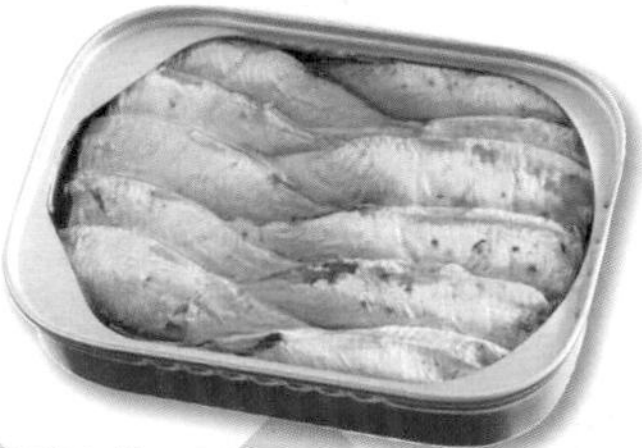

油漬魚肉

NG理由　除了鹽分高外，使用的油品也來歷不明。即便是水煮的青花魚罐頭，也會額外添加鹽分，基本上都禁止食用。

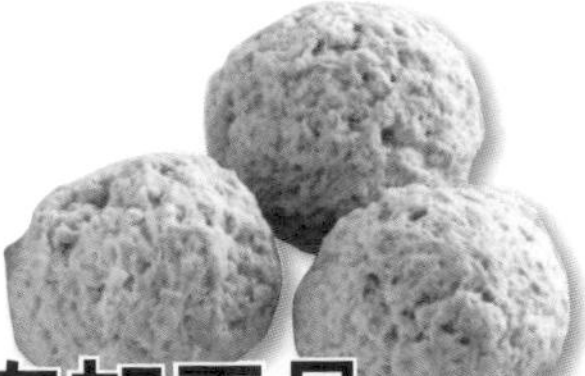

雞肉加工品

NG理由 丸子、肉排等市售加工品，即使成分寫得很詳細，仍難以追蹤原材料的產地及來源。所以想吃雞肉丸、雞塊、雞柳條等食物時，最好採買原料回家自己做，避免吃到過多的添加物。

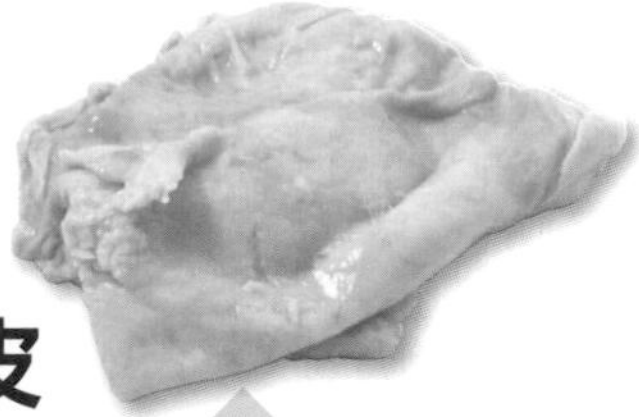

雞皮

NG理由 這個部位的脂肪很多，而且含較多低密度膽固醇，過量時容易堆積在血管壁，提高心血管疾病的罹患率。食用帶皮的雞胸肉時，務必要先去皮，肉邊多餘的黃色脂肪也要去除。

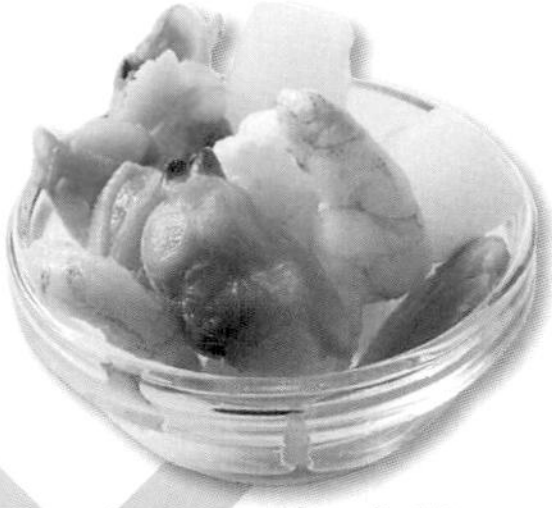

各種冷凍海鮮

NG理由 冷凍海鮮食品不只有產地不明的問題，經結凍後也很難辨認鮮度，應盡量避免食用。

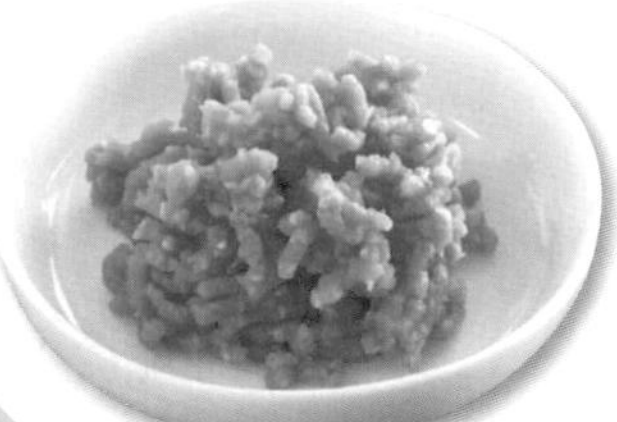

雞絞肉

NG理由 市售的雞絞肉，大多混合了很多脂肪。在無法確定原始食材的情況下，選擇自己製作的絞肉食品，會比較安心喔！

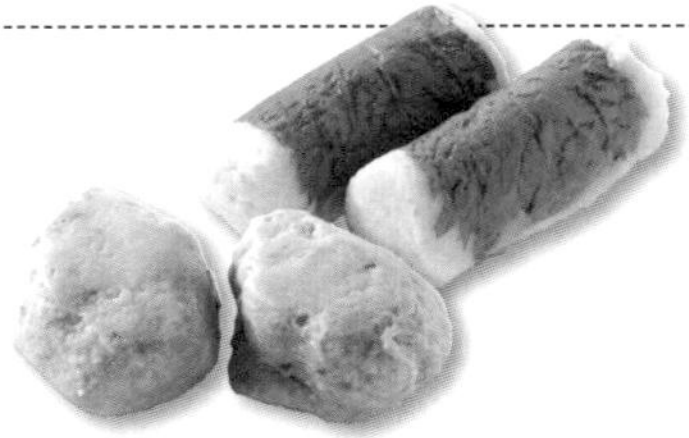

魚類加工品

NG理由 各式各樣的魚丸、魚捲、魚羹、黑輪，因含有添加物與鹽分，基本上通通NG！即使是標榜不含添加物的產品，在揉製過程中還是會加入鹽分，一概不建議食用。

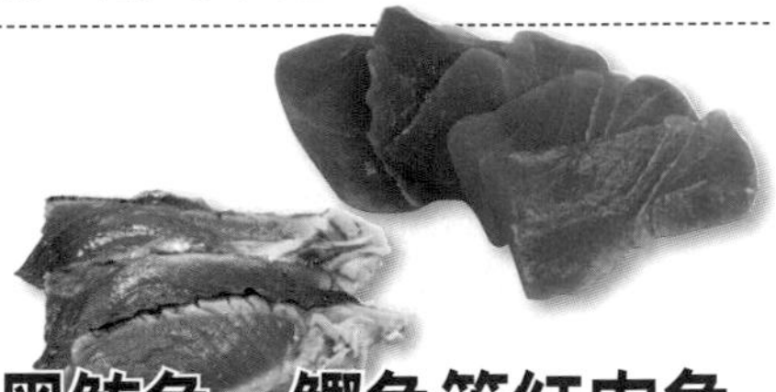

黑鮪魚・鰹魚等紅肉魚

NG理由

紅肉魚裡含有容易氧化的肌紅素，比起白肉魚較不安定且易變質，並不適合癌症患者食用。此外，也要避免食用竹筴魚或沙丁魚的血合肉（又稱黑肉，與紅肉相連的部位）。

實踐指南 3

每天最好喝1.5～2公升的蔬果汁 大量攝取無農藥的新鮮蔬果

實踐 1 選用國產**無農藥蔬果**

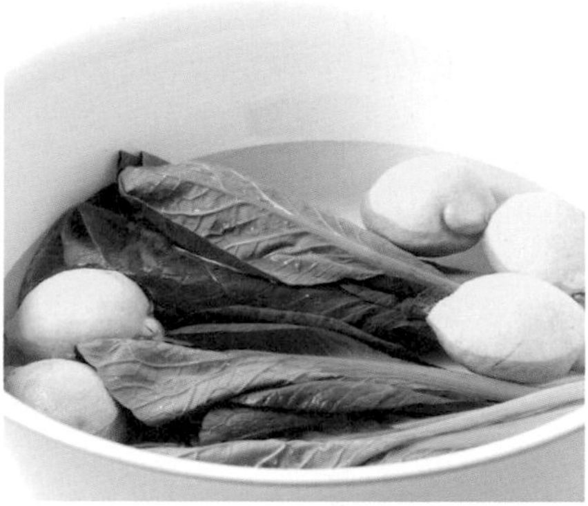

如果可能的話，最好選用國產的無農藥有機蔬果，如果不得已需使用低農藥蔬果時，可以先在水中浸泡一晚，去除蔬果中的大部分農藥。此外，應盡量避免食用國外生產的蔬果。

實踐 2 小心殘毒！**葉菜請先剝去外葉**

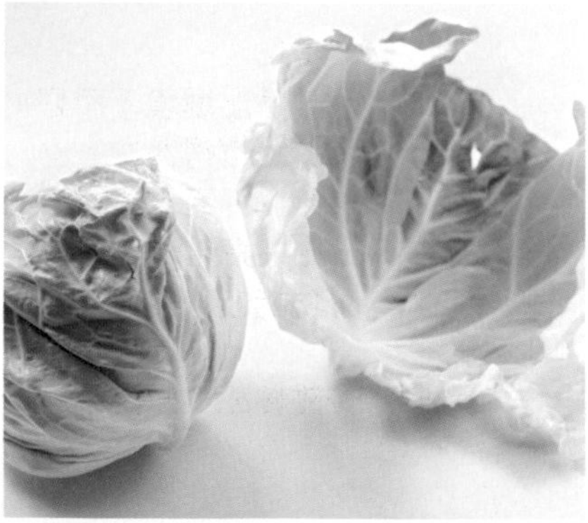

如果沒有時間將高麗菜或白菜等葉菜類加以仔細浸泡，或是不確定有無農藥時，可以將外葉剝除，只取中間部分食用。若是小黃瓜或茄子等，必須仔細清洗後再食用。

Point 1 使用榨汁機，不要使用食物調理機

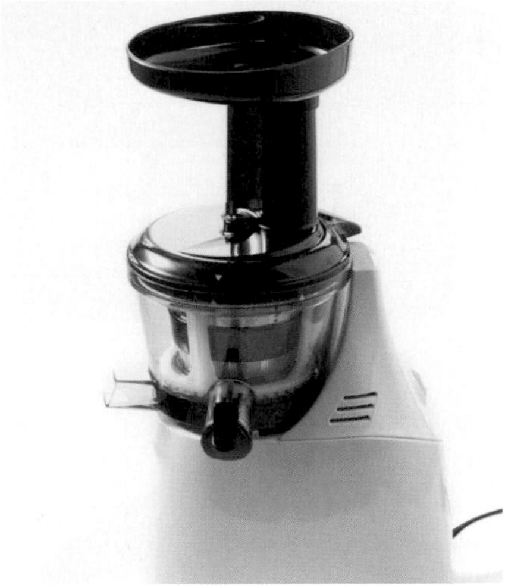

現榨果汁時最好使用榨汁機，因為用攪拌式的食物調理機打出的蔬果汁，容易因接觸空氣造成氧化，再加上食物纖維殘留的緣故，一般人難以大量攝取。建議使用慢速擠壓的「低速迴轉式榨汁機」，可以有效率地攝取未氧化的完整營養。

另外，榨好的蔬果汁必須盡快飲用完畢，最遲應在30分鐘內喝完。

Point 2 冰過的蔬果需先回溫

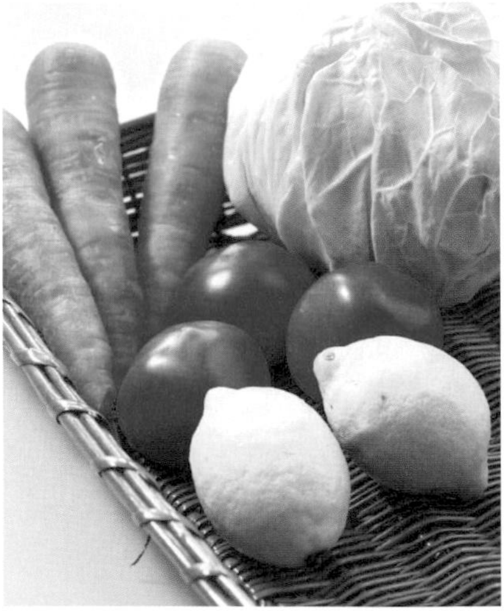

癌細胞偏好低溫環境，不耐熱。為了不讓身體變得寒冷，必須先將冰過蔬果回溫至常溫後，再用來榨汁。由於蔬果汁中含有豐富的鉀，腎功能較差的人請先詢問醫師。

至於比較難榨成果汁飲用的生薑、根莖類、蔥及菇蕈類，則從料理中積極攝取。

必備的
蔬菜水果類

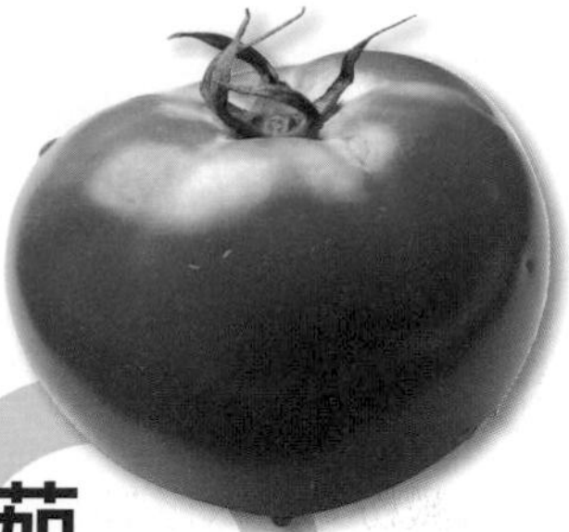

番茄

效果 紅色的表皮裡含有許多抗氧化力強的類胡蘿蔔素，必須盡可能連皮一起調理與食用。

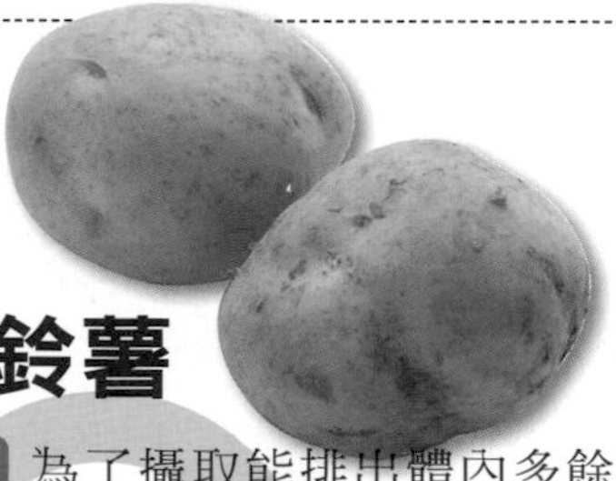

馬鈴薯

效果 為了攝取能排出體內多餘鹽分、降低血壓的鉀，最好使用燉煮的調理方法，這樣一來才能夠連湯汁一同食用！不過，腎功能有異常、飲食須限鉀的人，就不適合這樣吃。

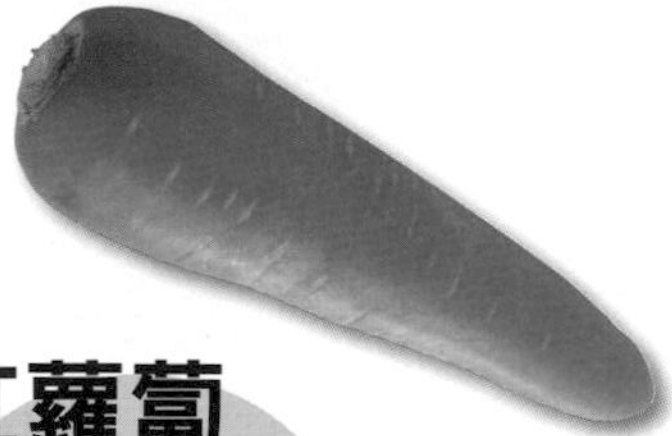

紅蘿蔔

效果 紅蘿蔔具有能抑制活性氧的β-胡蘿蔔素，建議加在每天喝的蔬果汁裡，這是濟陽式飲食療法中的基本要點，由此可見紅蘿蔔對抗疾病的重要程度。

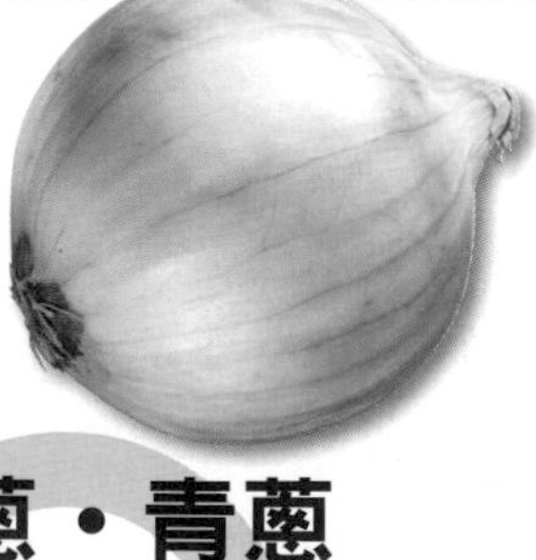

洋蔥・青蔥

效果 富含能夠有效防癌的二烯丙基硫化物（蒜素的一種），因遇熱易失去作用，建議生食，才能攝取更多大蒜素。

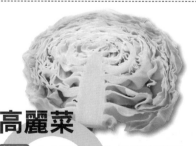

高麗菜

效果 含有豐富植化素的高麗菜，位在抗癌食物金字塔最上層，具有高度重要性！最好趁生鮮食用，才能留住許多珍貴營養。特別是高麗菜芽中的維生素C，含量相當可觀！

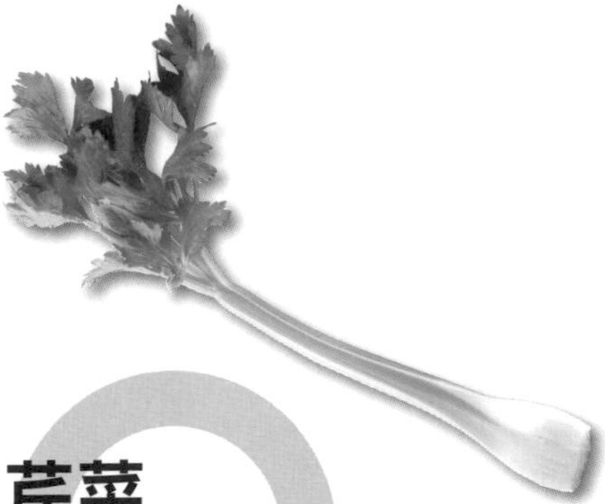

芹菜

效果 擁有完整的β-胡蘿蔔素、維生素C、礦物質等營養的芹菜，最好能夠連皮一同食用。

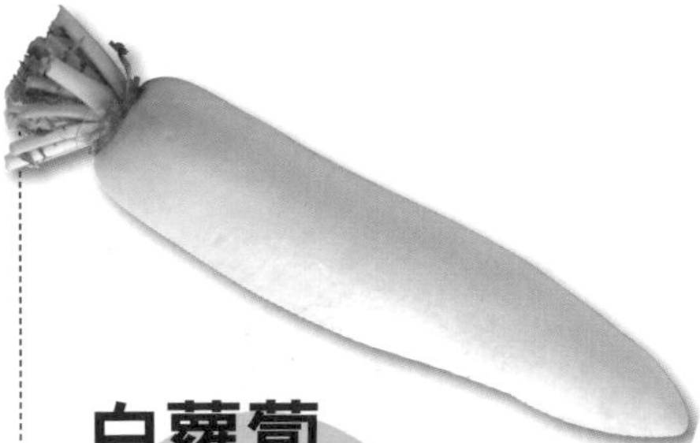

白蘿蔔

效果 含有澱粉酶、氧化酶等酵素，可有效幫助調整腸道、促進消化。其中，又以生蘿蔔泥的酵素含量多，吸收效率也最好！待食用前再磨成泥搭配一起食用。

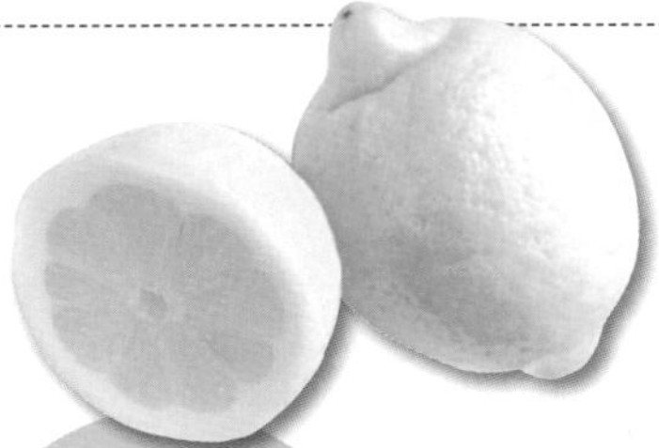

萊姆

效果 濟陽式飲食療法中另一個強調的重點，就是每天必須藉由蔬果汁來攝取抗氧化力強的萊姆或檸檬，一天最少攝取2顆。

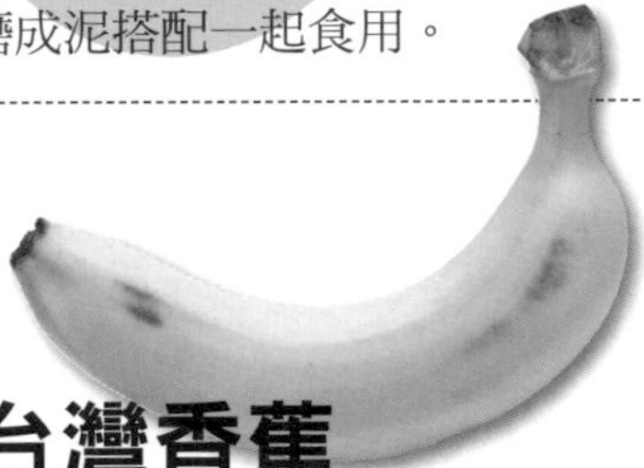

台灣香蕉

效果 含有豐富的膳食纖維，能促進腸道蠕動，排出腸道內的有害物質，提升免疫力。尤其是台灣香蕉的品質，最讓人安心！但糖分較高，需要控制血糖的糖尿病患者，在食用時要特別注意，別過量了。

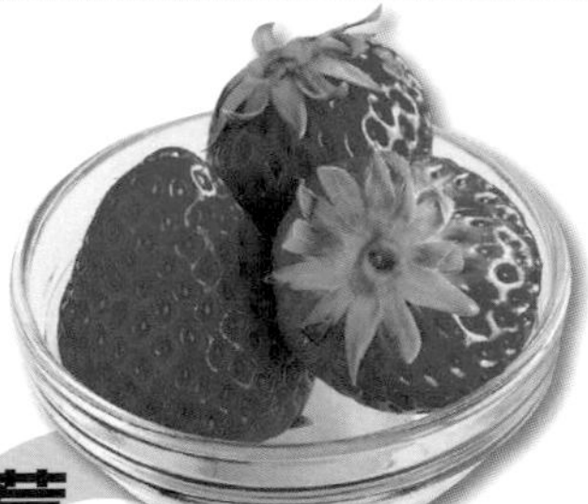

草莓

效果 草莓中的果膠能夠調整腸道環境，提高免疫力。浸泡時間不宜過長，在不停流動的水流下沖洗乾淨，就能直接生鮮食用了！

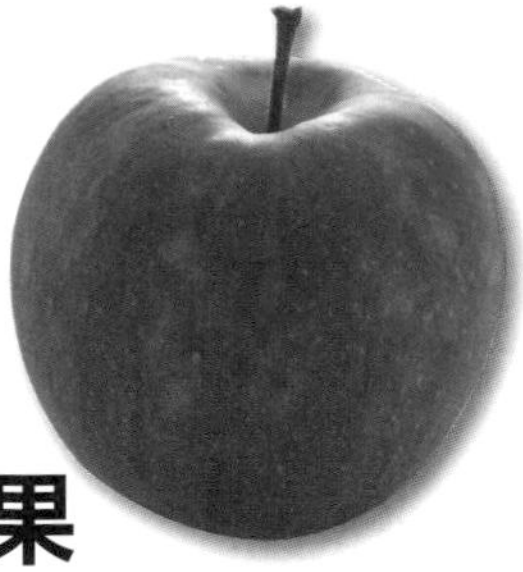

蘋果

效果 要特別注意的是蘋果外皮，其中含有很多槲皮素及花青素等多酚類，具有很好的抗氧化能力，仔細清洗後連皮食用是最好的攝取方式。

抗癌時的NG食物

蔬菜水果類

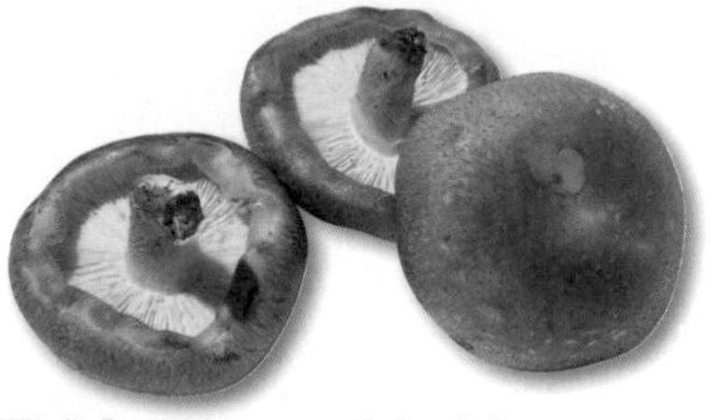

國外進口蔬菜

NG理由 不建議食用的原因，除了無法辨明農藥的使用量之外；從產地收成後經長途運輸，到真正可食用之間的間隔太長，鮮度不佳會讓營養大扣分。

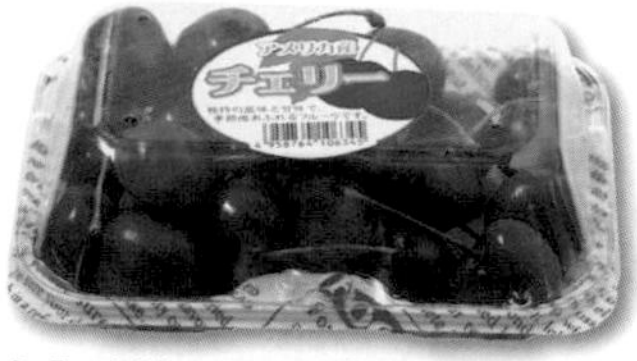

國外進口水果

NG理由 為因應長途運送，通常都需添加防腐劑以利保存，或者為了讓檸檬、葡萄柚這些水果看起來更亮麗、賣相佳，表皮也會打上一層蠟，這些都會對人體健康造成危害。

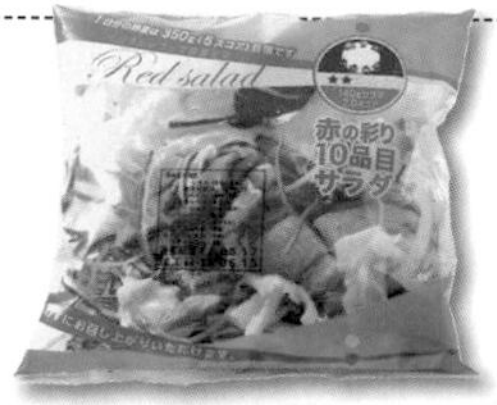

切好的蔬菜

NG理由 為了讓生活忙碌的消費者更方便，市面上有很多已經分切、包裝好的各式蔬菜。但為了延長保鮮期限或保有賣相，業者通常都會添加亞氯酸，反而讓營養價值降低。

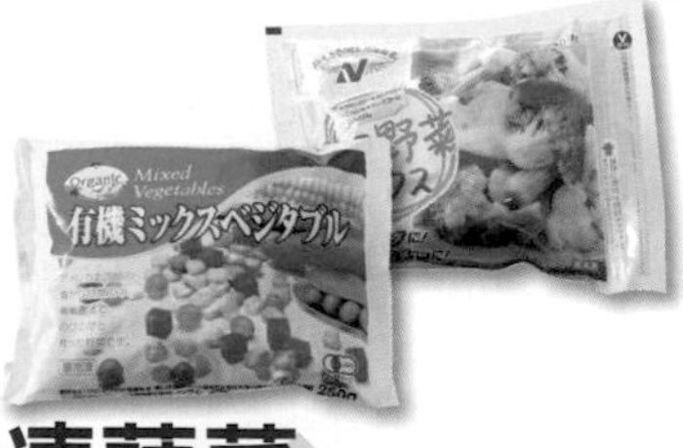

冷凍蔬菜

NG理由 市售的冷凍蔬菜雖然很好用，但可能有使用農藥的疑慮！而且無法像新鮮蔬菜一樣用水浸泡來去除農藥。即使是宣稱有機、無農藥栽培的產品，在營養方面也不夠完整。

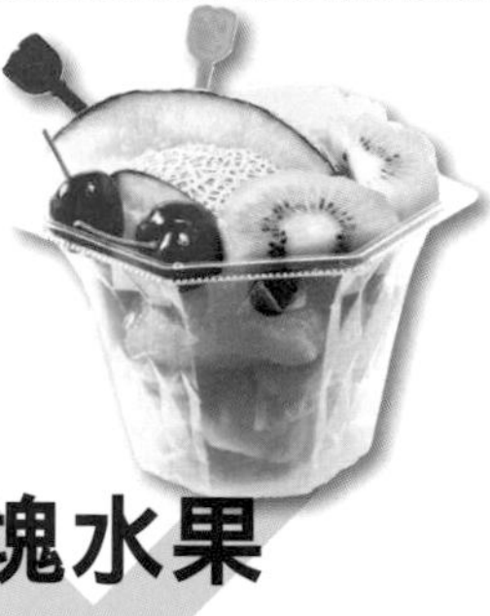

切塊水果

NG理由 無論是超市或是夜市攤販販售的切塊水果，可能都有添加防腐劑的問題，儘管非常便利，還是應避免食用。

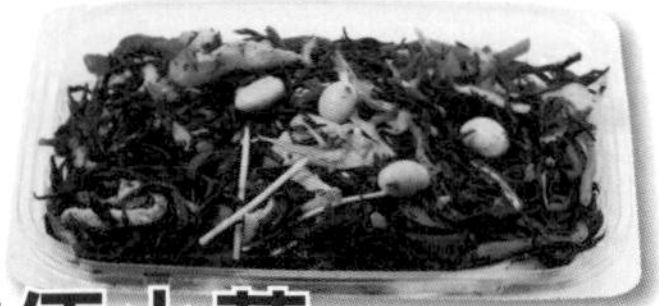

方便小菜

NG 理由 可以直接食用的方便小菜，都已經過調味，加上製作過程及使用材料都無法令人安心！即便是濟陽式飲食中推薦的羊栖菜、黃豆及紅蘿蔔等蔬菜，在做成小菜時也會進行調味，所以一律NG！

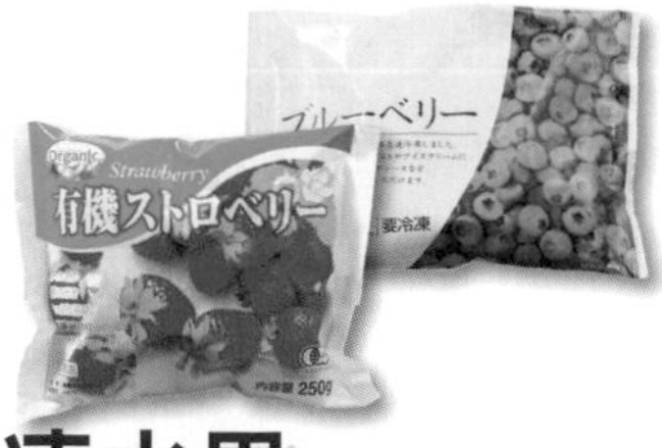

冷凍水果

NG 理由 本來含量很豐富的植化素，會因為冷凍而出現變質、褪色的情形，加上冷凍後水果的鮮度難以確認，不建議食用！就算是有機產品也不應列在選購清單裡。

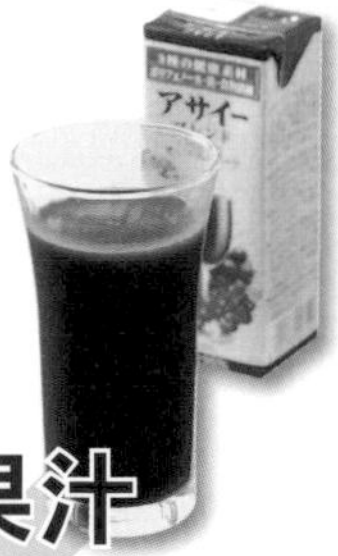

市售果汁

NG 理由 原本想藉由果汁攝取的多酚、維生素C等等營養，都會隨著時間增長而遞減，最好還是選擇新鮮現榨的果汁飲用。

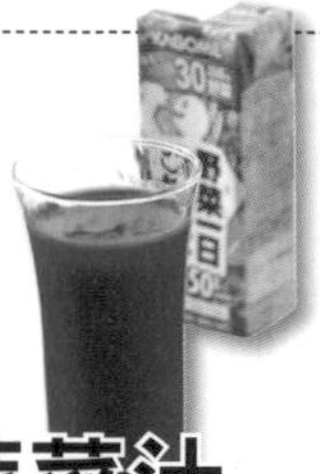

市售蔬菜汁

NG 理由 不管標榜其中含有多少營養素，或原汁比例多少，蔬果的營養都會隨著時間流逝、減少。在抗癌的過程中，最好能從新鮮的蔬果裡，攝取最大量的植化素。

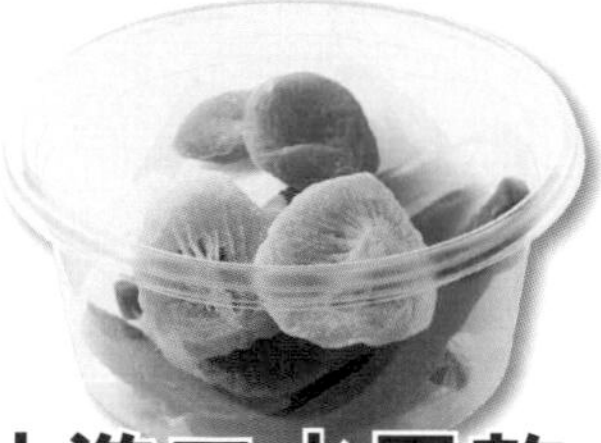

國外進口水果乾

NG 理由 不建議的原因，第一是水果本身的新鮮度不明，也無法確知農藥的使用量、不能加以去除，再加上外層多半都會撒上不少砂糖，基於以上原因，都不應該食用！

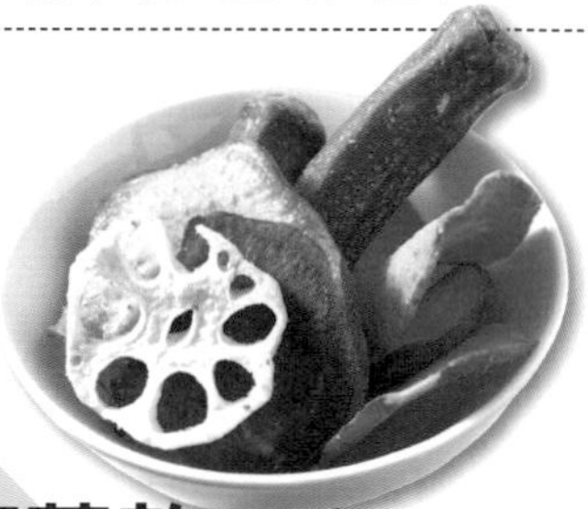

蔬菜乾

NG 理由 經過乾燥脫水的蔬果片、果乾零嘴，一來產地不明、有農藥殘留的可能，二來在製造過程中也大多添加了鹽分，並不適合食用。

實踐指南 4

多吃含有胚芽的 穀物與豆類

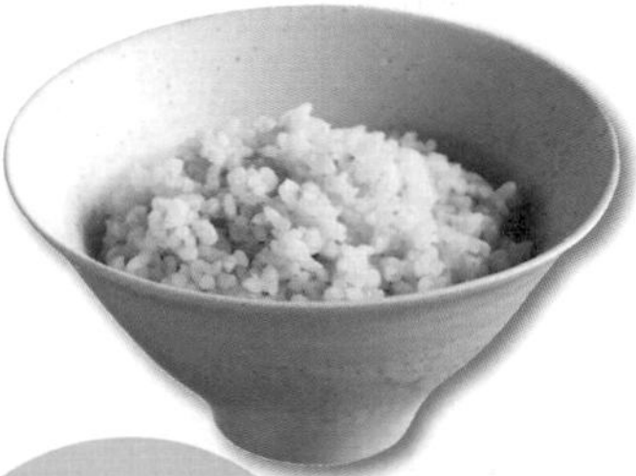

糙米

有效理由 保留了米糠層的糙米，外皮裡含有的植酸，能夠有效抑制癌細胞的增生。

有效抗癌的

主食・豆類

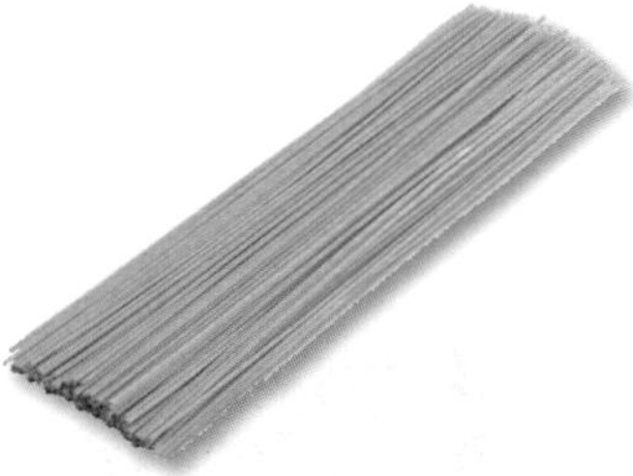

蕎麥麵

有效理由 含有豐富的多酚成分，抗氧化作用很強，能夠有效遏阻並預防癌細胞成長。

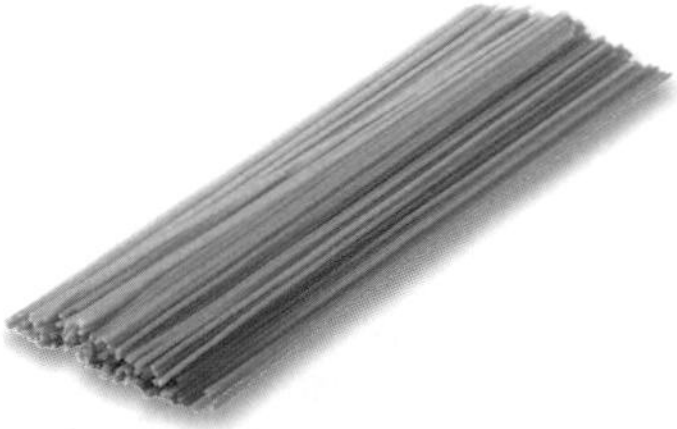

全麥義大利麵

有效理由 想吃義大利麵時，選擇有機天然食品店中販售的全麥種類，就能攝取到完整的穀物營養！

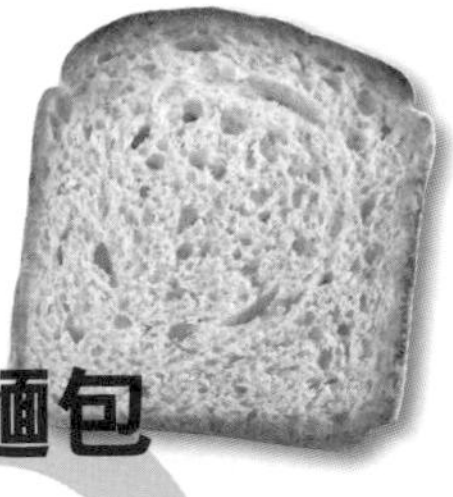

全麥麵包

有效理由 未經去除胚芽或外皮（小麥外殼）的小麥，直接製成的全麥麵粉及相關製品，除了具有抗氧化作用強大的維生素E之外，還含有能抑制癌細胞的硒。

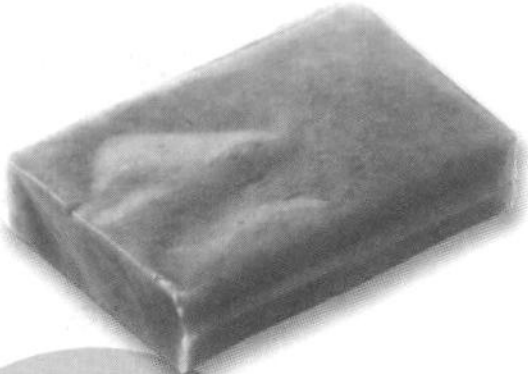

糙米麻糬

有效理由 因為是以糙米為原料，能吃到大量胚芽，而且沾點黃豆粉或蜂蜜都很好吃！

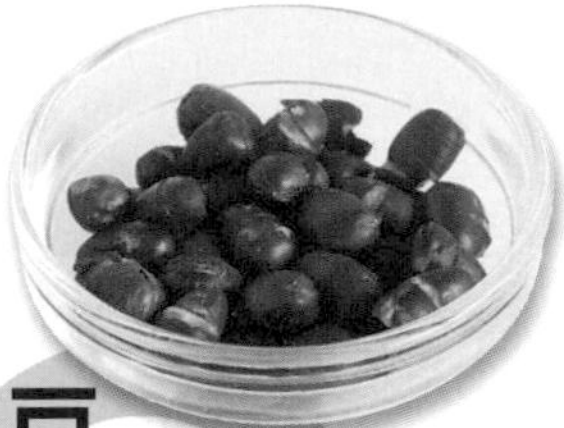

紅豆

有效理由 煮成紅豆湯或紅豆湯圓的話，紅豆裡的水溶性維生素B_1會因而減少，建議做成紅豆飯或紅豆稀飯食用。

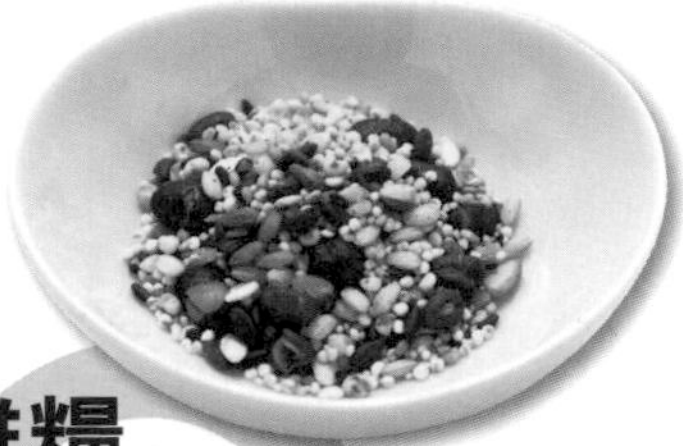

雜糧

有效理由 紫米、紅米、薏仁、小米等五穀雜糧，含有豐富的維生素及礦物質；而紅、紫、褐色的天然色素，還具有抗氧化的作用！

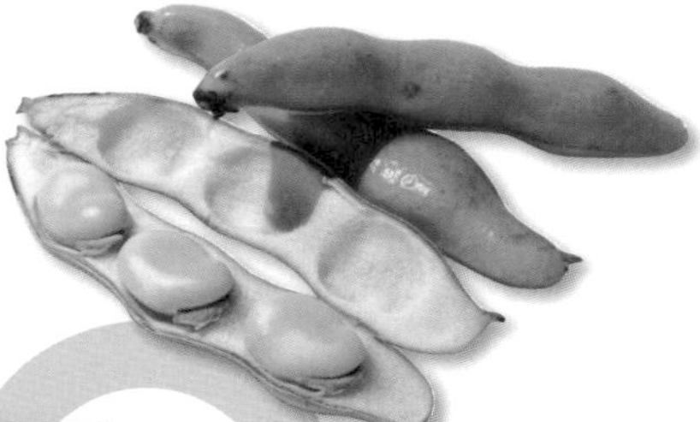

蠶豆

有效理由 含有豐富的鉀，可以排出體內多餘的鹽分。除了水煮之外，也可以做成慕斯或醬料食用。

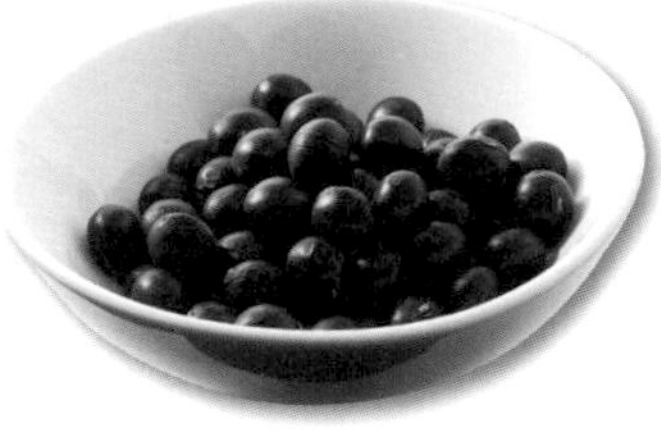

黑豆

有效理由 黑色外皮中含有的多酚，是抗氧化元素的一員，能夠抑制體內的過氧化物質生成，防癌抗老。

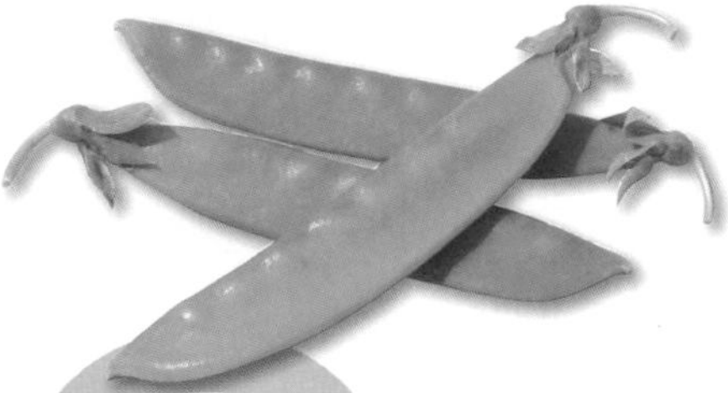

豌豆莢

有效理由 同時擁有β-胡蘿蔔素與維生素C兩種營養，加倍的抗氧化力，有助於預防癌症。

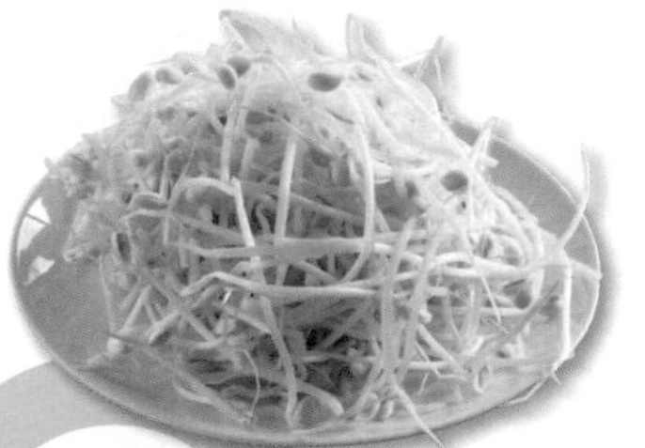

黃豆芽

有效理由 黃豆芽中，維生素K與鉀的含量遠高於一般的豆芽菜，對排除身體多餘的鹽分很有幫助。

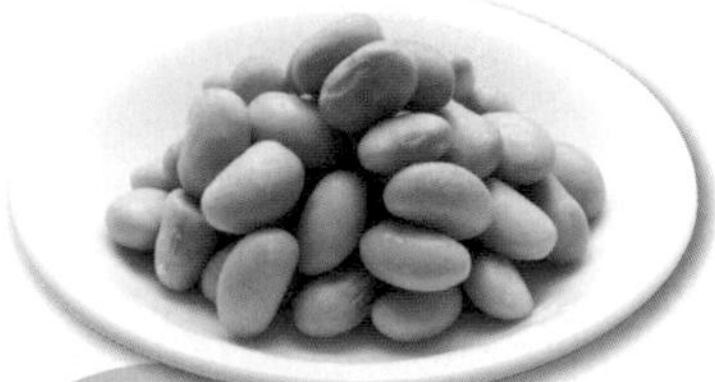

水煮黃豆

有效理由 市售小菜免不了添加比較多的鹽分，即使是健康的黃豆芽也經過調味，因此自己製作料理時，水煮黃豆才是理想吃法。

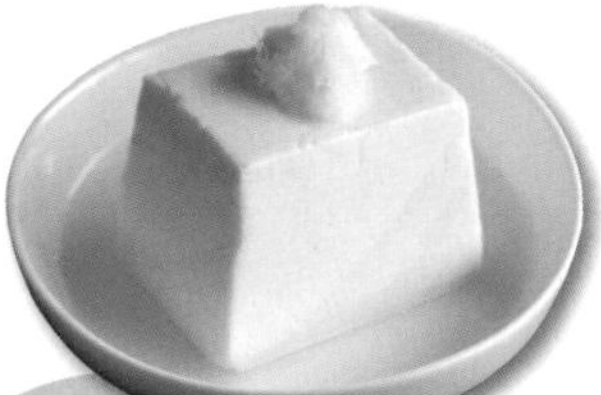

豆腐

有效理由 不僅含有抗氧化力強的維生素E，還有大豆異黃酮、皂苷，能夠降低膽固醇，預防動脈硬化。

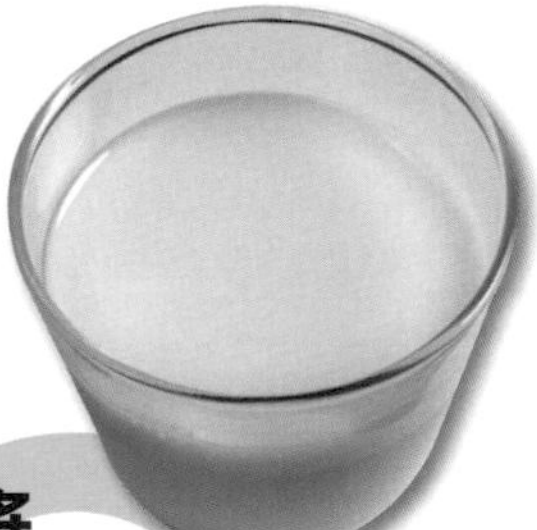

豆漿

有效理由 豆漿保留了黃豆完整的營養成分，除了可以直接飲用外，代替奶精加入咖啡裡，不僅風味獨特，防癌效果又好。

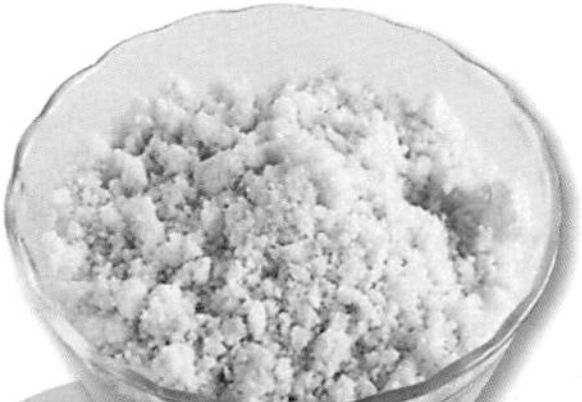

豆渣

有效理由 富含與女性荷爾蒙相似的大豆異黃酮，能夠有效抑制乳癌或男性的前列腺癌。

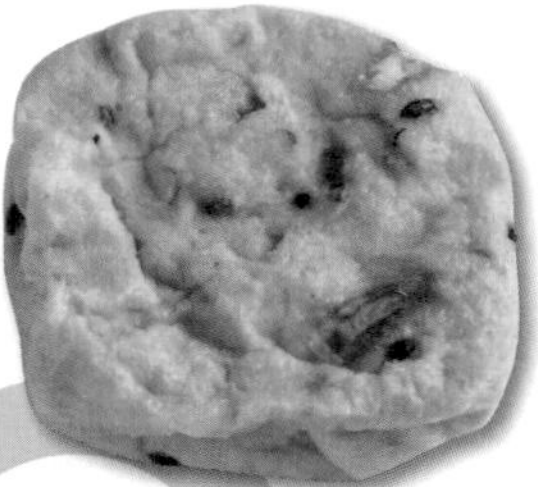

豆腐丸子

有效理由 以板豆腐為主原料做成的丸子，可以一次攝取到板豆腐、蔬菜、海藻的營養，動手做做看吧！

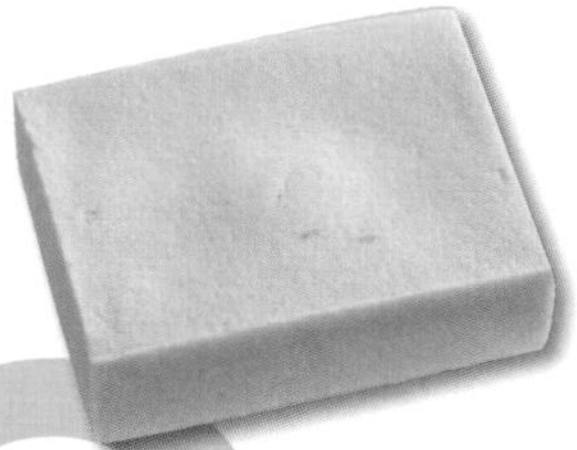

凍豆腐

有效理由 營養價值比一般豆腐更高，其中維生素E的抗氧化力強，能夠有效抑制癌細胞。

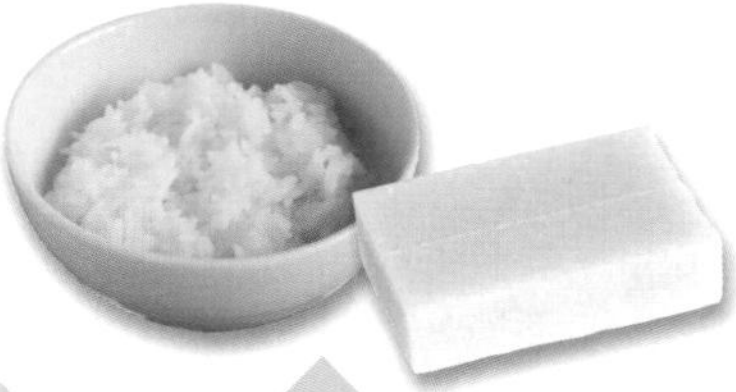

白米・麻糬

NG 理由 精製過後的碳水化合物食品，已經不含有營養的胚芽成分，其中的消化與代謝酵素也都已經流失。

精製後的 NG食品

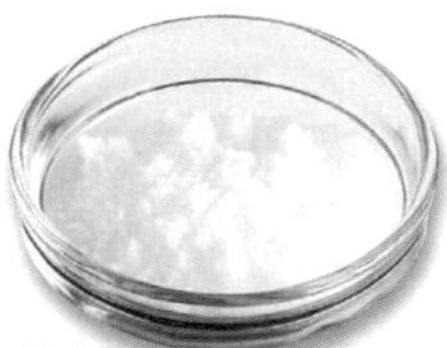

白砂糖

NG 理由 糖分是癌細胞的主要養分，加上白砂糖在體內無法完全被代謝掉，因此不建議食用。選用砂糖時，請選擇含有消化酵素的雙目糖（粗粒白糖）或黑砂糖。

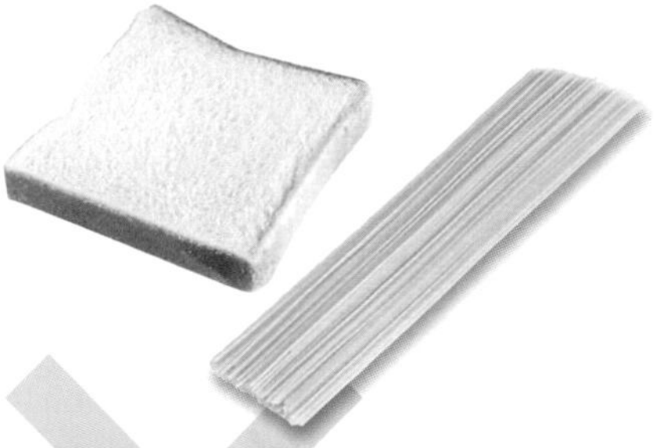

麵包・義大利麵

NG 理由 一般市售的麵包、義大利麵都是用精製過的穀物製成，而且也都含有鹽分。

實踐指南 5

每天補充 乳酸菌、海藻類、蕈類

○ 抗癌食材

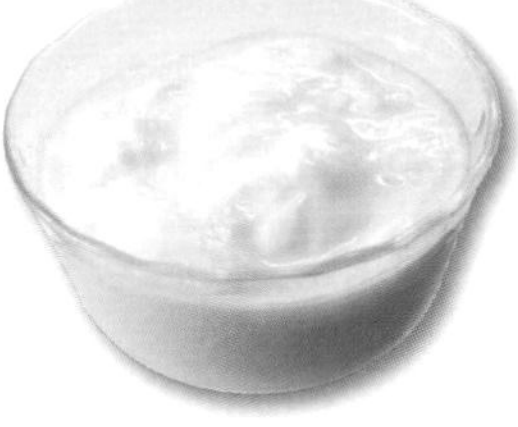

裏海優格

有效理由 口感綿密的裏海優格，其乳酸菌約是一般優格的3～5倍（$1m^3$約3000萬個），對免疫細胞有活化作用。（台灣市面較少見到即食產品，建議購買菌種自己製作。）

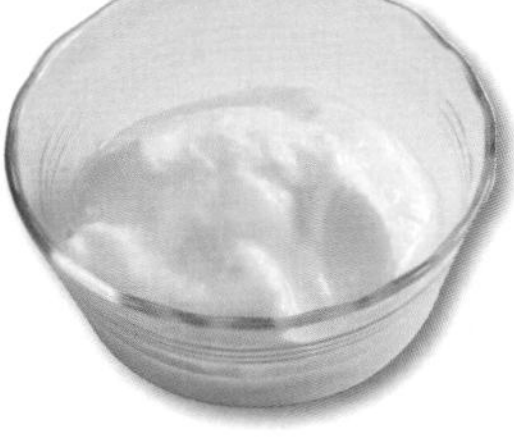

脫脂優格

有效理由 乳酸菌可以增加好菌，並活化自然殺手細胞（NK細胞）等免疫細胞。必須注意的是，一定要選擇脫脂及無糖的產品。

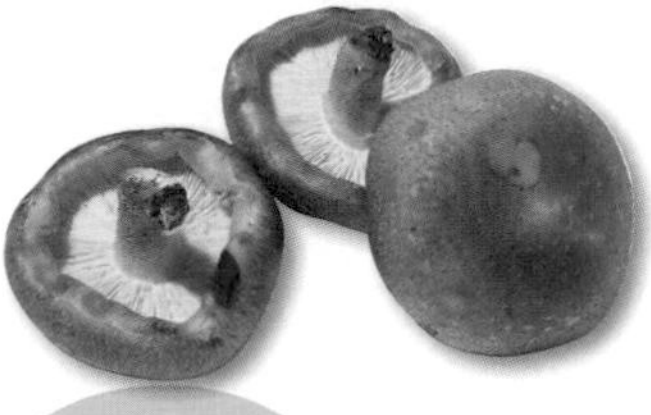

原木香菇

有效理由 利用原木栽培接菌的優質香菇，含有豐富的β-葡聚糖，能增強免疫，抑制癌症。

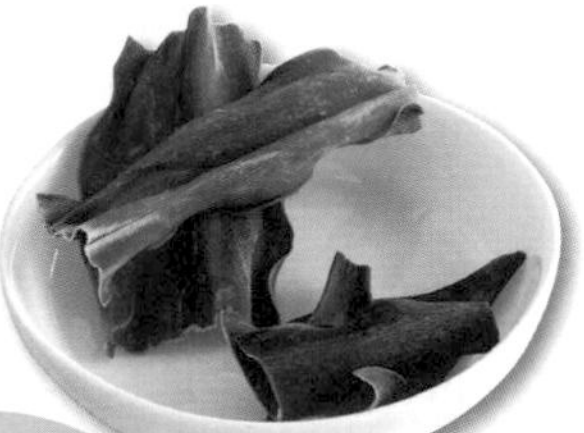

昆布

有效理由 好處之一是昆布本身即含有微量的天然鹽分，可以取代食鹽及調味料。而且用來萃取高湯的昆布含有多種營養成分，浸泡後不要丟掉，請一起煮食吧！

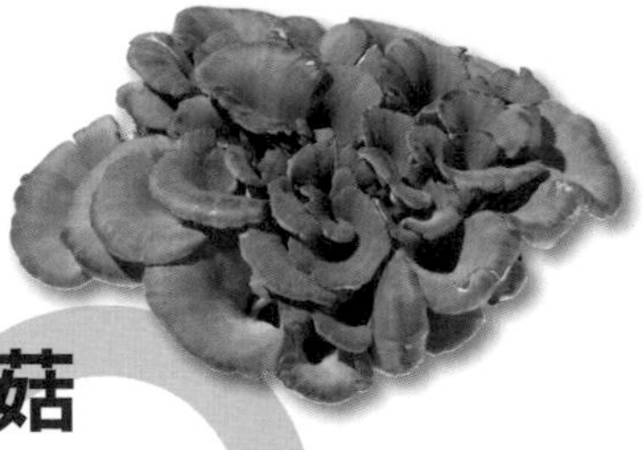

舞菇

有效理由 獨特的MD-fraction成分，具有卓越的抗癌、抑制腫瘤的效用。調理時不要清洗，輕輕擦拭表面髒污即可。

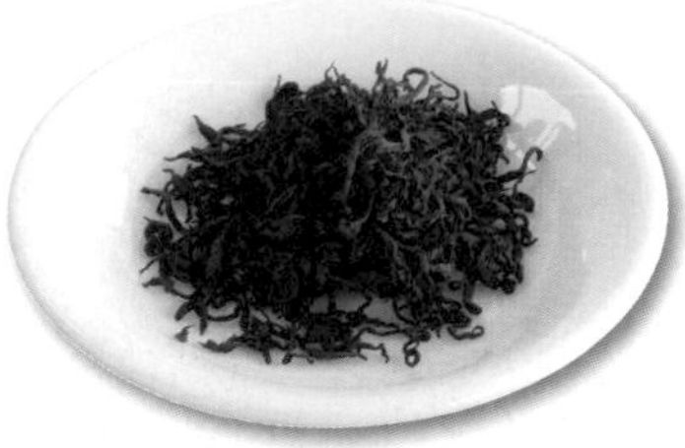

羊栖菜

有效理由 和其他海藻類食物一樣，含有褐藻素，能促進癌細胞凋亡。（主要產自日本、韓國海域，台灣可在日式超市購買乾燥品，加水泡開後再料理。）

× 禁止食材 • △ 限制食材

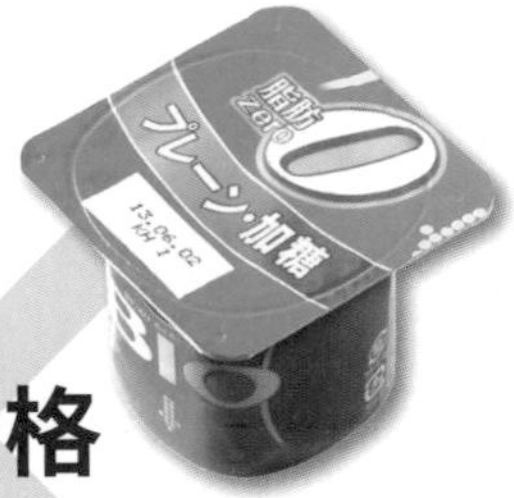

加糖優格

NG理由 砂糖的代謝會造成身體的負擔，並不適合癌症患者食用。

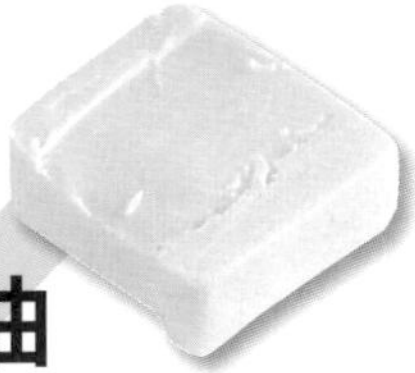

奶油・人造奶油

NG理由 除了鹽分與動物性脂肪之外，人造奶油中的反式脂肪酸還會增加體內壞菌，降低免疫力。

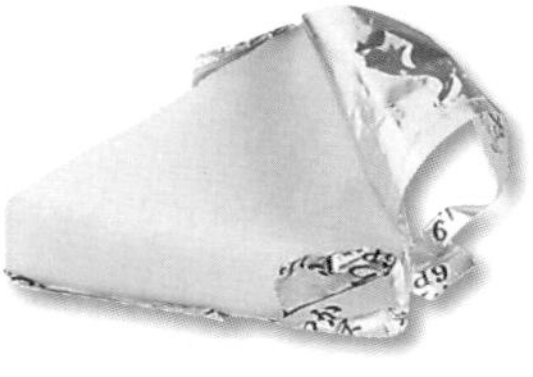

加工乳酪

NG理由 加工乳酪和天然乳酪不同，因為經過加工所以含有很高的鹽分，一律禁止。（台灣超市常見的薄片起司與乾酪，以及漢堡、三明治裡的起司多為再製的加工品。）

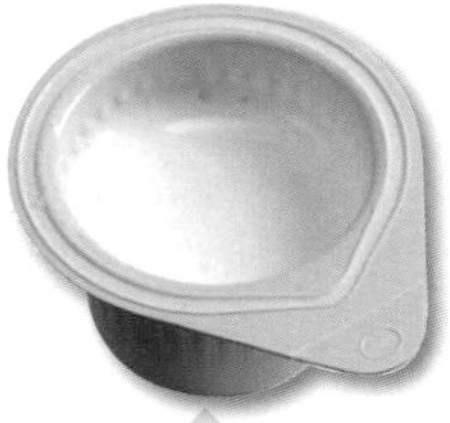

咖啡奶油球

NG理由 只要控制在「一天最多3杯」，那麼喝咖啡是沒有問題的！但嚴格禁止使用以反式脂肪酸為原料製成的奶油球。

實踐指南 6

多多攝取
萊姆、蜂蜜、啤酒酵母

○ 抗癌食材

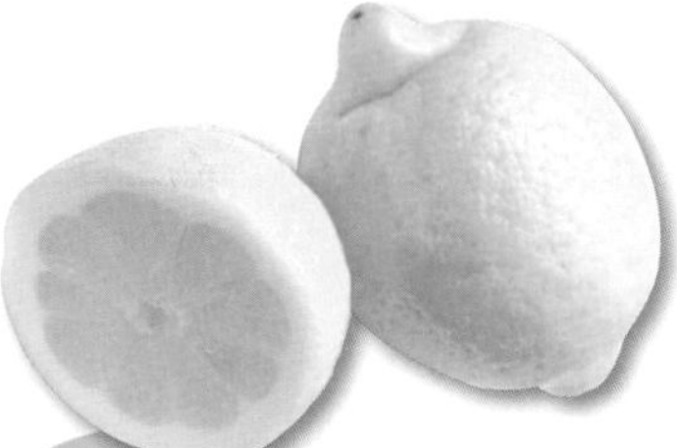

國產萊姆

有效理由 由國外進口的萊姆會在表皮上蠟，最好選擇無農藥殘留的本地萊姆。若找不到新鮮萊姆，也可以用檸檬代替。

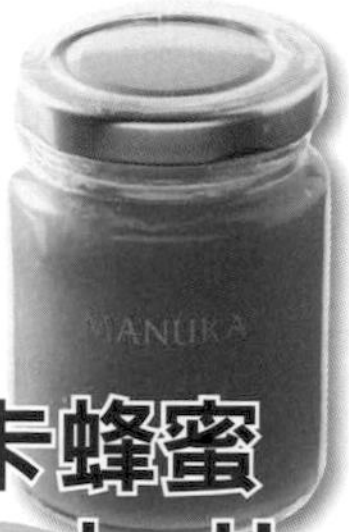

麥蘆卡蜂蜜（Manuka Honey）

有效理由 麥蘆卡蜂蜜的產地，是來自過去30年從未使用過農藥的紐西蘭，可以說是最理想的不二選擇。不過，由於仿冒品氾濫，購買時要選經過認證的產品。

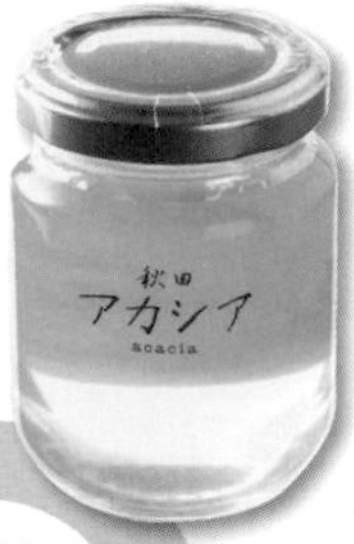

金合歡蜂蜜

有效理由 樹木系的蜂蜜受到農藥的影響較草花類蜂蜜來得小，食用起來比較安心，相對來說價格也較低。

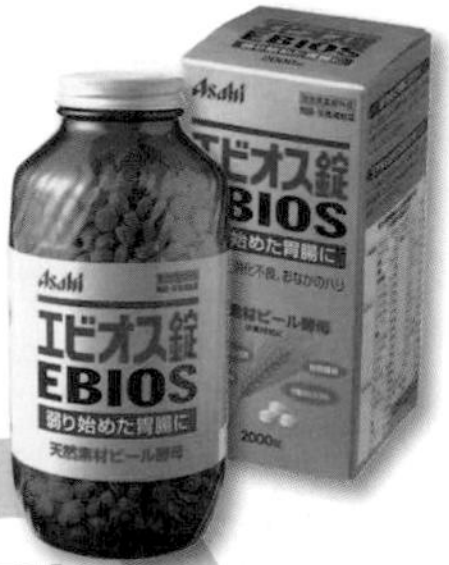

啤酒酵母

有效理由 啤酒酵母可以促進胺基酸平衡，也是最適合用來補充作為免疫細胞原料的蛋白質來源。

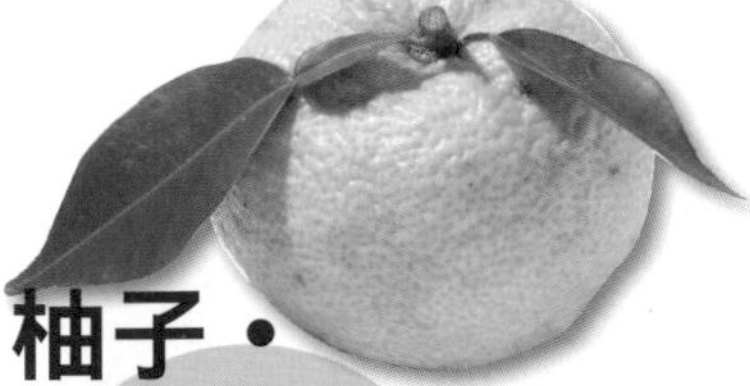

柚子・台灣香檬・醋橘

有效理由 來自世界各國的研究機構報告顯示，柑橘類中的β-隱黃質、橙皮油內酯與川陳皮素，都有很強的抗癌效用。

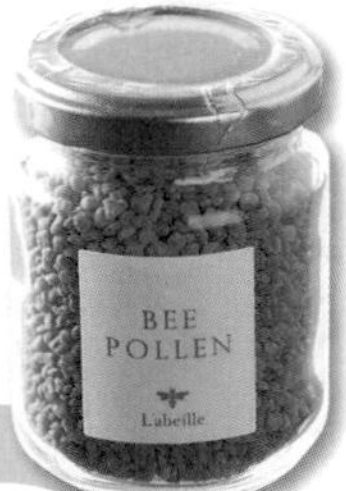

蜜蜂花粉

有效理由 蜜蜂花粉完整包含了多種維生素、礦物質，以及人體無法合成的必要胺基酸。

× 禁止食材 ・ △ 限制食材

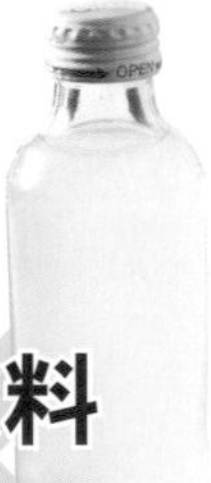

檸檬飲料

NG理由 檸檬酸或多酚都有抗癌作用，但經過加工的飲料都不如新鮮檸檬來的好。

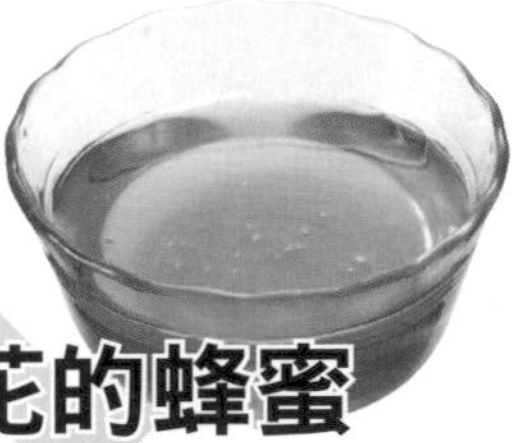

草花的蜂蜜

NG理由 採擷自草花的蜂蜜，不論是國產或進口，農藥殘留的可能性都很大，應盡量避免食用。

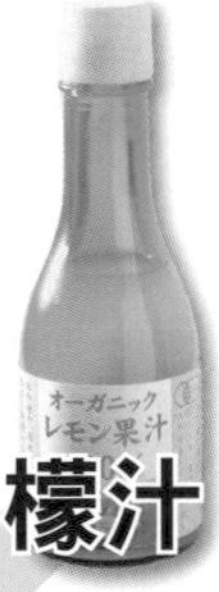

市售檸檬汁

NG理由 對抗癌症需要仰賴優質的植化素，在濟陽式飲食療法中提倡的，是要將整顆新鮮萊姆或檸檬連皮榨汁飲用，並非指這一類果汁。

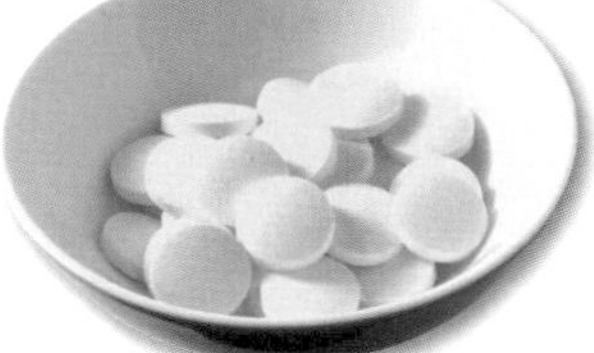

維生素C營養品

NG理由 相較之下，從食物中獲得的營養較容易被人體吸收。不只是維生素C，所有營養素都應該從日常飲食中攝取。

實踐指南 7

食用油選擇
橄欖油或紫蘇油

○ 抗癌食材

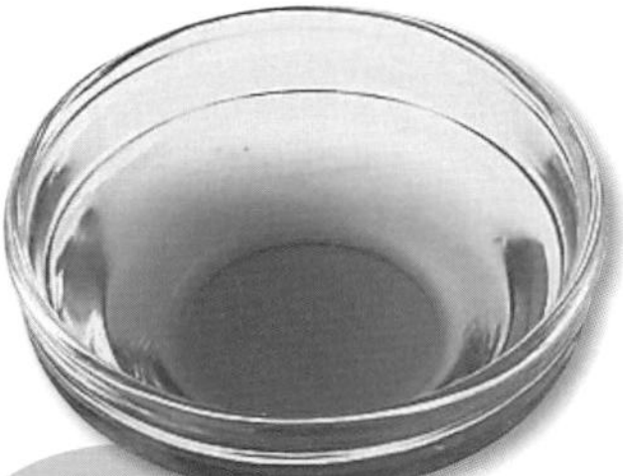

芝麻油

有效理由 擁有均衡的亞麻油酸與單元不飽和脂肪酸，很適合用在調理食物上。而且，當中的芝麻木酚素含量也很豐富，抗氧化力強！

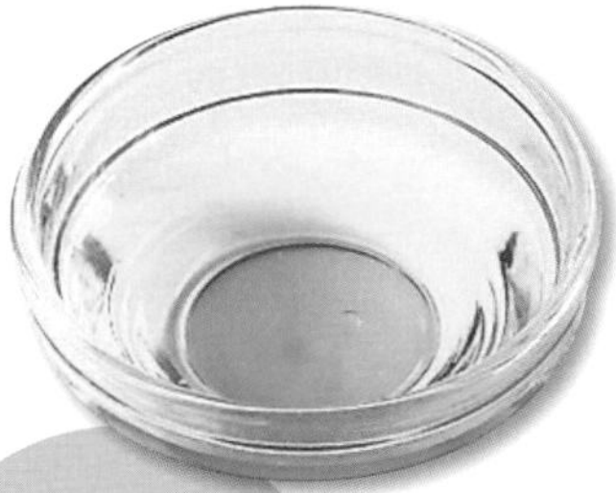

橄欖油

有效理由 含有豐富油酸，是屬於不易氧化的單元不飽和脂肪酸系，在料理時可以適度使用。

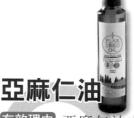

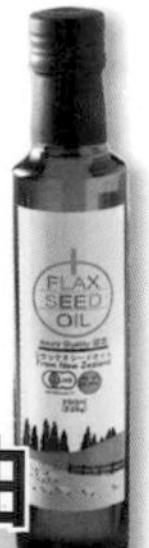

亞麻仁油

有效理由 亞麻仁油中富含的ω-3（α-次亞麻油酸），是細胞膜的構成要素，能有效提升細胞代謝。但因為容易氧化，建議不要加熱，以涼拌方式加入。

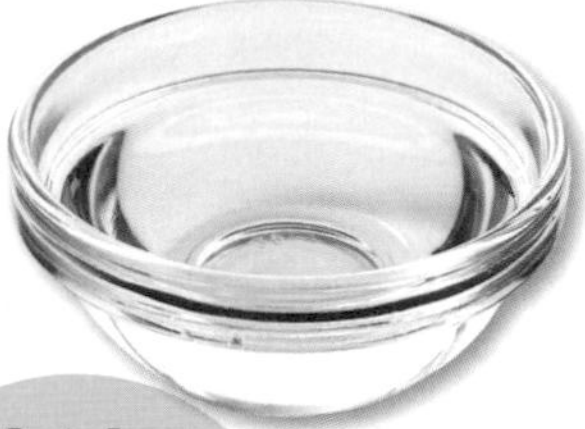

紫蘇油

有效理由 ω-3系的α-次亞麻油酸，能有效預防動脈硬化及癌症。但因為很容易氧化，所以必須趁鮮食用，最好能不加熱直接攝取。

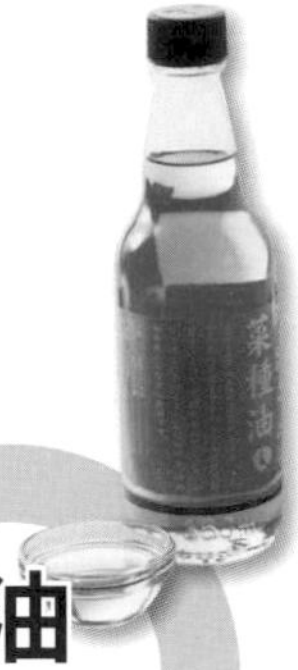

菜籽油

有效理由 豐富的α-次亞麻油酸可以降低惡性膽固醇，也含有很多具抗氧化功能的維生素E、K。

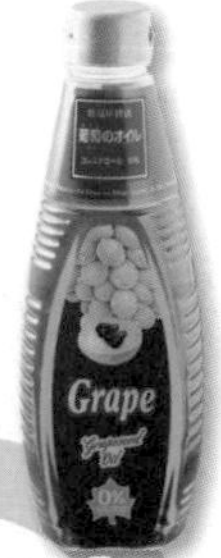

葡萄籽油

有效理由 維生素E含量是橄欖油的2倍。其卓越的抗氧化力，能有效抑制體內活性氧。

× 禁止食材 ・ △ 限制食材

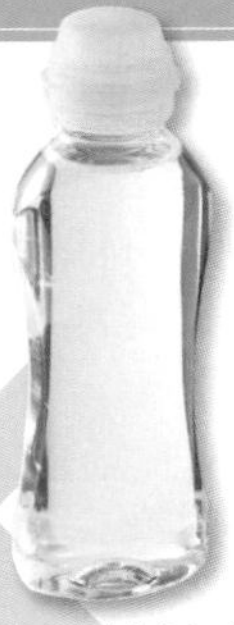

沙拉油

NG理由 一般沙拉油在製造過程中都會加入添加物，應避免使用。

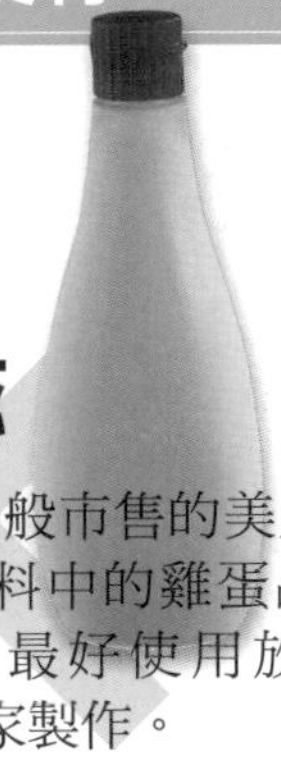

美乃滋

NG理由 一般市售的美乃滋價格低廉，加上材料中的雞蛋品質不定，不宜食用。最好使用放養雞的雞蛋，自己在家製作。

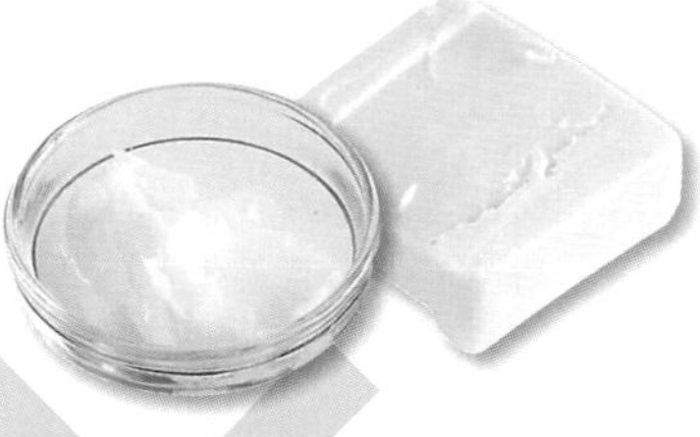

奶油・豬油

NG理由 凡是動物性的脂肪都必須限制，就連超市常見的牛油類也不能食用。

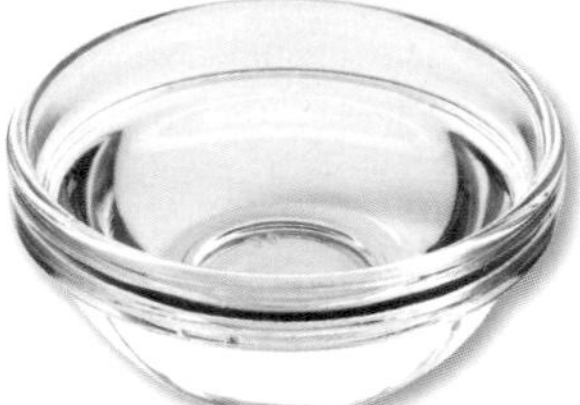

棕櫚油・大豆油・玉米油・紅花籽油

NG理由 這些油品雖給人健康的印象，但因所含的亞麻油酸過量，並不適合已經罹癌的患者食用。

實踐指南 8

只喝好水，天然礦泉水是首選

NG 1 過濾過的自來水，不要喝！

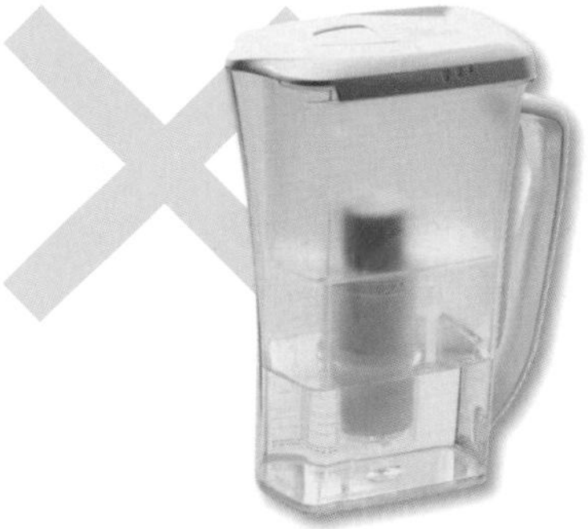

濾水器過濾得了雜質，過濾不了致癌物

理由 自來水會添加很多氯來殺菌。除此之外，還有像是三鹵甲烷或殘留農藥（化學肥料）變成的硝酸鹽氮等等致癌物質。這些物質必須經由高性能淨水器過濾才能去除，癌症患者請勿當作日常飲水。

NG 2 煮滾過的自來水，不要喝！

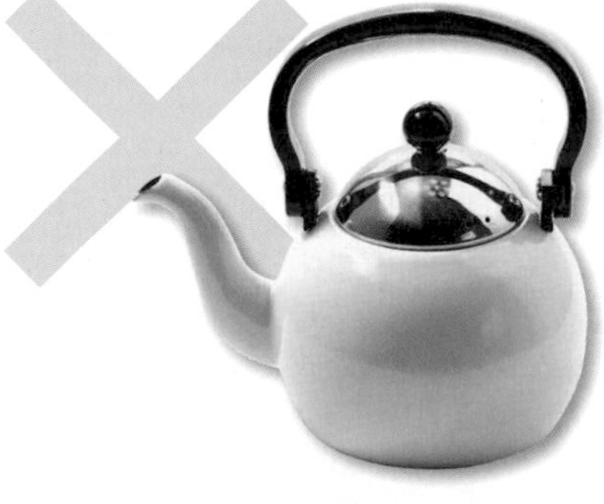

水中的三鹵甲烷、硝酸鹽氮都是致癌因子

理由 自來水在煮沸時，氯伴隨的副產物「三鹵甲烷」雖然會在受熱後蒸散到空氣中，但大約5～10分鐘後就會揮發。然而，「三鹵甲烷」當中的硝酸鹽氮不僅不會揮發，反而還會在煮沸後濃縮、有害健康。

NG 3 天然礦泉水，其實並不天然？

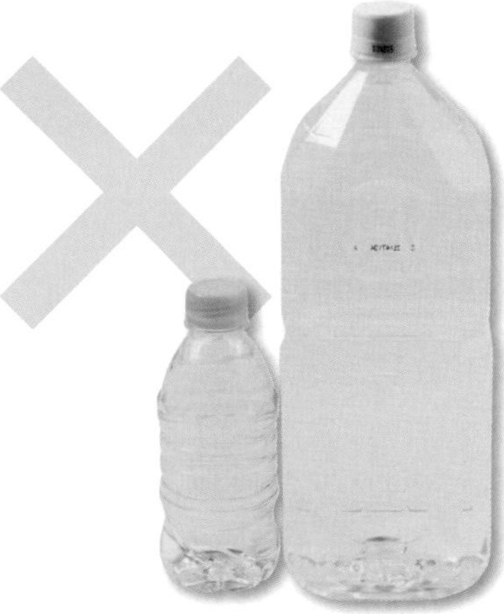

市售礦泉水的活性其實已經下降了

理由 在國外（以歐洲為主），不會將經過殺菌處理的水稱「礦泉水」，但市面上有些礦泉水經過加熱殺菌後，還是會標示「天然礦泉水」。其實，經加熱殺菌處理後，水中的氧氣和養分都會產生變化，活性下降。因此在濟陽式飲食療法中，建議飲用未經加熱處理的水。

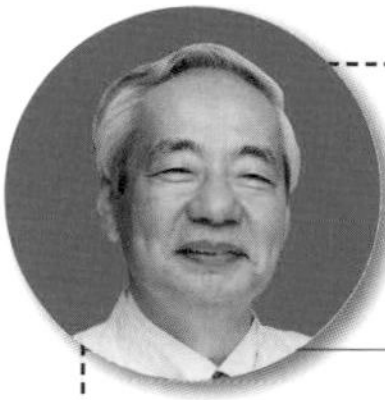

未經加熱處理的礦泉水，請多多飲用！

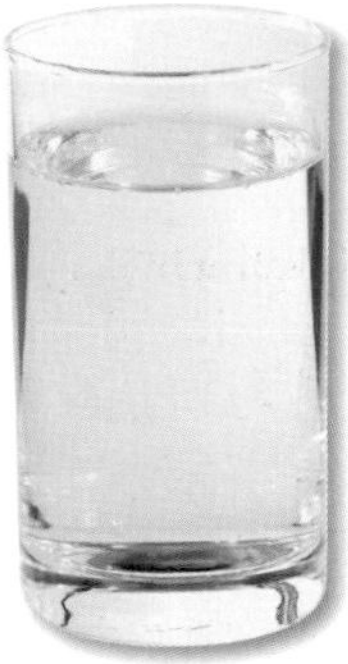

優良的礦泉水能夠抑制癌細胞增生

理由 長年累月經過地層過濾的天然水，含有許多氧、鈣、鎂、硒，以及負責維持液體滲透壓的鈉、鉀等礦物質。如果在日常生活中常常飲用，就能提升細胞的代謝能力，進而抑制癌細胞增生。

實踐指南 9

禁菸、禁酒，零食類須節制

○ 抗癌食材

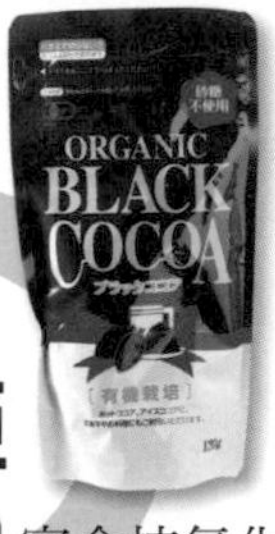

可可亞

容許食用量 富含抗氧化作用強的可可多酚，抗癌效果備受肯定。

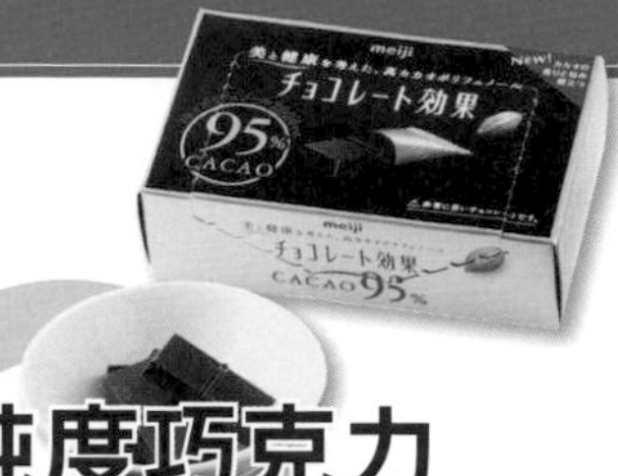

高純度巧克力

容許食用量 含豐富的可可多酚，能抑制活性氧產生，1天約可吃1/3小片。

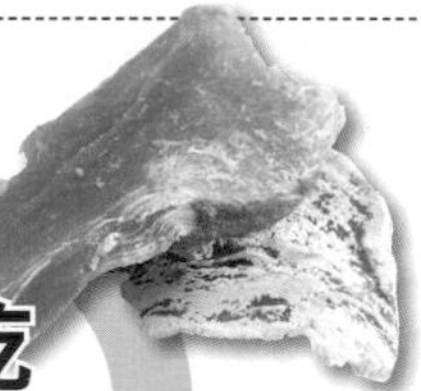

番薯乾

注意 只能食用經過日曬乾燥的國產無農藥番薯，其中豐富的鉀有利身體排出鹽分。

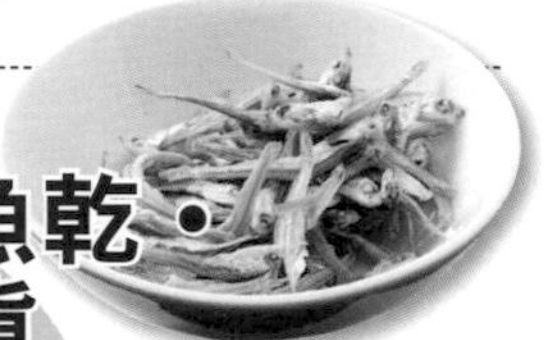

日曬小魚乾・海鮮乾貨

容許食用量 經過日曬乾燥的小魚，含有天然微量鹽分，而且含量在食用的容許範圍內。海鮮乾貨食材每週約可食用2次。

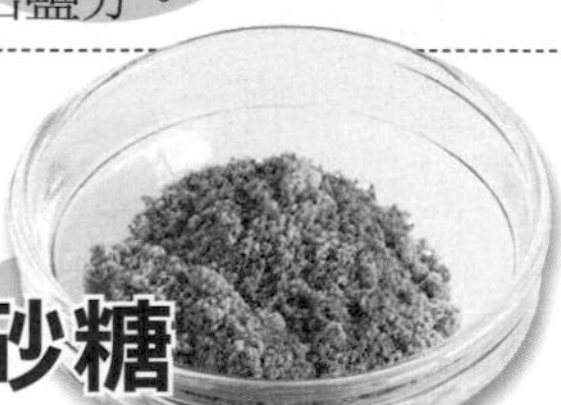

黑砂糖

容許食用量 含有豐富的維生素與礦物質，以及能促進糖分代謝的酵素。一天的攝取範圍必須控制在2大匙左右。

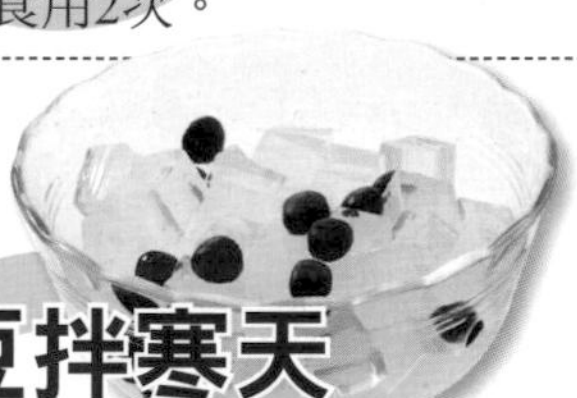

黑豆拌寒天

容許食用量 寒天中的寒天寡糖，以及黑豆的多酚都具有抑制癌症的作用。食用時可以添加少量黑砂糖調整甜度。

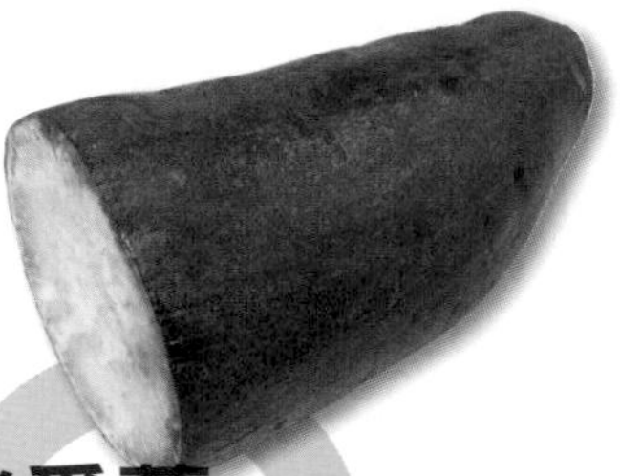

烤番薯

效果 只能食用國產的無農藥番薯！表皮附近的多酚含量很高，請連皮一同食用。

脫脂優格淋麥蘆卡蜂蜜

效果 優格須選擇脫脂、無糖的產品，想要增加甜度時，可以淋上少量的麥蘆卡蜂蜜。

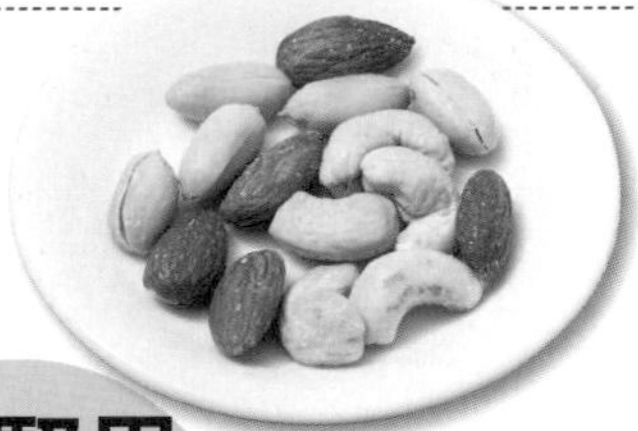

無鹽堅果

效果・容許食用量 含有許多抗氧化力超強的維生素E，以及優質植物性脂肪。以杏仁為例，一天約可吃20顆左右。

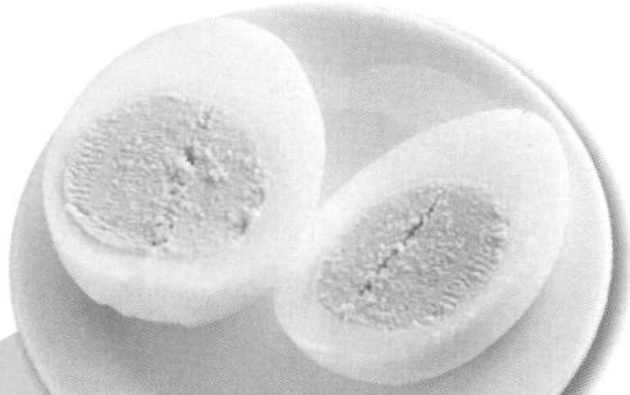

水煮蛋

效果 只限使用放養雞的雞蛋，不能使用養殖雞的雞蛋，且雞蛋一天只能攝取1顆。

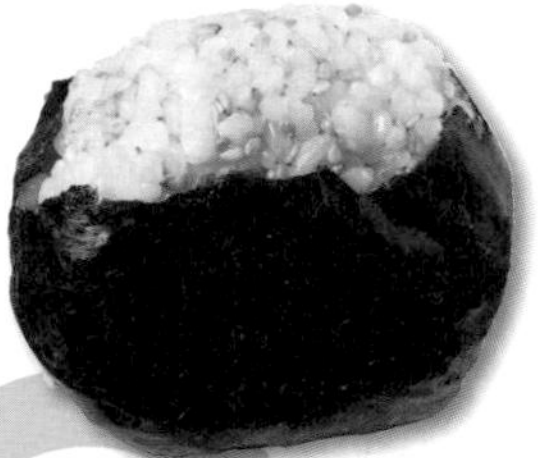

糙米飯糰

注意 飯糰須用維生素E豐富的糙米捏製，外面以未調味的海苔包覆，不要用含有鹽分的味付海苔。

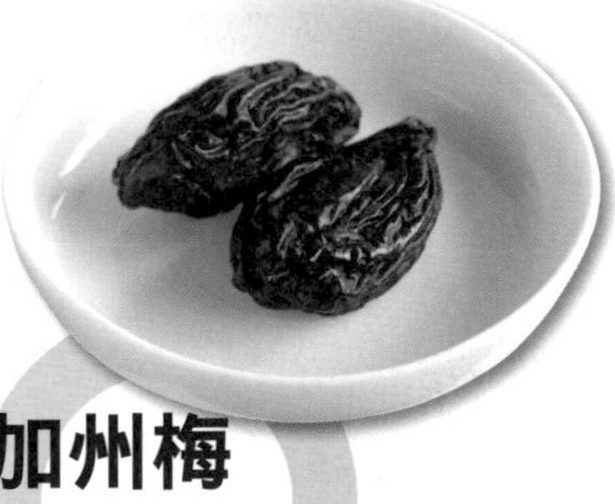

加州梅

效果 含有綠原酸等豐富多酚，但國外生產的進口品，表皮可能會上蠟，必須仔細清洗乾淨後再食用。

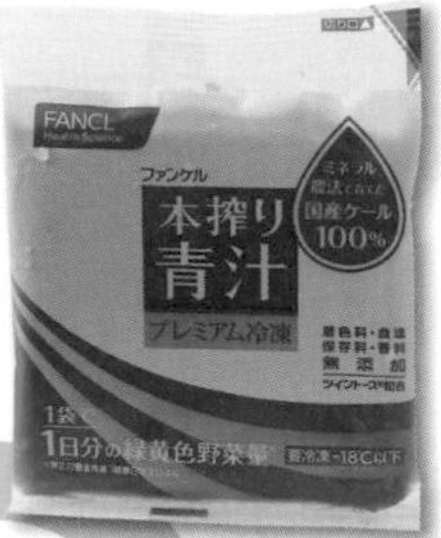

冷凍青汁

效果 要選擇自然農法栽種的100％羽衣甘藍，若是無法現榨現喝時，可以用粉狀沖泡產品代替。

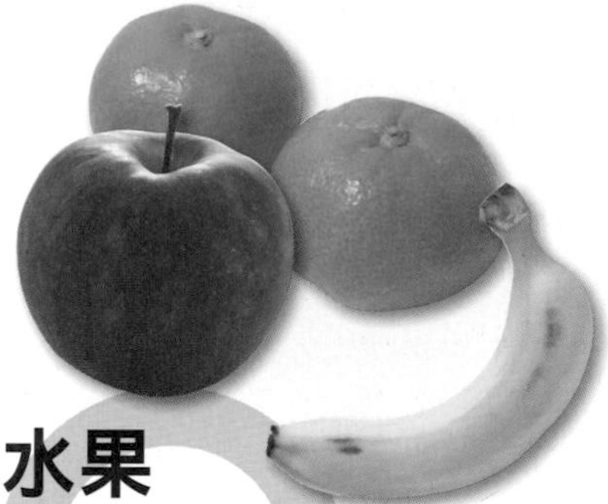

水果

有效理由 富含多酚等多種植化素，對癌症很有效。但直接吃水果很難攝取到足夠的量，最好打成果汁後飲用。

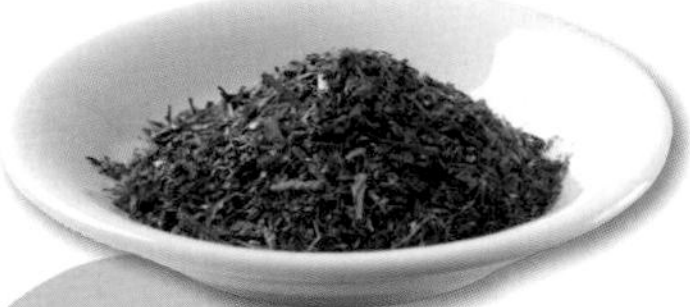

紅茶・綠茶（茶葉）

效果 綠茶豐富的兒茶素及茶多酚，與紅茶中的茶黃素，皆具有抗氧化的作用。

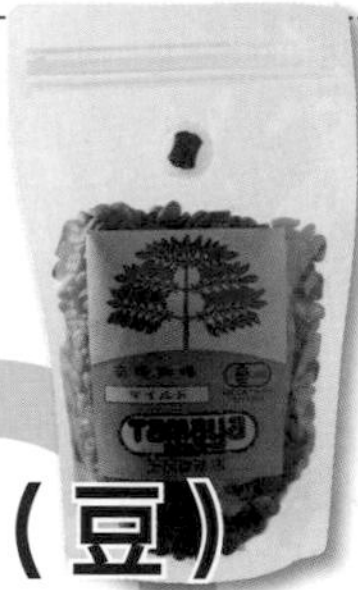

咖啡（豆）

容許食用量 咖啡因能有效抗癌，一天可以喝3杯黑咖啡。但是罐裝咖啡則一律NG！

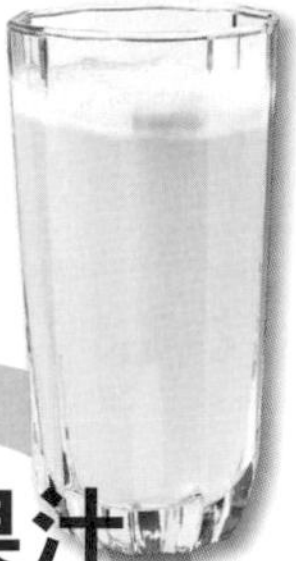

現榨果汁

效果 新鮮的蔬菜汁、果汁，可以說是濟陽式飲食療法的基石，每天都要盡可能攝取1.5～2公升。

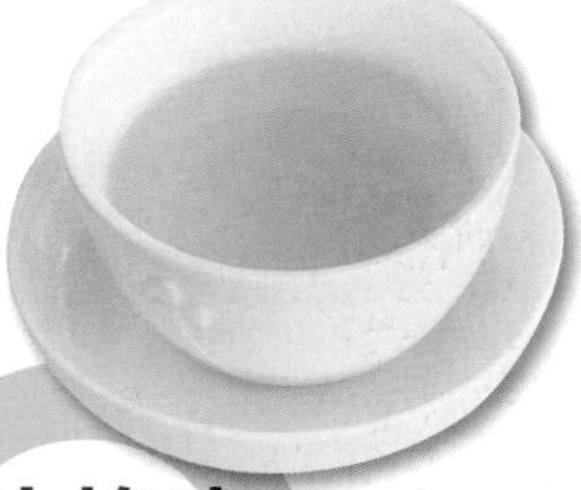

薑汁蜂蜜

效果 利用提升免疫力的蜂蜜（麥蘆卡蜂蜜），加上具抗癌效用的生薑，取代茶水飲用。

NG食品・飲料與零食

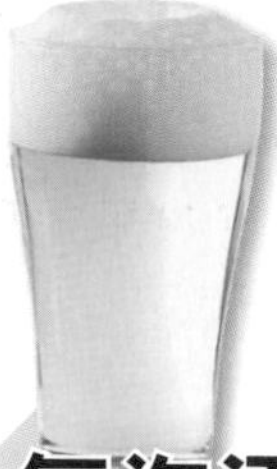

啤酒・氣泡酒

NG理由 在戰勝癌症之前，要遠離所有酒精類，直到痊癒後才可以少量飲用。

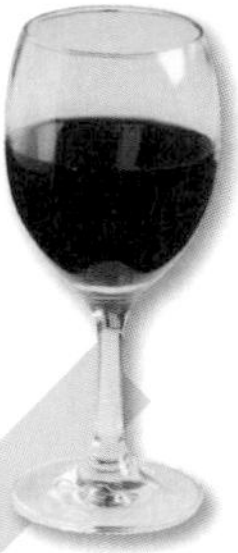

葡萄酒

NG理由 就算含有促進抗氧化的多酚，還是屬於酒精類的飲料，不宜飲用。

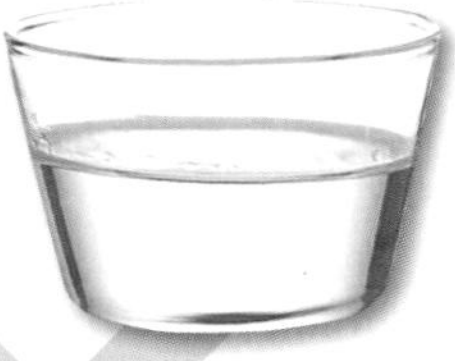

日本酒

NG理由 一般人適量飲用日本酒雖有益健康，但並不適用於癌症患者。

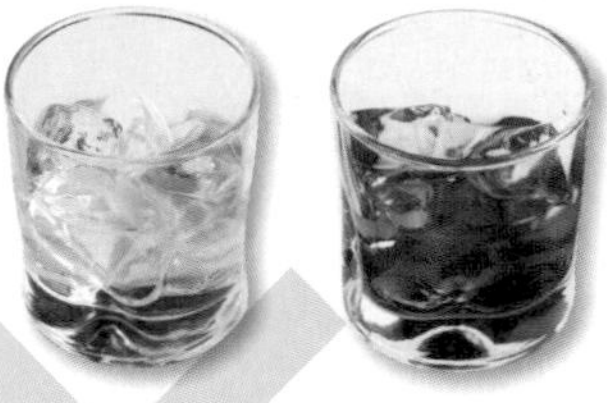

威士忌・燒酎

NG理由 酒精會造成肝臟衰弱，降低免疫力，在對抗癌症時一律嚴禁。

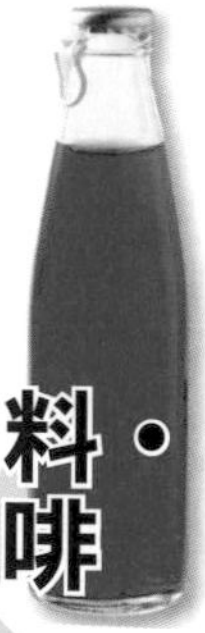

碳酸飲料・罐裝咖啡

NG理由 不只是含糖的種類一律禁止，就算是無糖咖啡也不能飲用，應選擇自己沖泡的黑咖啡。

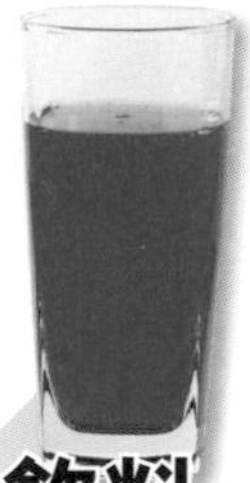

無酒精飲料

NG理由 即使沒有酒精成分，這一類飲料也會含有色素、防腐劑等添加物，不可飲用。

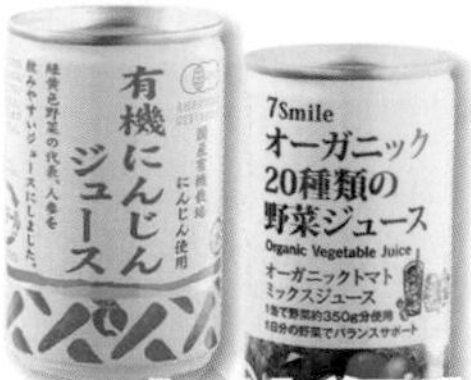

罐裝、寶特瓶裝100%果汁

NG理由 蔬果的營養已經流失，不再具有抗癌作用。蔬菜汁、水果汁務必在榨好的30分鐘內飲用完畢。

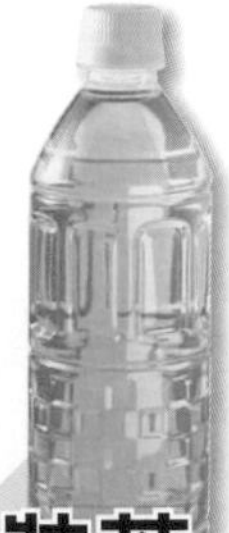

罐裝、寶特瓶裝茶

NG理由 茶類中的兒茶素會隨著時間流逝產生變化，並不是補給水分的好來源，請改用新鮮蔬果汁替代。

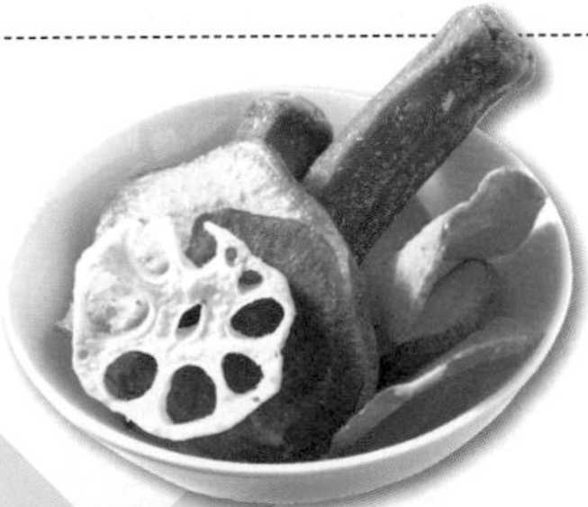

市售蔬菜乾

NG理由 產地、製造過程不明，有農藥殘留的疑慮。如果真的要吃，可以在家自己製作。

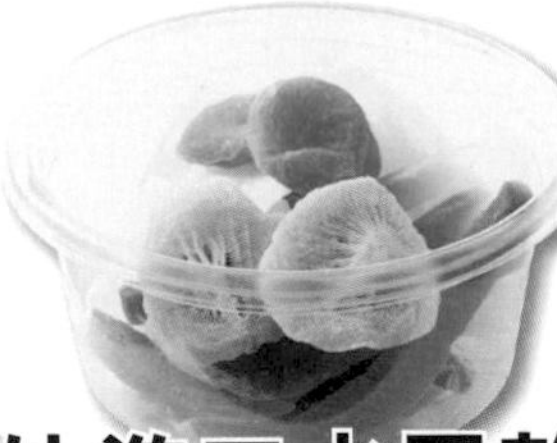

國外進口水果乾

NG理由 NG的主要原因，是因為很難確認農藥有無殘留。但如果是自然曬乾的國產無農藥蔬果，例如柿餅、番薯乾等就可以食用。

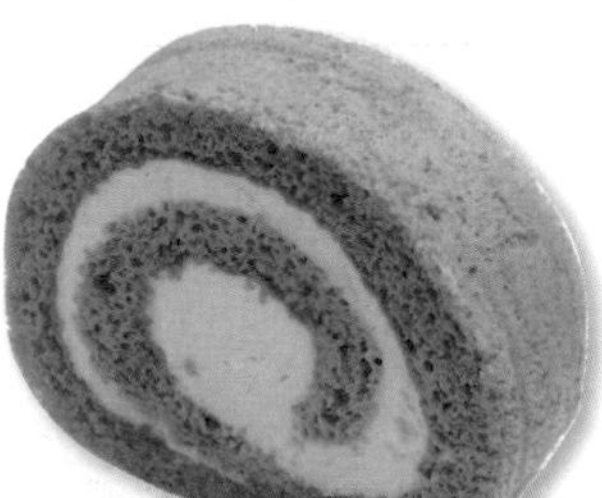

西式糕點

NG理由 會有使用油品不明、糖分過量、添加物等等疑慮，基本上必須全面禁止。

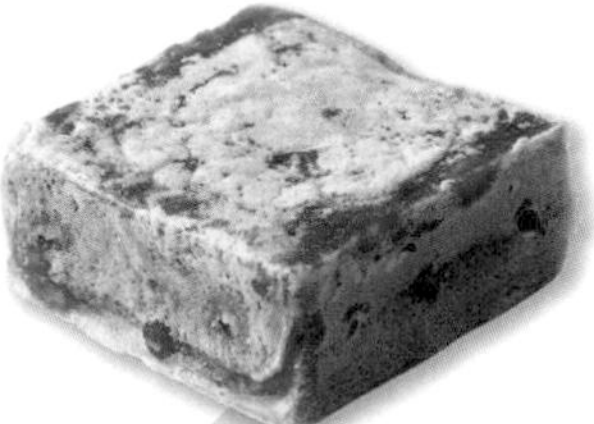

和菓子

NG理由 僅使用粗粒砂糖或黑砂糖製作的和菓子，尚可微量攝取，但若是使用白砂糖、甘味劑，則一概禁止。

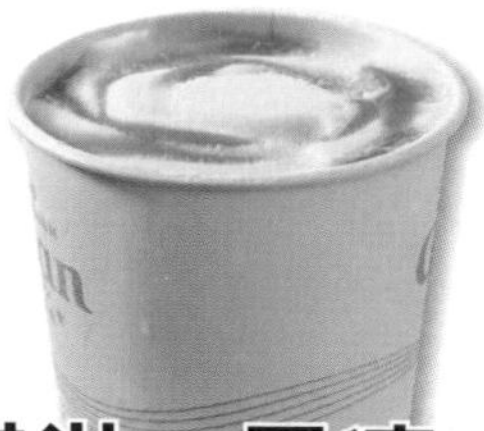

冰淇淋・果凍

NG理由 只要是含有動物性脂肪、糖分及添加物的產品都要全面禁止。甜點方面只限選擇單用粗砂糖或黑砂糖製作的種類。

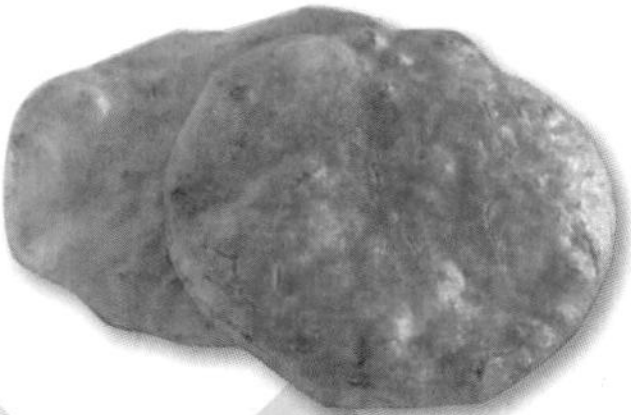

仙貝・下酒菜

NG理由 下酒菜類的食物，不管使用什麼原料，鹽分都很高，為了不讓控制鹽分的努力全部付諸流水，就算再少量都嚴格禁止。

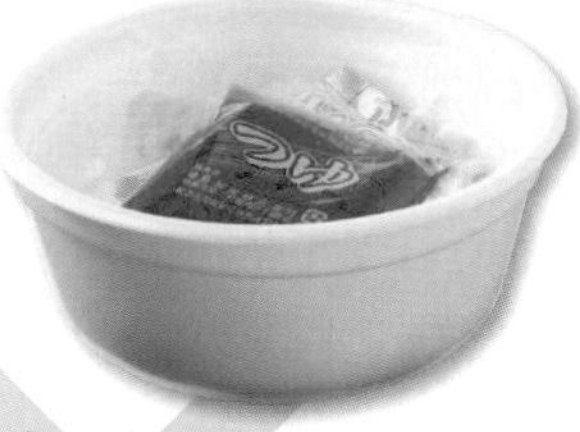

速食食品

NG理由 除了鹽分極高、脂肪容易氧化外，還加入許多添加物。癌症患者必須嚴禁食用。

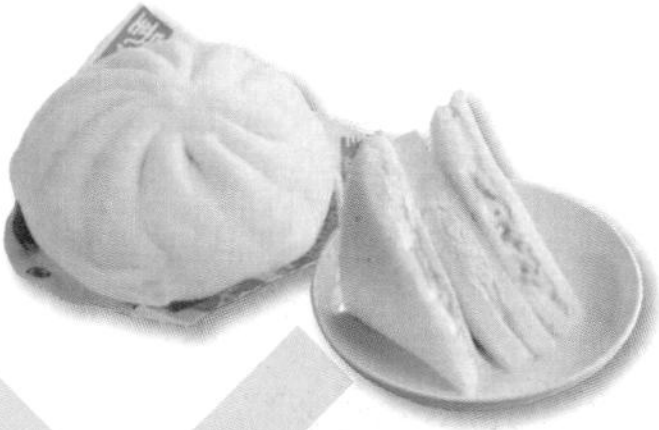

點心・麵包類

NG理由 肉包等含有動物性蛋白質的食品，一律NG。另外，要避免選擇使用白吐司製成的三明治。

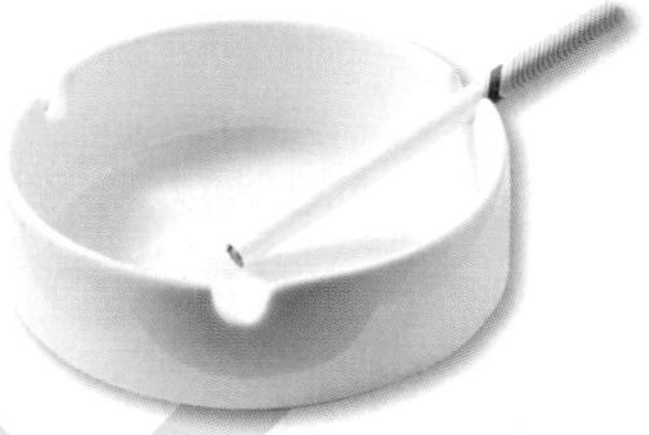

香菸

NG理由 禁菸和禁酒是濟陽式飲食療法的兩大前提，想要戰勝癌症就不能不徹底遵循。

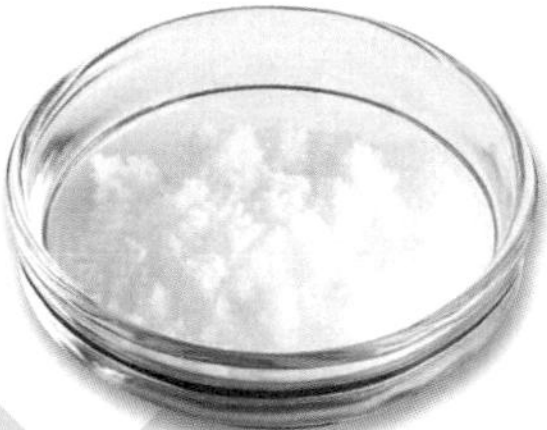

白砂糖

NG理由 市面上很多產品都有用到白砂糖或甘味劑，購買時必須仔細檢查成分。

濟陽醫師最推薦！
癌症被治癒的人都吃這些
無鹽・減鹽生活的好幫手

想要好吃又健康？就選用以下三種食材吧

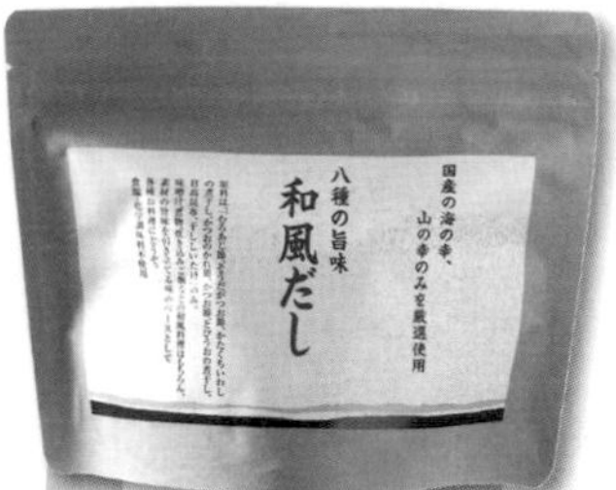

「八種和風高湯」
Natural House

使用日產藍圓鰺、日本鯷、柴魚、日高昆布、乾香菇等，不添加食鹽、化學調味料。不只能當高湯，還能襯托出食材本身的清甜。

http://www.naturalhouse.jp/item/7123.html

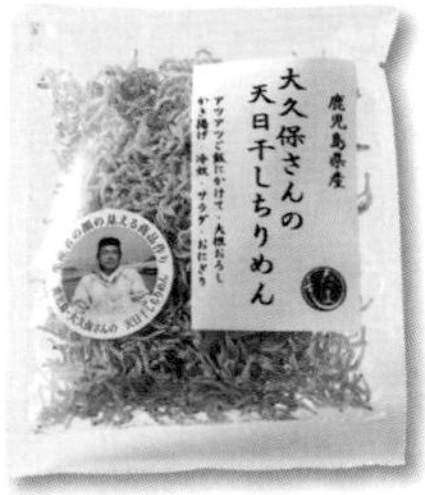

「大久保天然日曬魩仔魚乾」
（re-earth股份有限公司）

從日本鹿兒島縣產的上等日本鯷中，嚴選出小型魚為原料，堅持以歷久不衰的傳統日曬技法製作而成。

http://item.rakuten.co.jp/tamamo/447356/#447356

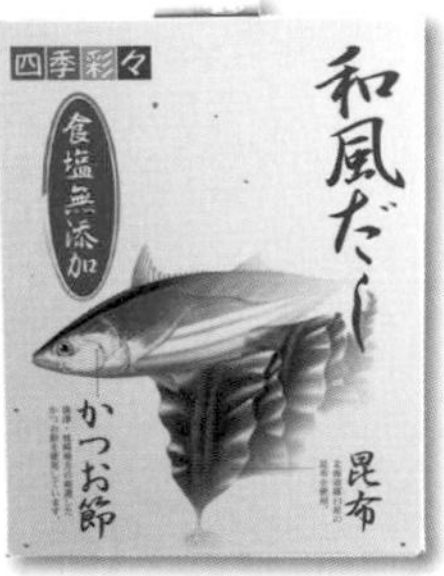

「絢爛四季和風高湯」
Natural House

使用大量柴魚片製作而成的真正高湯粉。均勻混合柴魚、昆布、香菇，絕無添加食鹽。（日本樂天等網路商店上有販售）

＊台灣可到日系超市或透過網路購物，購買到同性質商品，請仔細閱讀成分標示。

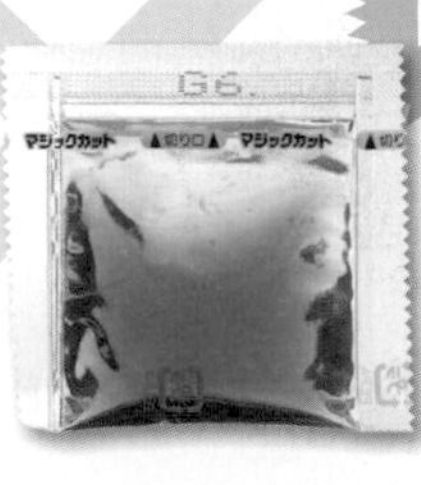

NG

小心！「醬」吃可能會害了你
附送的醬汁可能含有大量鹽分

市售的納豆等食品中，都會附上一包調味醬汁。這些醬汁的鹽分很高，而且也可能含有食品添加物，不宜食用。

解析各種食材的效能&吃法

濟陽式飲食療法

抗癌食材

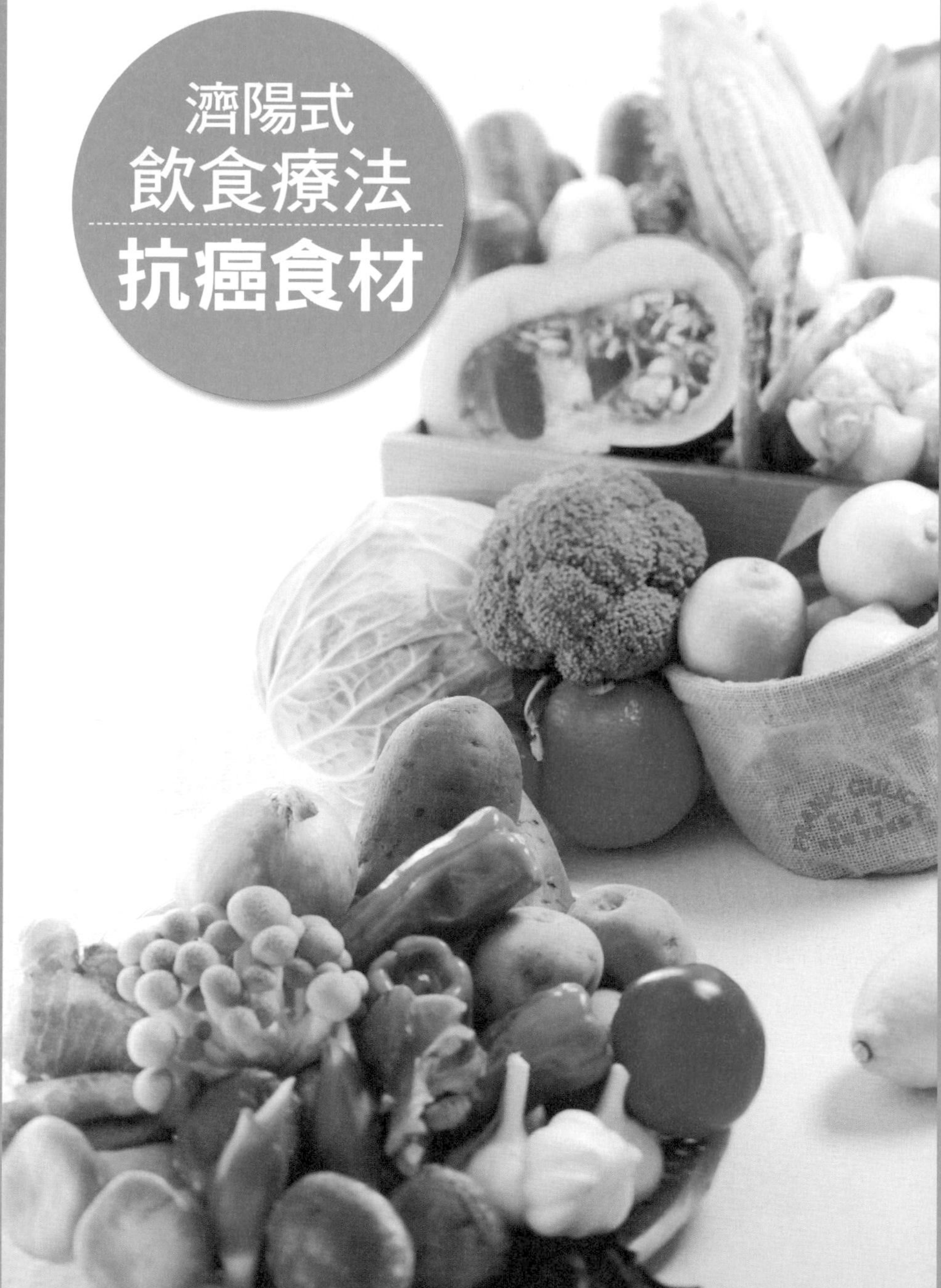

黃色的汁液能夠**預防癌症**

明日葉

查耳酮強大的抗氧化作用備受矚目

■明星營養素

查耳酮

三萜類

對這些癌症有效！

● 肺癌　● 皮膚癌

● 大腸癌

● 惡性淋巴腫瘤

▲ 對其他癌症也有益

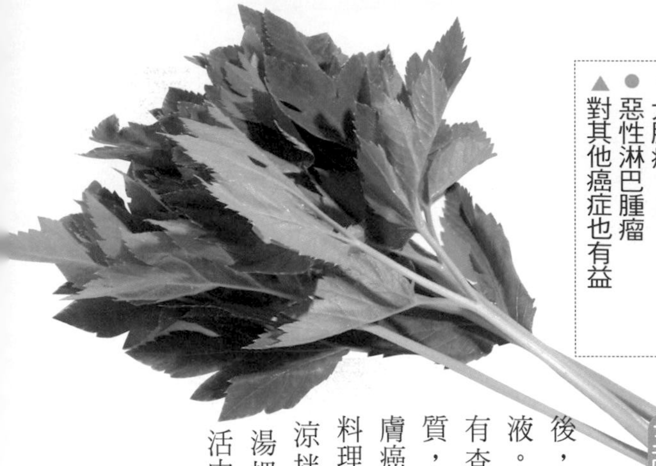

切開明日葉的莖之後，會流出黃色的汁液。這種黃色汁液裡含有查耳酮及三萜類物質，具有抑制肺癌、皮膚癌、大腸癌的作用。料理時可以汆燙、做成涼拌菜，或加到味噌湯裡，記得在日常生活中多多攝取！

提升抗氧化力的祕訣：**煮過的水不要浪費**

紅豆

還具有安定血壓的效果！

■明星營養素

皂苷

花青素

抗癌重點

＋韭菜・大蒜（皂苷）

⬇使血液循環順暢！

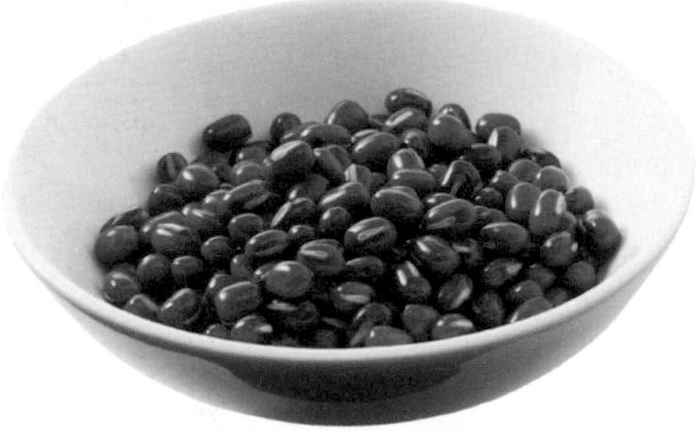

除了抗氧化力強的皂苷及花青素外，紅豆還含有豐富的維生素B群、維生素E，以及鈣、鎂等等，營養非常均衡。紅豆的澀味是因為含有皂素的關係，煮過的水不要倒掉，一起喝下去效果更好。

擁有三大**抗氧化維生素**的寶物

蘆筍

促進新陳代謝，消除疲勞

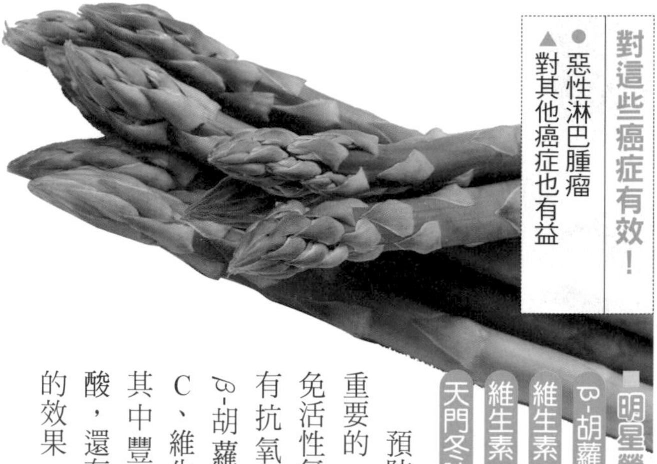

對這些癌症有效！

● 惡性淋巴腫瘤

▲ 對其他癌症也有益

■ **明星營養素**

β-胡蘿蔔素
維生素C
維生素E
天門冬胺酸

預防、抑制癌症最重要的一點，就是要避免活性氧增加。蘆筍含有抗氧化作用極佳的β-胡蘿蔔素、維生素C、維生素E。此外，其中豐富的天門冬胺酸，還有幫助消除疲勞的效果。

富含黃豆缺乏之的**β-胡蘿蔔素**，抗癌效果絕佳

毛豆

兼具黃豆與蔬菜的營養

抗癌重點

➕ 豆腐（異黃酮）

⬇ 提升免疫力！

■ **明星營養素**

維生素B_1・C
β-胡蘿蔔素
葉酸

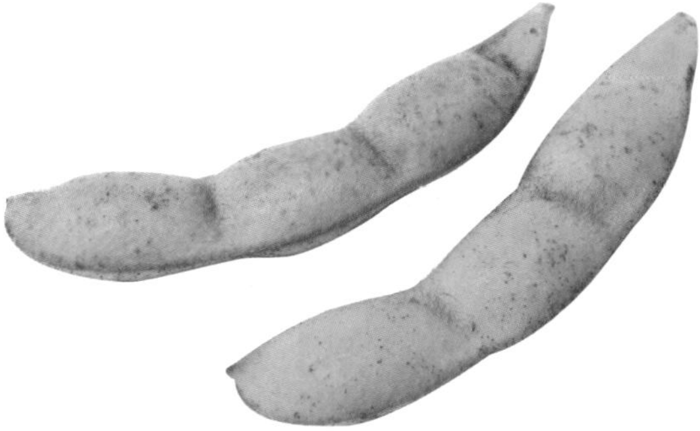

毛豆的營養價值非常高，暫時撇開不含異黃酮這點來看，營養可說是比黃豆還豐富！其中的β-胡蘿蔔素、維生素B_1、葉酸、鐵等含量，都是蔬菜、豆類中的翹楚，還有許多抗氧化力很強的維生素C。（※調理時請斟酌鹽分，尤其市面上的即食毛豆多半含有很多鹽分，禁止食用！）

富含遏止細胞增生的β-葡聚醣

金針菇

有助活化免疫細胞

抗癌重點

＋天門冬胺酸（維生素E）⬇提升抗氧化力UP！

■明星營養素

維生素B_1

β-葡聚醣

菸鹼酸

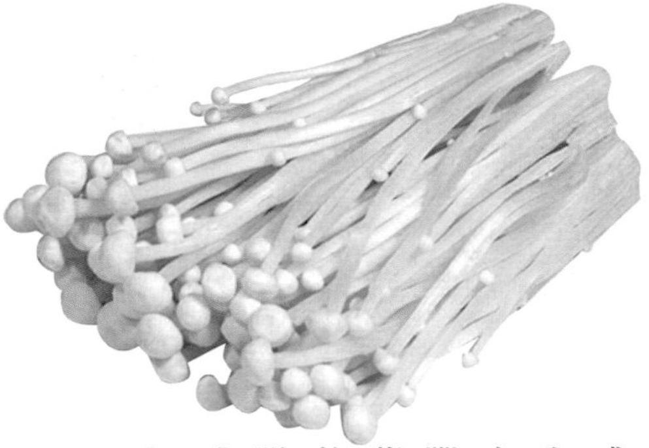

擁有能量代謝中不可或缺、有「消除疲勞的維生素」之稱的維生素B_1；也含有能促進血液循環的豐富菸鹼酸。除此之外，蕈類中的β-葡聚醣能有效活化免疫細胞，其中的膳食纖維還可吸附膽固醇或腸道中的有害物質，並促進排出體外，改善腸道環境。

充滿能保護黏膜的黏稠成分

秋葵

黏滑的黏液素，有助安定腸胃黏膜

抗癌重點

＋納豆（含納豆激酶）⬇免疫力

■明星營養素

黏液素

果膠

鉀

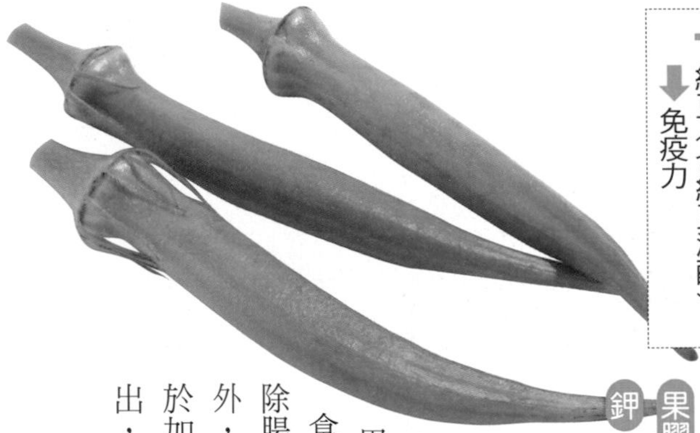

秋葵特有的黏液中，含有黏液素與果膠等成分。黏液素具有保護胃部黏膜的作用，而果膠則屬於膳食纖維的一種，能夠排除腸道內的有害物質。另外，其中豐富的鉀也有助於加速體內過多的鈉鹽排出，營養價值很高。

就連葉子也含豐富的營養

蕪菁

消化酵素，能恢復腸道活力

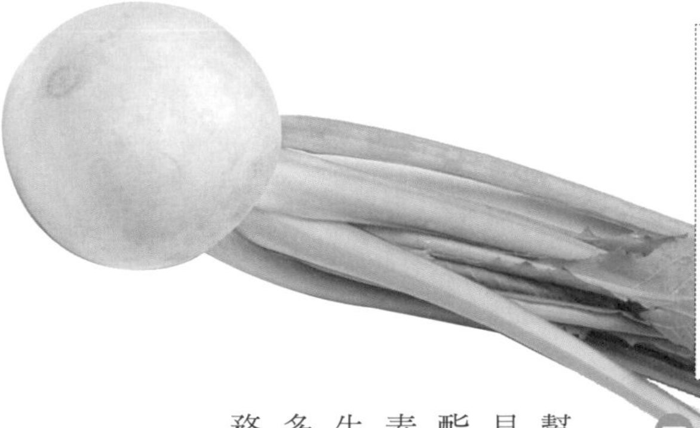

對這些癌症有效！

- ● 大腸癌
- ▲ 對其他癌症也有益

■ 明星營養素

- 維生素C
- β-胡蘿蔔素
- 異硫氰酸酯

白色的根部含有能夠幫助消化的澱粉酶，以及具抗癌作用的異硫氰酸酯，還有維生素C等營養素。尤其是蕪菁葉，其維生素C與鈣質，都比根部多出4倍左右。因此，請務必連葉子一同吃下去！

改善腸道環境，提升免疫力

南瓜

豐富β-胡蘿蔔素的防癌效果

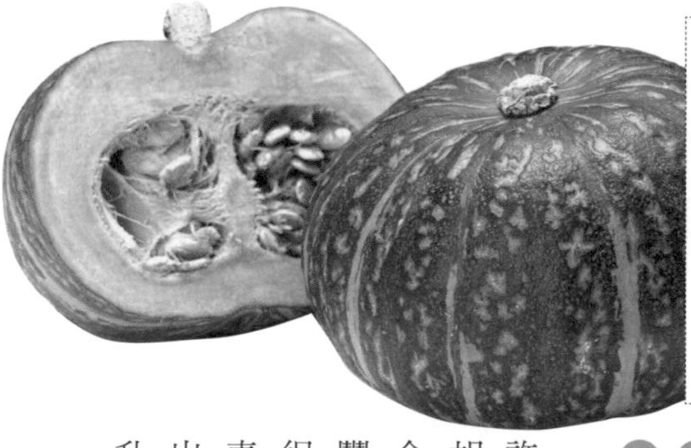

對這些癌症有效！

- ● 肺癌
- ● 食道癌
- ▲ 對其他癌症也有益

■ 明星營養素

- β-胡蘿蔔素
- 硒
- 維生素C
- 維生素E

新鮮的南瓜瓤，含有許多抗氧化力很高的β-胡蘿蔔素。此外，南瓜也含有能夠有效抑制癌症的豐富維生素C、E，以及很多抗癌成分，如黃體素、酚、硒等等，對於排出腸道中的有害物質、提升免疫力有不錯的功效。

提升肝臟機能，抑制癌細胞滋生

花椰菜

豐富的膳食纖維具有整腸作用

對這些癌症有效！
- ●食道癌 ●大腸癌
- ●乳癌 ●肝癌
- ●胃癌
- ▲對其他癌症也有益

■明星營養素
維生素C
硫配糖體

身為十字花科蔬菜的一員，含有的硫配糖體具強力的解毒作用，還能提升肝臟機能。要格外注意的是，花椰菜裡的維生素C遇熱容易流失，想要補充維生素C時，建議多從其他食材攝取。

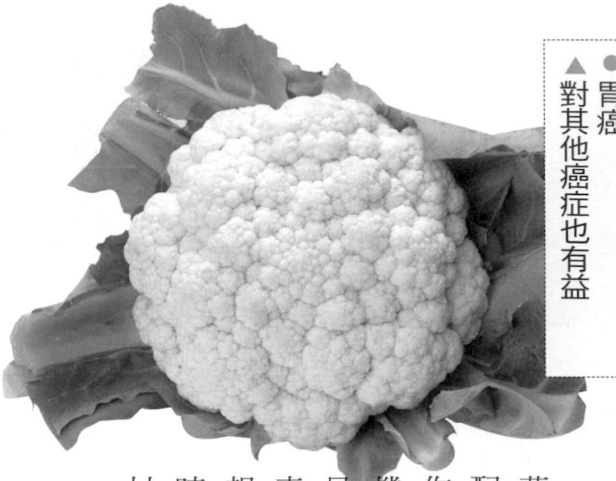

天天吃高麗菜，向癌症說掰掰！

高麗菜（高麗菜芽）

菜心富含維生素C，請一起食用

對這些癌症有效！
- ●食道癌 ●乳癌
- ●大腸癌 ●胃癌
- ●肝癌 ●肺癌
- ●膀胱癌
- ▲對其他癌症也有益

■明星營養素
維生素C
維生素U
異硫氰酸酯

異硫氰酸酯抑制癌細胞的能力，在「抗癌食品金字塔」中僅次於大蒜，高居第二名！而豐富的維生素U與C也具有保護胃部黏膜的作用。

然而，高麗菜中的維生素C經過加熱後就會減半，可以的話最好沖洗乾淨、直接生食，或是榨成蔬果汁，效果會更加顯著。

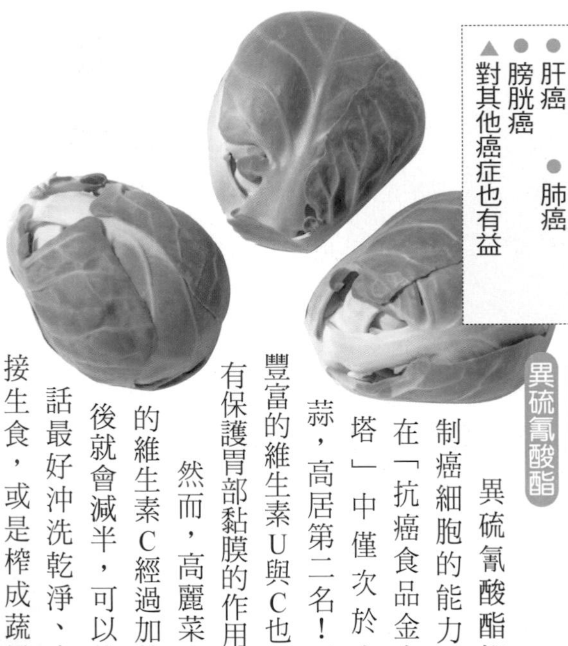

調節體內的礦物質平衡

小黃瓜

葫蘆素C具抗癌作用

抗癌重點

＋章魚（含豐富鉀質）
↓預防動脈硬化

■明星營養素
鉀
維生素C

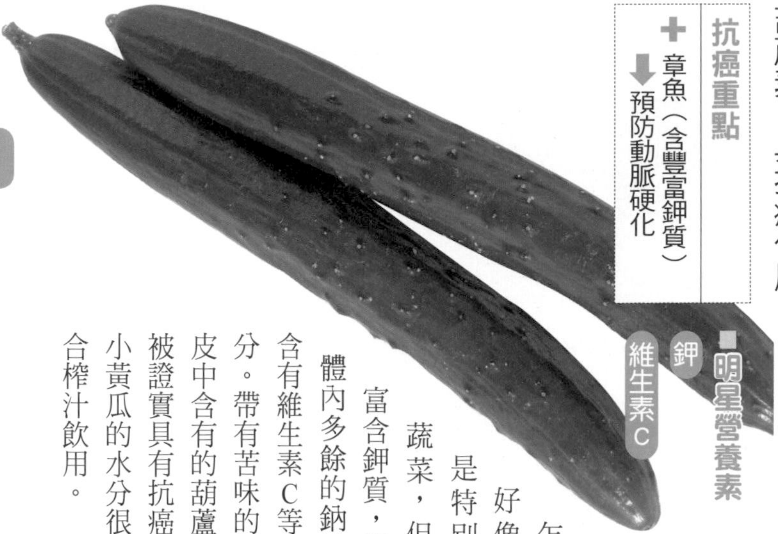

小黃瓜乍聽之下好像不覺得是特別營養的蔬菜，但它其實富含鉀質，能夠促使體內多餘的鈉排出；也含有維生素C等等營養成分。帶有苦味的深綠色外皮中含有的葫蘆素C，也被證實具有抗癌的療效。小黃瓜的水分很多，很適合榨汁飲用。

含非水溶性膳食纖維，有效治療大腸癌

青豆

補充不可或缺的維生素B_1

對這些癌症有效！

● 乳癌
● 前列腺癌
▲ 對其他癌症也有益

■明星營養素
維生素B_1
非水溶性膳食纖維

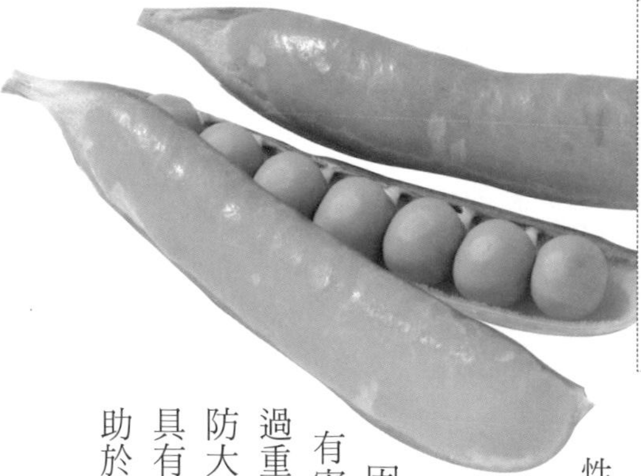

青豆中大量的非水溶性膳食纖維，會吸收腹部的水分，刺激腸液分泌、促進蠕動，有助於排便。因為排除了腸道內的有害物質，腸內環境經過重整，所以能夠有效預防大腸癌！此外，青豆中具有豐富的維生素B_1，有助於分解醣質。

花青素和皂苷，發揮雙重抗癌效果

黑豆

黃豆中缺乏的多酚，黑豆裡有很多

對這些癌症有效！

- ●乳癌
- ●前列腺癌
- ▲對其他癌症也有益

■明星營養素

花青素　皂苷　植酸

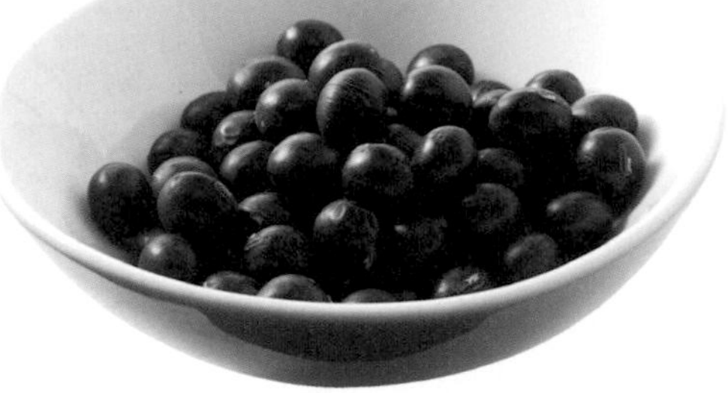

黑色的外皮中含有黃豆所缺乏的一種營養，也就是稱為花青素的多酚物質，其與皂苷搭配過後的抗氧化效果十分卓越！

此外，黑豆也含有很多抗癌作用很強的植酸，以及能有效預防大腸癌的膳食纖維。

充滿植化素的大寶庫

羽衣甘藍

富含褪黑素，抗氧化力比維生素E高兩倍

對這些癌症有效！

- ●惡性淋巴腫瘤
- ▲對其他癌症也有益

■明星營養素

異硫氫酸酯　褪黑素　葉綠素　β-胡蘿蔔素

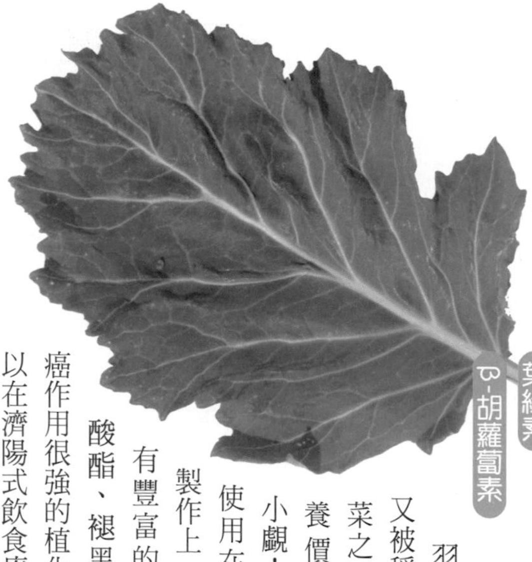

羽衣甘藍又被稱為「蔬菜之王」，營養價值不容小覷！經常被使用在青汁的製作上。因為含有豐富的異硫氫酸酯、褪黑素等抗癌作用很強的植化素，所以在濟陽式飲食療法中，特別建議大家積極攝取。

苦味成分能發揮**強力的抗氧化作用**

山苦瓜

豐富的維生素C，是抗氧化高手

抗癌重點
＋大蒜（富含大蒜素）
⬇免疫力加倍

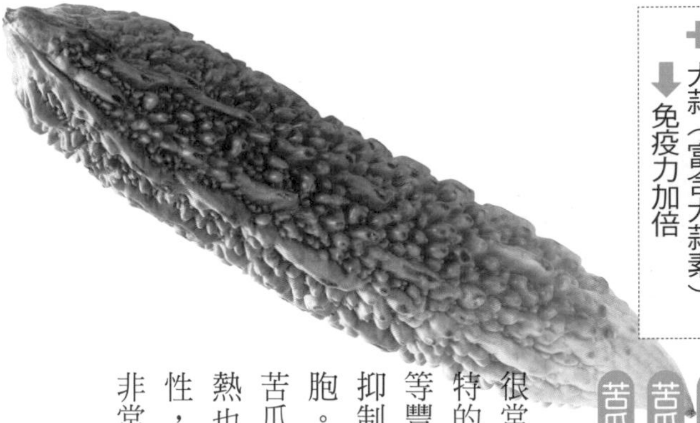

■明星營養素
葫蘆素
苦瓜蛋白
苦瓜素

無論在台灣或沖繩都很常見的山苦瓜，富含獨特的苦瓜蛋白與山苦瓜素等豐富營養素，能夠有效抑制活性氧、活化免疫細胞。而且值得注意的是，苦瓜中的維生素C具有遇熱也不容易被破壞的特性，除了汆燙涼拌外，也非常適合烹炒後食用。

調整腸道環境的豐富膳食纖維

牛蒡

清潔腸道，預防大腸癌

對這些癌症有效！
●大腸癌
▲對其他癌症也有益

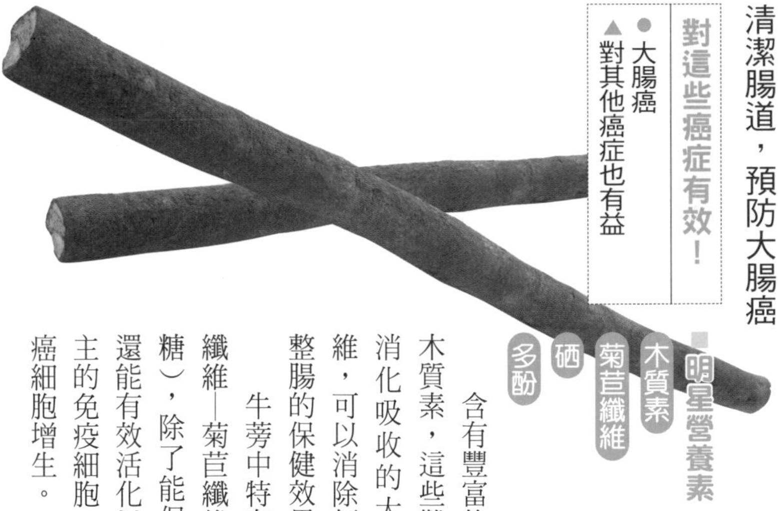

■明星營養素
木質素
菊苣纖維
硒
多酚

含有豐富的纖維素及木質素，這些難以被腸胃消化吸收的大量膳食纖維，可以消除便秘、發揮整腸的保健效果。

牛蒡中特有的水溶性纖維—菊苣纖維（又稱菊糖），除了能促進消化，還能有效活化以白血球為主的免疫細胞，進而抑制癌細胞增生。

擁有滿滿的**強力抗氧化成分**

芝麻

強化肝臟機能，預防癌症

對這些癌症有效！

- ●肝癌
- ▲對其他癌症也有益

■明星營養素

芝麻素
芝麻醚烯
花色素苷
硒

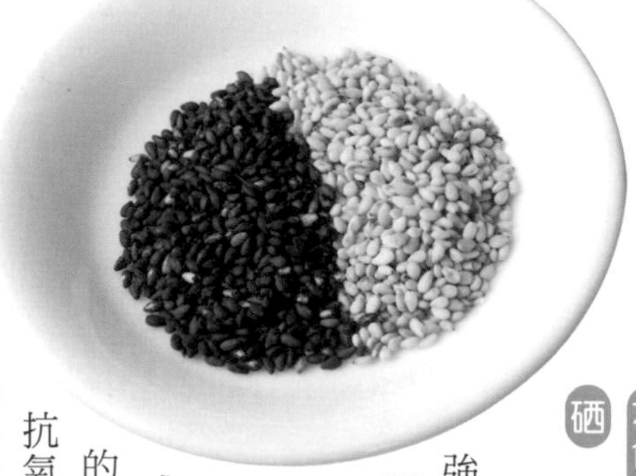

芝麻素不只有非常強大的抗氧化作用，還能強化肝功能，抑制肝癌的發生。

芝麻中的芝麻醚烯經過煸炒後，會生成一種稱為芝麻酚的物質，具有高度的抗氧化效果。此外，均衡的亞麻油酸及次亞麻油酸，是對人體有益的不飽和脂肪酸。

雙重功效，**預防癌症及動脈硬化**

小松菜

可榨蔬果汁，料理超方便

抗癌重點

✚加油調理
⬇增加β-胡蘿蔔素吸收力

■明星營養素

硫配糖體
穀胱甘肽
β-胡蘿蔔素

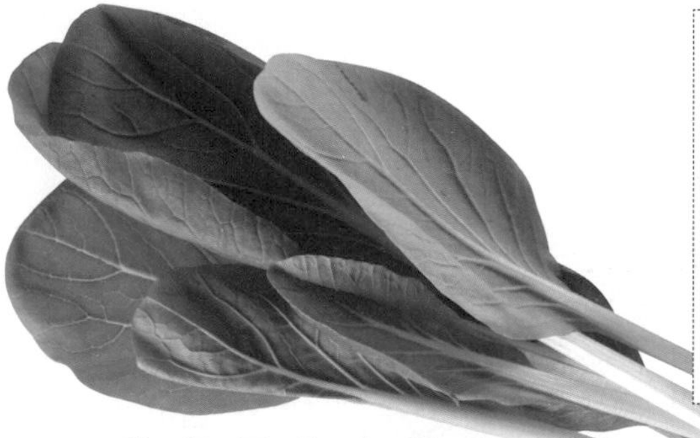

一般來說，植化素大多蘊藏在蔬菜的苦味或苦澀成分當中。但小松菜雖然含有硫配糖體與穀胱甘肽等抗氧化成分，卻沒有令人困擾的苦澀味道，因此很適合榨成蔬果汁飲用，搭配其他蔬果食用也很合適，味道非常協調，建議多攝取。

同時攝取維生素C＆膳食纖維

地瓜

豐富的維生素C，即使加熱也不會被破壞

抗癌重點

＋優格（乳酸菌）
↓整腸作用更升級

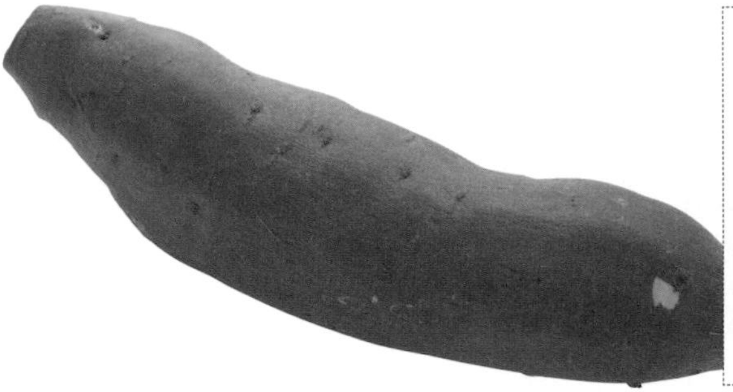

■明星營養素

維生素C
β-胡蘿蔔素
綠原酸
膳食纖維

不僅有豐富的膳食纖維，地瓜中的維生素C含量也極高，足以和葡萄柚等柑橘類食物匹敵，而且因為澱粉的保護作用，使即使經過加熱，維生素C遭受破壞的程度也很低。非常推薦連皮一起吃，因為地瓜皮中含有大量能夠抑制活性氧的綠原酸。

低卡、營養豐富，提高免疫力

芋頭

黏滑成分，能保護胃部黏膜

抗癌重點

＋黃綠色蔬菜（維生素E、鉀）
↓排除多餘鹽分

■明星營養素

甘露聚糖
黏液素
半乳聚糖

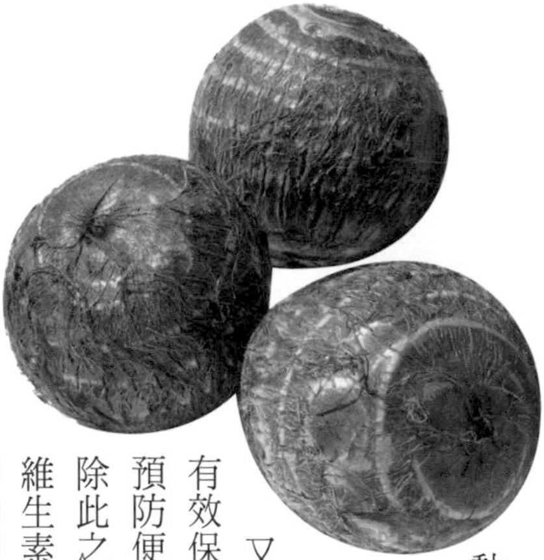

因為甘露聚糖、黏液素、半乳聚糖等膳食纖維的組成，形成芋頭獨特的黏稠感。其中又以甘露聚糖最能有效保護胃壁黏膜，並能預防便秘、降低膽固醇。除此之外，還完整包含了維生素B_1、鉀、鎂、鐵、鋅等等營養，均有助於調整身體平衡。

營養價值高的抗癌蔬菜

紅萵苣

胡蘿蔔素比一般萵苣高出10倍

抗癌重點

＋檸檬（維生素C）
↓抗氧化效果更好

■明星營養素

胡蘿蔔素　維生素C　維生素E　鉀

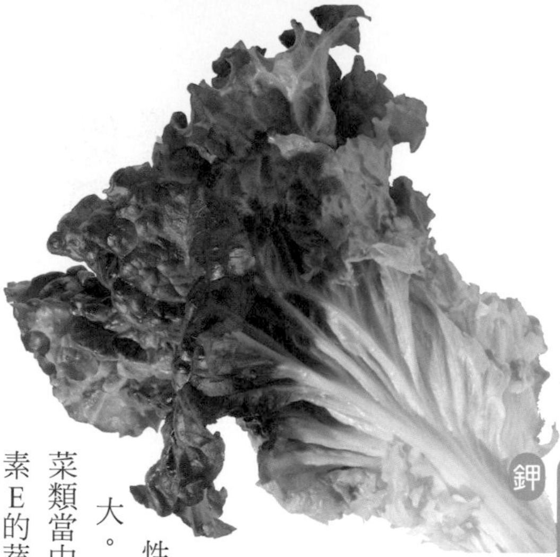

屬於黃綠色蔬菜一族的紅萵苣，和淡綠色的萵苣種類相比較，胡蘿蔔素的含量高出10倍之多！抑制活性氧的功能也更強大。而紅萵苣更是葉菜類當中，少數富含維生素E的蔬菜。

β-葡聚糖，能增強免疫力

香菇

促進維生素D與鈣質的吸收

抗癌重點

＋螃蟹・蝦子（蛋白質、維生素B_1）
↓有助消除疲勞

■明星營養素

β-葡聚糖　維生素D

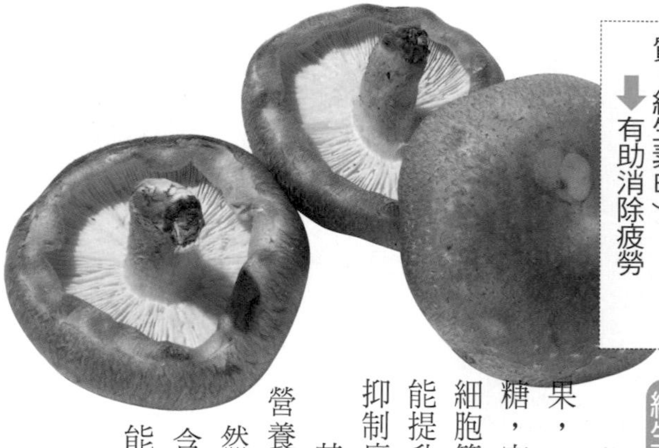

蕈類卓越的抗癌效果，主要來自β-葡聚糖，它不但可以促進巨噬細胞等免疫細胞增生，還能提升免疫力，強化人體抑制癌症腫瘤的能力。

其中又以原木香菇的營養最為豐富，經過天然日曬乾燥的香菇，含有大量維生素D，能增強鈣質的吸收。

香氣成分能**強力抗氧並殺菌**

紫蘇

增進食欲、胡蘿蔔素含量高

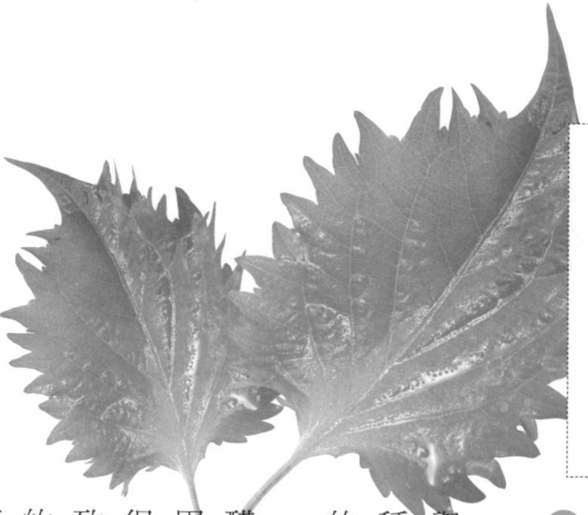

抗癌重點

＋青背魚（優質EPA、DHA）⬇抗癌力加倍

■明星營養素

- 萜烯
- β-胡蘿蔔素
- 葉酸

可分為綠色的青紫蘇與偏暗紫色的紅紫蘇兩種，不管哪一種都有殺菌的效果。

濃郁的香氣來自紫蘇醛，除可增進食慾、促進胃液分泌外，抗氧化力也很強；萜烯則有助於化解致癌毒素。此外，紫蘇中的β-胡蘿蔔素含量在蔬菜中名列前茅，同時也含有豐富的礦物質。

含有**抑制癌細胞**的維生素C與鉀

馬鈴薯

轉化成人體所需能量，連皮吃最好

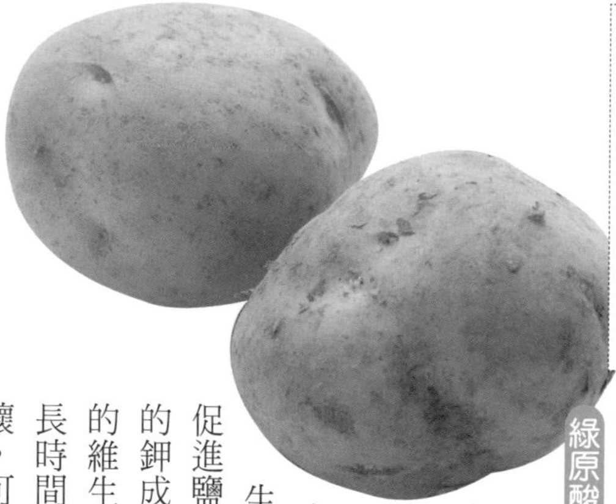

對這些癌症有效！

●白血病

▲對其他癌症也有益

■明星營養素

- 維生素C
- 鉀
- 綠原酸

馬鈴薯是很健康的食材，豐富的碳水化合物十分適合作為主食。含有大量有助抗癌的維生素C，以及能夠促進鹽分排出、降低血壓的鉀成分。受到澱粉保護的維生素C，即使加熱、長時間蒸煮也不容易被破壞，可以有效率地攝取。至於外皮，則含有能夠抑制活性氧的綠原酸。

維生素B群，調節體內**礦物質平衡**

茼蒿

不要過度調理，以免維生素C流失

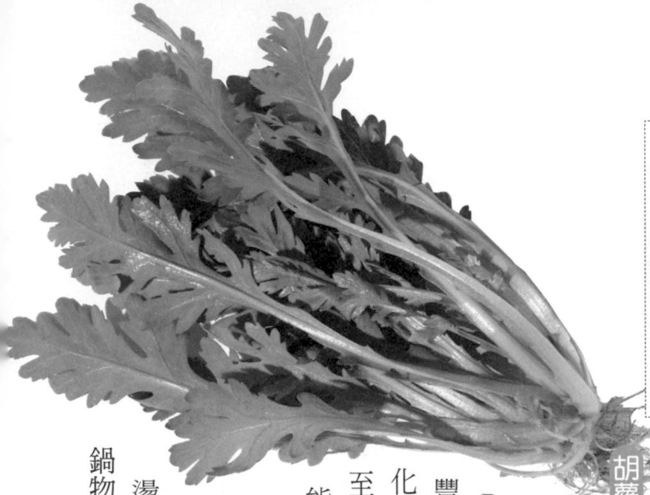

抗癌重點

＋加油調理

↓提升胡蘿蔔素吸收率

明星營養素

- 維生素B群
- 維生素C
- 胡蘿蔔素

屬於黃綠色蔬菜的茼蒿，維生素B群及維生素C都很豐富。能夠有效抗氧化的胡蘿蔔素，含量甚至高於菠菜；並且具有能夠促進醣類、脂質、蛋白質代謝的維生素B群，由於易溶於水中，建議快速汆燙後涼拌，或是加入鍋物料理中食用。

香氣成分，**具抗癌功效**

芹菜

吃苦就是吃補！輕微的苦味，有健胃效果

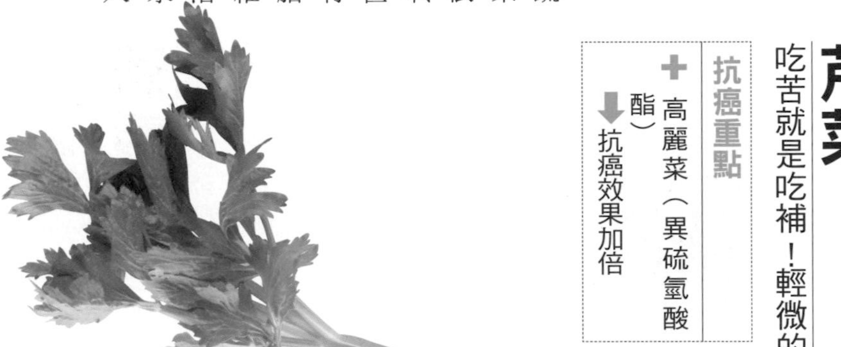

抗癌重點

＋高麗菜（異硫氰酸酯）

↓抗癌效果加倍

明星營養素

- 維生素C
- 胡蘿蔔素
- 吡嗪
- 芹菜苷

芹菜特有的香氣來自於芹菜苷與吡嗪，芹菜苷可以促進食欲，吡嗪能預防動脈硬化，豐富的胡蘿蔔素與維生素C，也都是能預防癌症的物質，尤其是深綠色的部位，胡蘿蔔素是白色部分的2倍。

由於味道清爽，適合多種烹調方式，用來打成蔬果汁也是不錯的方式！

微微的辣味，隱藏**強力的抗氧作用**

白蘿蔔

促進消化的酵素，都聚集在根部

對這些癌症有效！
- ●胰臟癌
- ▲對其他癌症也有益

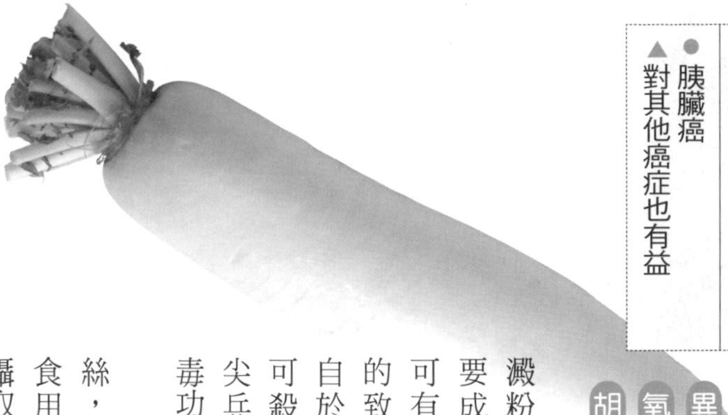

■明星營養素
異硫氫酸酯
氧化酶
胡蘿蔔素

根部裡蘊含了高量的澱粉酶，是幫助消化的重要成員。而氧化酶成分，可有效去除魚肉烤焦部分的致癌物質。辛辣味道來自於異硫氫酸酯成分，既可殺菌，也是抗氧化的小尖兵，可以提升肝臟的解毒功能，達到防癌的效果。

搭配生魚片的白蘿蔔絲，或是與烤魚料理一起食用的蘿蔔泥，都是有效攝取營養成分的吃法。

異黃酮能**對抗荷爾蒙異常引發的癌症**

黃豆

素有「田中肉」之稱，優良蛋白質豐富

對這些癌症有效！
- ●前列腺癌
- ●乳癌
- ▲對其他癌症也有益

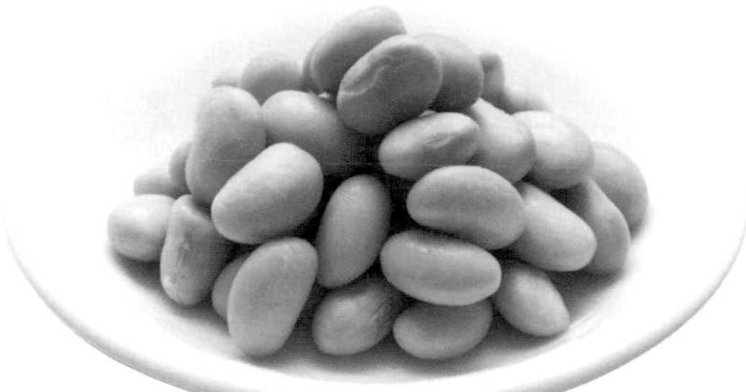

■明星營養素
大豆異黃酮
皂苷
維生素E
維生素B

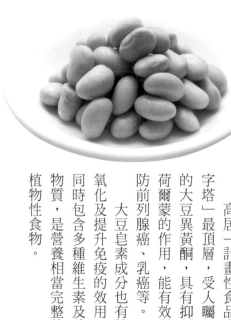

高居「計畫性食品金字塔」最頂層，受人矚目的大豆異黃酮，具有抑制荷爾蒙的作用，能有效預防前列腺癌、乳癌等。

大豆皂素成分也有抗氧化及提升免疫的效用。同時包含多種維生素及礦物質，是營養相當完整的植物性食物。

提升代謝的維生素B群

黃豆芽

便宜低卡，但營養滿分

抗癌重點

✚白肉魚（優良蛋白質）⬇為免疫細胞補給好材料

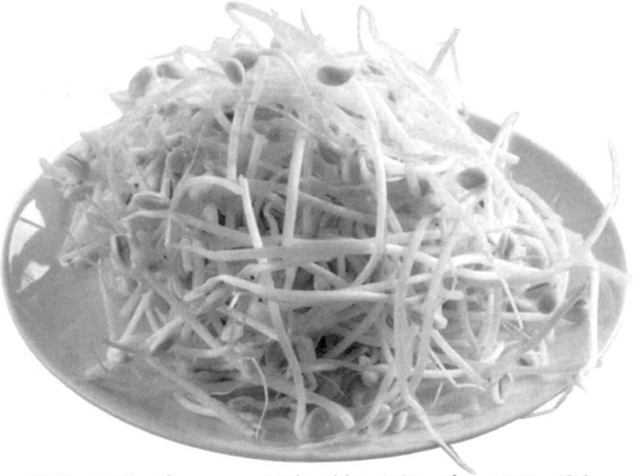

■明星營養素

- 維生素C
- 天門冬胺酸
- 膳食纖維

黃豆發芽之後，蛋白質的利用率比黃豆更高。而且，在種子時期幾乎不存在的維生素C與天門冬胺酸，也會因此增加，營養價值比一般綠豆芽來得更高。

因為發芽過程中所產生的消化酵素—澱粉酶，可以促進澱粉的分解，進而減輕腸胃的負擔。

豐富的鉀可以排出多餘鹽分

竹筍

膳食纖維，減少大腸癌發生

對這些癌症有效！

●胰臟癌
▲對其他癌症也有益

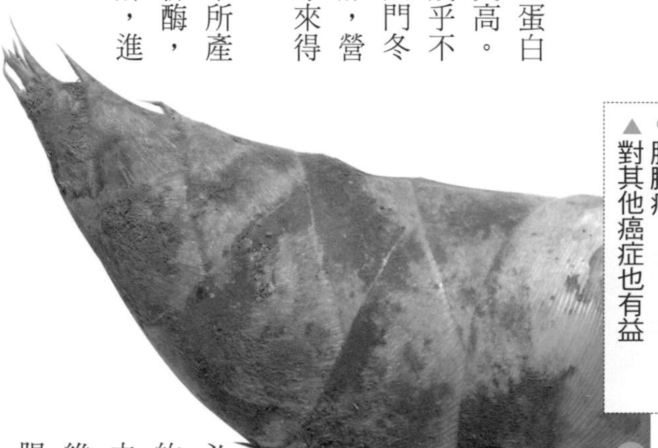

■明星營養素

- 鉀
- 膳食纖維

雖然濟陽式飲食療法中十分強調鹽分的控管，但我們在日常生活中，還是難免會不知不覺攝取到過多的鹽分。

為了促進鹽分排出，必須積極食用含有鉀成分的食材，而竹筍就是其中之一。其中豐富的膳食纖維含量，也能有效預防大腸癌。

活化自然殺手細胞，力抗癌症

洋蔥

蒜素遇熱易被破壞，生食效果佳

抗癌重點

＋番茄（類胡蘿蔔素）

↓抑制癌細胞效果好

明星營養素

大蒜素

槲皮素

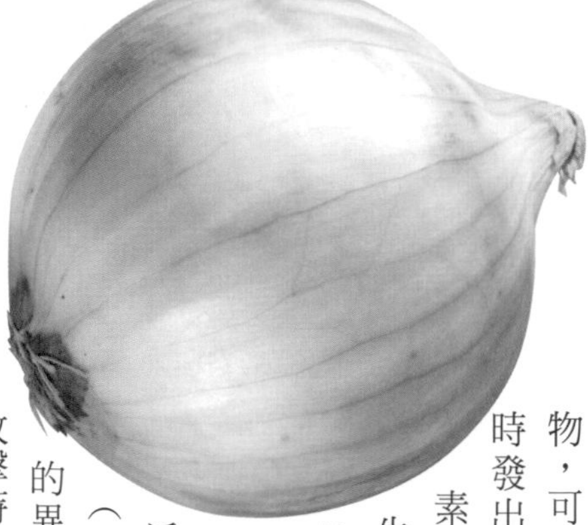

豐富的二烯丙基硫化物，可以預防癌症。切開時發出刺激嗆味的大蒜素，不僅可以和維生素B_1結合，促進檸檬酸循環的運作，發揮強力的抗癌作用，還能活化自然殺手細胞（NK細胞），當體內的異物或癌細胞發動攻擊時，可以有良好的對抗能力。

一次攝取各種營養素

青江菜

富含β-胡蘿蔔素，能中和活性氧

抗癌重點

＋青花菜（β-胡蘿蔔素）

↓抗氧化強力

明星營養素

β-胡蘿蔔素

維生素C

鉀

鈣

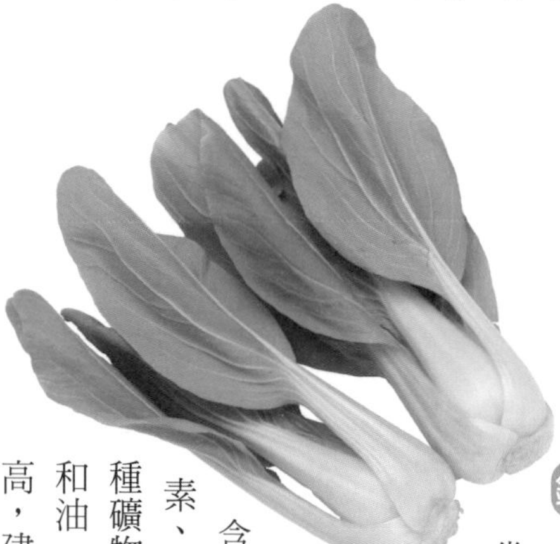

幾乎不具特殊氣味，和任何料理都很搭的青江菜，又稱為湯匙菜。身為十字花科蔬菜一員，含有豐富的β-胡蘿蔔素、維生素C、鐵及多種礦物質。由於胡蘿蔔素和油一同食用的吸收度較高，建議用大火快炒，以減少維生素C的流失，攝取最大營養。

膳食纖維含量高，有效**預防大腸癌**

玉米

減少脂肪吸收，刺激腸蠕動

對這些癌症有效！

● 大腸癌
▲ 對其他癌症也有益

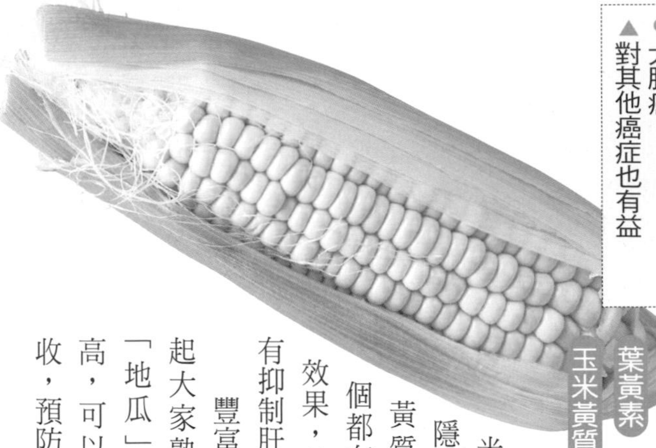

■ 明星營養素

隱黃素
葉黃素
玉米黃質

形成顏色玉米的黃色成分──隱黃素，以及玉米黃質、葉黃素，個個都有很強的抗氧化效果，其中玉米黃質又有抑制肝癌的作用。

豐富的膳食纖維，比起大家熟知的高纖食物「地瓜」的含量還要更高，可以抑制脂質的吸收，預防大腸癌發生。

富含茄紅素，**抗癌效果顯著**

番茄

和糙米、黃豆、洋蔥一起吃，更有效

對這些癌症有效！

● 大腸癌
● 胃癌
▲ 對其他癌症也有益

■ 明星營養素

類胡蘿蔔素
β-胡蘿蔔素
維生素C
維生素E

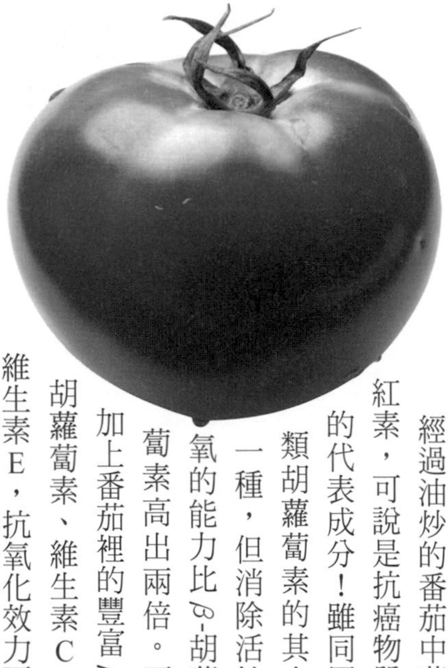

經過油炒的番茄中茄紅素，可說是抗癌物質的代表成分！雖同屬類胡蘿蔔素的其中一種，但消除活性氧的能力比β-胡蘿蔔素高出兩倍。再加上番茄裡的豐富β-胡蘿蔔素、維生素C、維生素E，抗氧化效力更是相得益彰。如果想要有效率地大量攝取，榨成果汁是最適合的方式。

色素茄甙的強效抗氧化力

茄子

連皮調理，抗癌力更強

抗癌重點

＋紅蘿蔔（β-胡蘿蔔素）
⬇強力抑制癌細胞

■明星營養素

色素茄甙　綠原酸　生物鹼

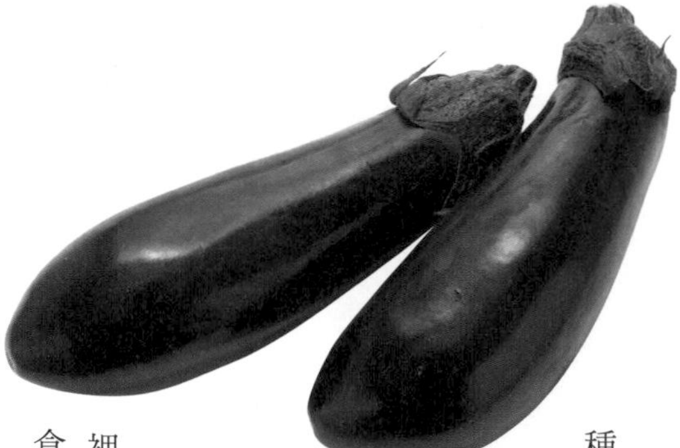

茄子的紫色來源是一種叫色素茄甙的多酚，具有清除自由基的作用，也能抑制細胞癌化、降低膽固醇。除了色素茄甙外，防癌能力相當好的綠原酸含量也十分豐富。

這兩種營養都大量包含在茄子的紫色外皮裡，因此建議連皮一起食用效果最好！

少量攝取，營養多多

堅果

務必挑選無鹽的產品

抗癌重點

＋烏賊・章魚（動物性蛋白質）
⬇營養更均衡

■明星營養素

β-胡蘿蔔素　鈣　維生素C　維生素E

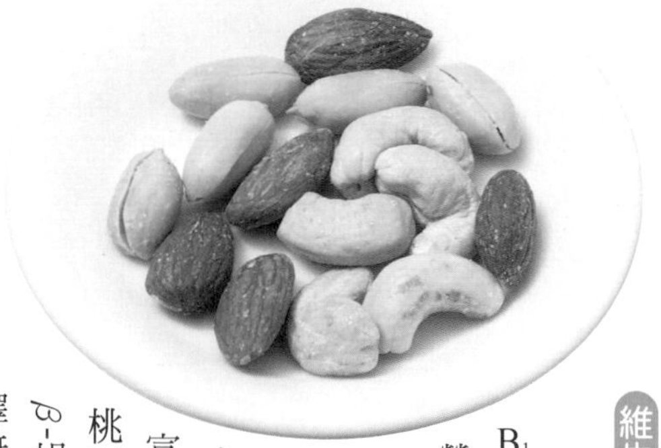

堅果中濃縮了維生素 B_1、鉀、鈣、鎂等大量營養，同時富含蛋白質、不飽和脂肪與碳水化合物，蘊含了完整營養。其中，杏仁含有抗氧化力強的豐富維生素E；銀杏、核桃則含有具抗癌效果的β-胡蘿蔔素。請記得選擇無調味、零添加的原味堅果！

抑制癌症就靠當季時令蔬菜

油菜花

均衡的維生素、礦物質，營養出眾

抗癌重點

➕螢烏賊（維生素A）
⬇提升免疫力

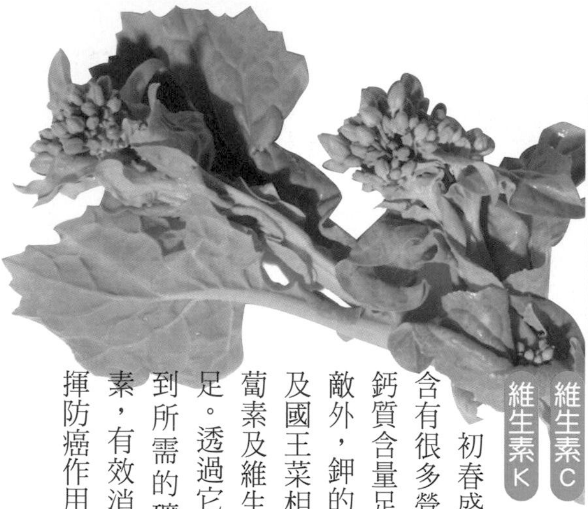

明星營養素

β-胡蘿蔔素
鉀
維生素C
維生素K

初春盛產的油菜花，含有很多營養成分。除了鈣質含量足以與小松菜匹敵外，鉀的含量亦可與埃及國王菜相抗衡，β-胡蘿蔔素及維生素C也十分充足。透過它可以均衡攝取到所需的礦物質與維生素，有效消除活性氧，發揮防癌作用。

有了黏液素，腸道好乾淨

滑菇

β-葡聚糖的抗癌效果

抗癌重點

➕黃豆
⬇增加蛋白質的攝取量

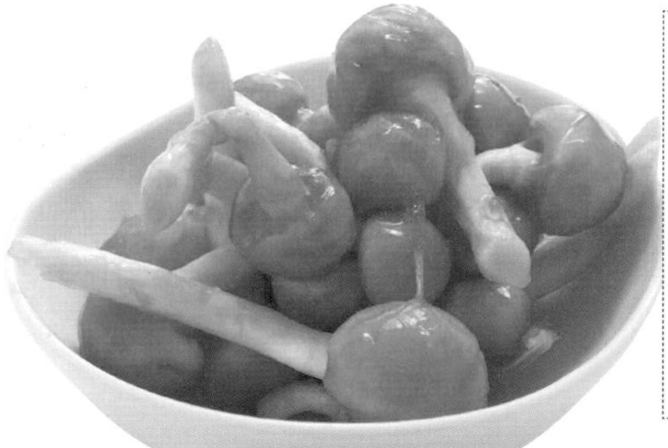

明星營養素

β-葡聚糖
黏液素
鉀
膳食纖維

滑菇又被稱為珍珠菇，產生黏滑口感的黏液素，有助於分解並吸收蛋白質，減輕胃部與肝臟的負擔，還能促進排便、調整腸道環境。另外，當然也和其他菇蕈類一樣，含有具抗癌效果的豐富β-葡聚糖。清爽、滑脆的口感，運用在各種料理都很適合！

含有能**提高免疫力**的大蒜素

韭菜

珍貴的維生素E，從這裡攝取

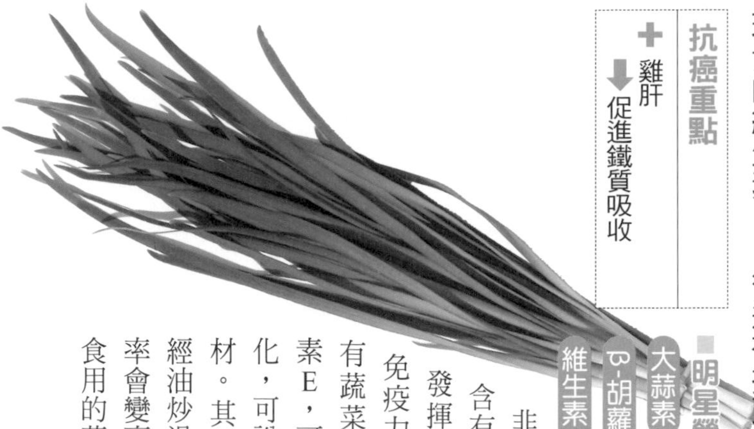

抗癌重點

＋雞肝
⬇促進鐵質吸收

■明星營養素
- 大蒜素
- β-胡蘿蔔素
- 維生素E

韭菜和洋蔥一樣，含有大蒜素，能有效發揮抗癌效果並增強免疫力。另外，它也含有蔬菜裡很少見的維生素E，可以預防脂肪酸氧化，可說是相當寶貴的食材。其中的β-胡蘿蔔素經油炒過後，人體吸收效率會變高，是適合熱炒後食用的蔬菜。

β-胡蘿蔔素含量遙遙領先，**戰勝癌症**

紅蘿蔔

濟陽式療法的基本—每天飲用紅蘿蔔汁

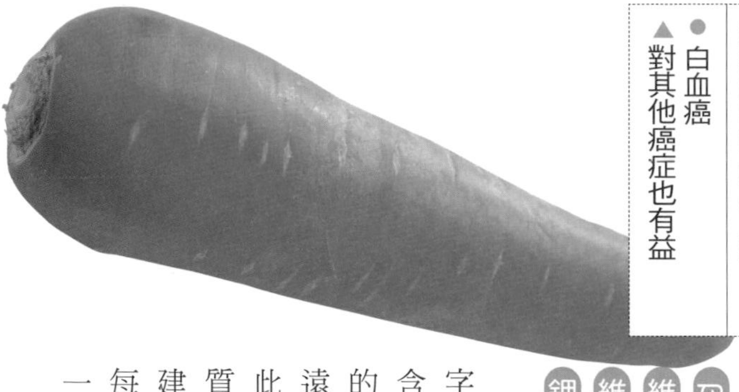

對這些癌症有效！

●白血癌
▲對其他癌症也有益

■明星營養素
- β-胡蘿蔔素
- 維生素C
- 維生素E
- 鉀

高居「計畫性食品金字塔」最頂端的紅蘿蔔，含有很多可以抑制活性氧的β-胡蘿蔔素，含量遠遠超越其他黃綠色蔬菜；此外還擁有豐富的鉀與鈣質。在進行飲食療法時，建議多多攝取，是最適合每天榨成蔬果汁飲用的第一名食材。

活化免疫細胞的二烯丙基硫化物

蔥

豐富的蒜素，生食較有效

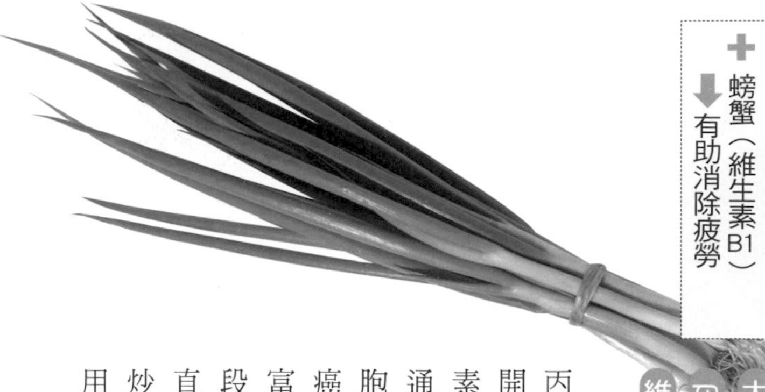

抗癌重點

＋ 螃蟹（維生素B1）

↓ 有助消除疲勞

■ 明星營養素

大蒜素

β-胡蘿蔔素

維生素C

發出辛辣味道的二烯丙基硫化物成分，經過切開或磨成泥後生成大蒜素，能幫助血液循環更暢通，還能活化自然殺手細胞（NK細胞），發揮抑制癌細胞的作用。蔥白部分富含維生素C，綠色的葉段則飽含β-胡蘿蔔素。直接切碎後，可加入快炒、燉煮料理或湯品中，用途多元，可多多攝取。

芳香成分具有去除活性氧的功能

香草類

抗癌的祕密，就在這6種香草裡

抗癌重點

● 能遏止70%的細胞發生突變

■ 明星營養素

萜烯

根據美國國立癌症研究中心的研究表示，荷蘭芹、披薩草、百里香、迷迭香、鼠尾草、薄荷的抗癌作用都很強大，防癌效果也很值得期待！

它們能發揮抗癌的作用，是來自於發出芳香氣味裡的萜烯成分，可以抑制體內致癌的第二型環氧化酵素。建議多運用在料理中，還能增添宜人的香氣，促進食欲。

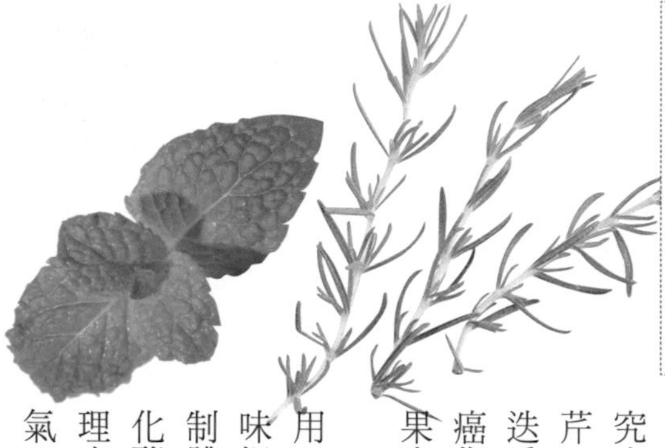

將多餘鹽分排出體外

白菜

結合其他蔬果，營養更均衡

抗癌重點

＋ 杏仁（維生素E）
↓ 強化抗癌力

明星營養素

鉀
β-胡蘿蔔素
維生素K

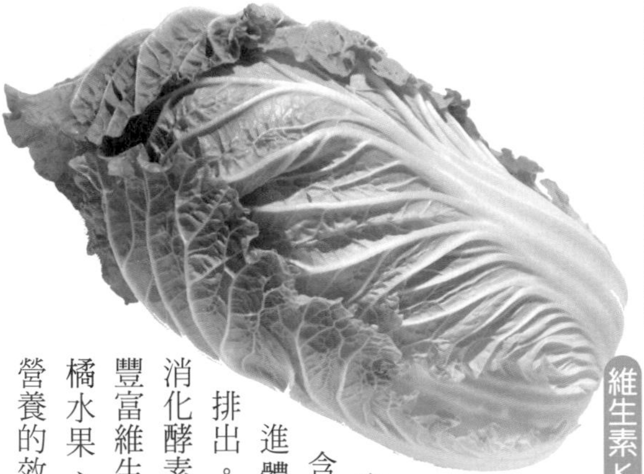

濟陽式飲食療法中的基本要件，就是盡可能減少鹽分的攝取。白菜擁有高含量的鉀，可以促進體內多餘的鹽分排出。如果能搭配具有消化酵素的蘿蔔，或含有豐富維生素C的食物（柑橘水果、柚子等），攝取營養的效率會更佳。

提高身體抗氧化能力，對抗自由基

香菜

排毒效果不容小覷

抗癌重點

＋ 花生（維生素E）
↓ 抗氧化力加倍

明星營養素

維生素C
維生素B_2
β-胡蘿蔔素

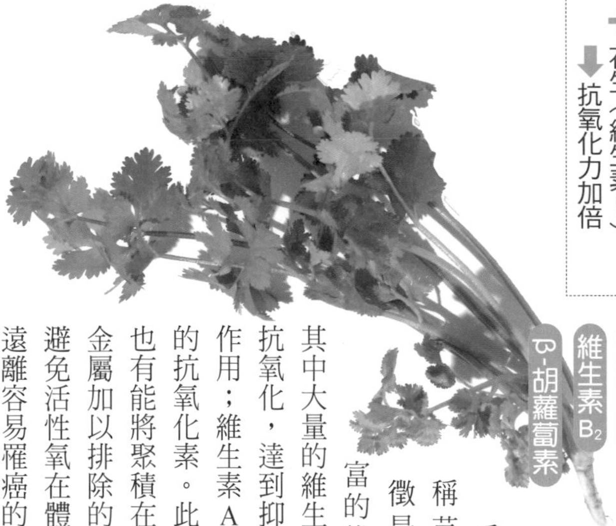

香菜，又稱芫荽，特徵是含有豐富的維生素。其中大量的維生素C可以抗氧化，達到抑制癌症的作用；維生素A也是強力的抗氧化素。此外，香菜也有能將聚積在體內的重金屬加以排除的效用，可避免活性氧在體內囤積，遠離容易罹癌的體質。

不吃可惜！營養精華都在這裡

荷蘭芹

榨成蔬果汁，最能有效攝取抗癌營養

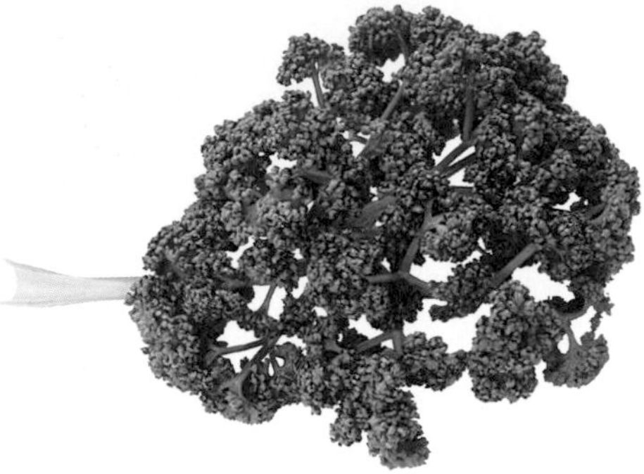

明星營養素

- β-胡蘿蔔素
- 維生素C、E
- 維生素B群

抗癌重點

＋蛤蜊（牛磺酸）

⬇防癌功效更升級

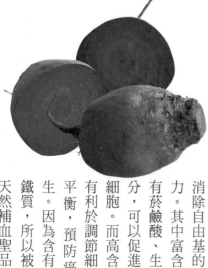

又稱巴西里、洋香菜，富含可以抑制活性氧、提升免疫力的三大營養—維生素A（β-胡蘿蔔素）、C、E，再加上豐富的維生素B群，有助於促進人體代謝。

切成細末後拌入湯品、燉煮料理當中，或是加進每天飲用的蔬果汁裡，都能獲得高價值的營養，是很好的食材。

有「鉀」有保庇，癌細胞退去

甜菜根

含豐富礦物質的「補血飲品」

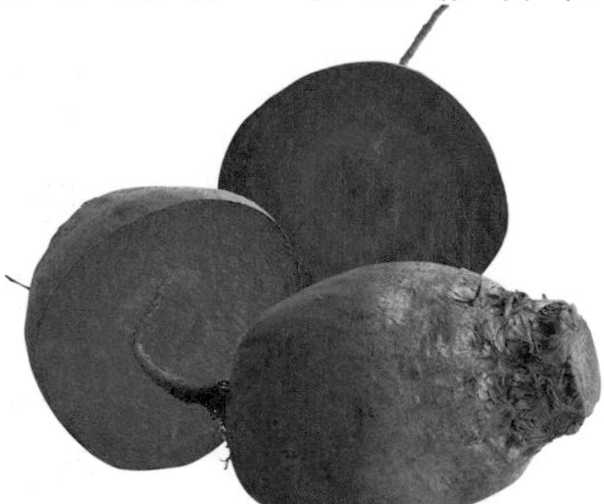

明星營養素

- 維生素C
- 菸鹼酸
- 生物素

抗癌重點

● 榨成汁能更有效率地攝取營養素

紅色的甜菜紅素具有消除自由基的極佳抗氧化力。其中富含的維生素裡有菸鹼酸、生物素兩種成分，可以促進代謝、活化細胞。而高含量的鉀離子有利於調節細胞的礦物質平衡，預防癌細胞的增生。因為含有維生素B_{12}及鐵質，所以被稱作最佳的天然補血聖品。

豐富的維生素C含量，擊退活性氧！

青椒（甜椒）

抑制癌症，效果頂尖

抗癌重點

＋加油快炒

↓β-胡蘿蔔素吸收UP

明星營養素

- β-胡蘿蔔素
- 維生素C
- 維生素E

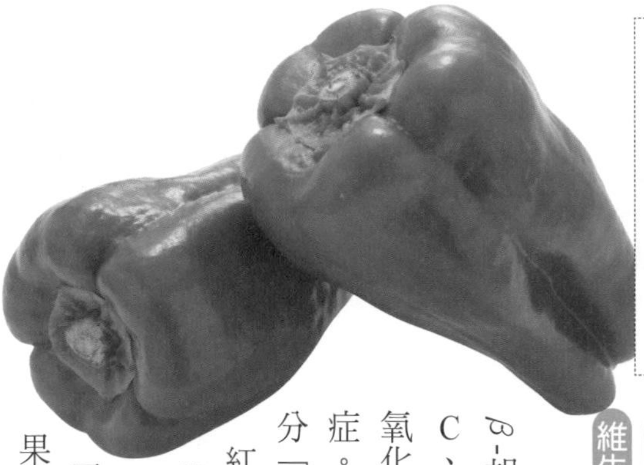

青椒、甜椒中豐富的β-胡蘿蔔素及維生素C、E，都具有強力的抗氧化作用，能有效預防癌症。再加上青椒的色素成分「葉綠素」，和黃、紅、橙色甜椒中的類胡蘿蔔素，兩者相輔相成下，抗氧化的效果又再升一級，抗癌效果非常卓越。

蘿蔔硫素可以抑制癌症

青花菜（青花筍）

新芽的抗癌效果，更驚人

抗癌重點

▲對其他癌症也有益

明星營養素

- 維生素A・C・E
- β-胡蘿蔔素
- 葉酸
- 蘿蔔硫素

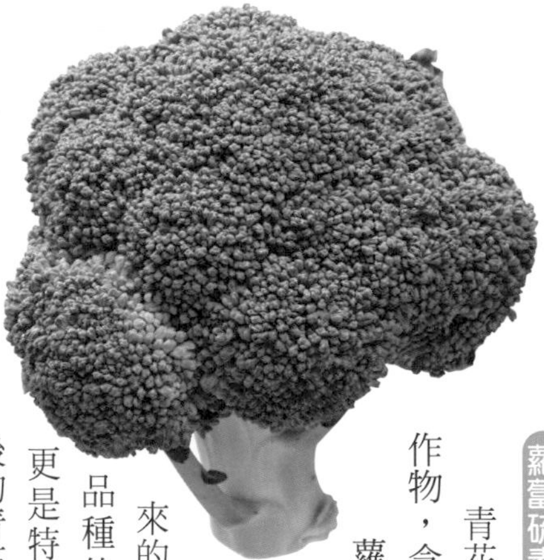

青花菜屬於十字花科作物，含有高抗癌作用的蘿蔔硫素。這種成分十分耐熱，不管是經汆燙或熱炒，都能保有原來的效果。尤其是新品種的青花筍，含量更是特別多，比起成熟後的青花菜，竟遠遠高出20倍！

提升免疫的隱黃素，抗癌功效好

菠菜

使活性氧無毒化，抑制氧化

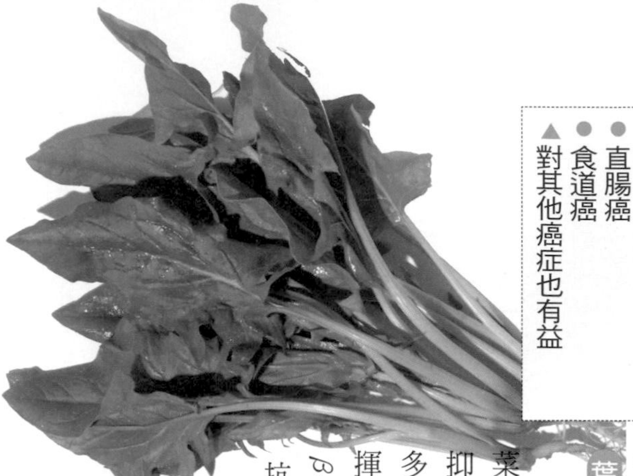

對這些癌症有效！

- ●胃癌
- ●肺癌
- ●直腸癌
- ●食道癌
- ▲對其他癌症也有益

■明星營養素

隱黃素
β-胡蘿蔔素
葉黃素

屬於深綠色蔬菜的菠菜，含有β-胡蘿蔔素可抑制活性氧，並使體內過多的氧自由基無毒化，發揮強力的抗癌作用。除了β-胡蘿蔔素之外，還有抗氧化力更高的隱黃素，能避免健康細胞癌化，有效對抗癌症。豐富的膳食纖維，對腸道健康有益！

蕈類中的抗癌天王！

舞菇

活化免疫力，抗腫瘤效果更勝一籌

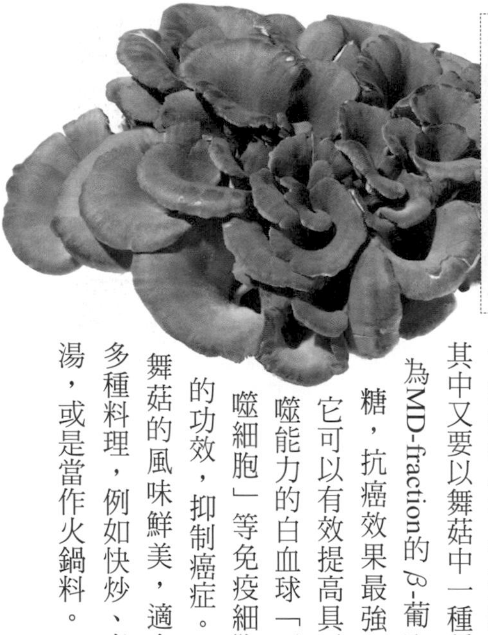

對這些癌症有效！

- ●乳癌
- ●子宮癌
- ●前列腺癌
- ●肺癌
- ▲對其他癌症也有益

■明星營養素

β-胡蘿蔔素
香菇嘌呤

凡是菇蕈類食物裡都含抗癌物質β-葡聚糖，其中又要以舞菇中一種稱為MD-fraction的β-葡聚糖，抗癌效果最強！它可以有效提高具吞噬能力的白血球「巨噬細胞」等免疫細胞的功效，抑制癌症。舞菇的風味鮮美，適合多種料理，例如快炒、煮湯，或是當作火鍋料。

維生素C、β-胡蘿蔔素，防癌雙拍檔

水菜

鈣、鐵等豐富礦物質

抗癌重點

● 直接生食可以攝取到更多維生素C

明星營養素

β-胡蘿蔔素　維生素C　鉀　膳食纖維

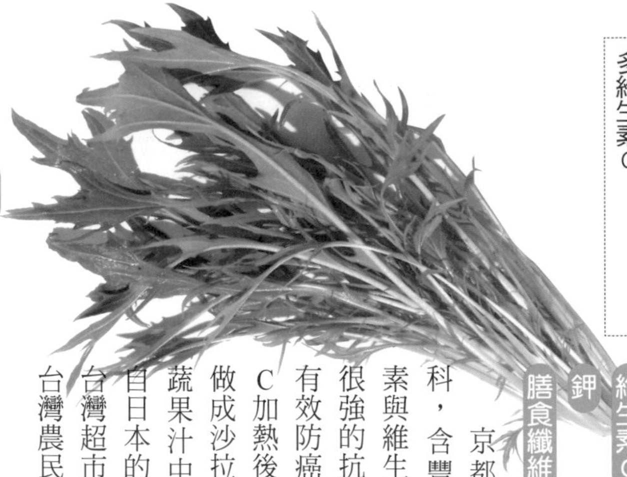

京都水菜屬十字花科，含豐富的β-胡蘿蔔素與維生素C，兩者皆有很強的抗氧化作用，能夠有效防癌。為避免維生素C加熱後受到破壞，建議做成沙拉，或加入每天的蔬果汁中攝取。（原本產自日本的水菜，現也可在台灣超市購買到，近幾年台灣農民也開始種植。）

吃了它，植物性營養素就能面面俱到

埃及國王菜

卓越的β-胡蘿蔔素含量

抗癌重點

● 快速翻炒能夠減少維生素流失

明星營養素

β-胡蘿蔔素　維生素B群　維生素C　維生素E

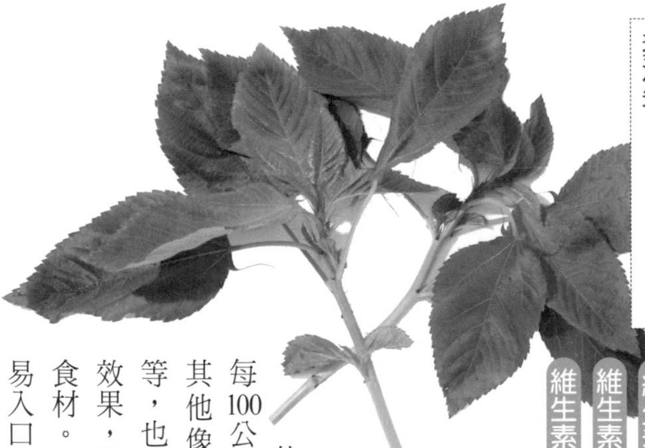

埃及國王菜，又稱長蒴黃麻、帝王菜，所擁有的各種營養裡，又以β-胡蘿蔔素的含量最為出色，每100公克就含有10000μg。其他像是維生素C、E等，也都具有預防癌症的效果，是非常強力的抗癌食材。不具特殊味道、容易入口也是其魅力所在。

寡糖能有效活化免疫力

雪蓮果

豐富的抗氧化多酚

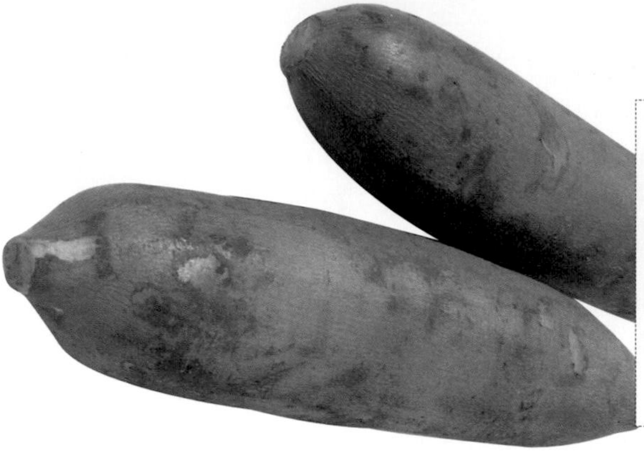

對這些癌症有效！

- ●胃癌
- ▲對其他癌症也有益

■明星營養素

果寡糖　綠原酸

又稱「雪蓮薯」，是一種原產自南美洲的根莖類食物。由於寡糖含量豐富，被稱為「寡糖之王」。而寡糖是腸道內好菌的養分，能有效提升免疫力。此外，雪蓮果當中還含有鎂、鈣、鋅等礦物質及多種人體必須的胺基酸，以及具抗氧化能力的綠原酸，營養非常豐富。

特殊黏液蛋白質・保健防癌的滋補品

山藥

含過氧化酶，抗氧化效果好

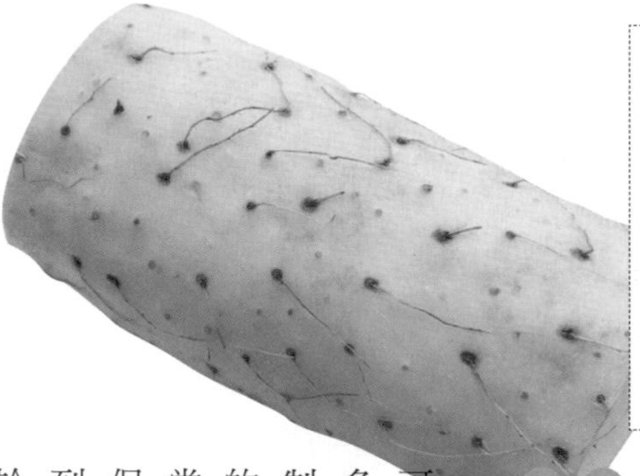

抗癌重點

- ●直接生食更能有效攝取營養素

■明星營養素

維生素B　黏液蛋白質　過氧化酶　膳食纖維

這是薯類食物中唯一可以生吃的種類！含有許多過氧化酶，可以有效抑制活性氧，預防癌症。它的黏滑特質來自黏液質，當中含有消化酵素，可以保護胃壁等人體黏膜，達到增加免疫力的效果；對於維護血管的彈性，預防心血管方面的疾病也有作用。

富含硫化物，有效**去除致癌物**

蕗蕎

1天吃5顆，效果極佳

對這些癌症有效！

● 肺癌
● 皮膚癌
▲ 對其他癌症也有益

■ 明星營養素

異硫氰酸酯　二烯丙基二硫化物　類黃酮

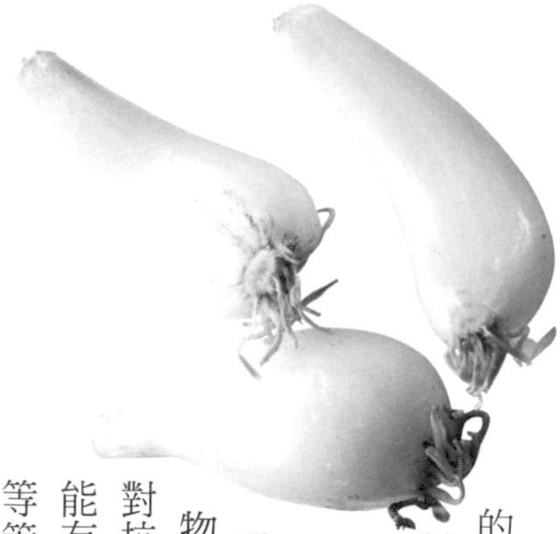

外表很像蔥和大蒜的蕗蕎，含有一種叫二烯丙基二硫化物的硫化物質，可以活化解毒酵素，消除體內的致癌物質，抑制致癌物質生成。此外，還有對抗癌幫助很大的皂苷，能有效預防肺癌、皮膚癌等等。（目前台灣種植者多見於原住民、小農，或是農場。）

豐富維生素C，**促進抗癌物質生成**

蓮藕

黏液質有助恢復體力、對抗病魔

抗癌重點

● 切好立刻泡在醋水中可避免氧化

■ 明星營養素

維生素C　單寧　黏液素

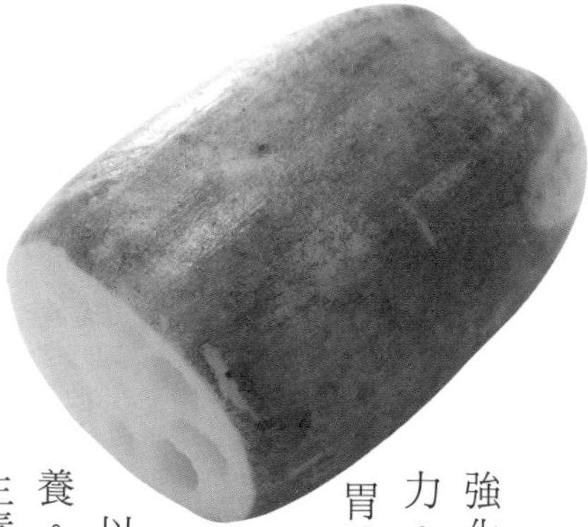

豐富的維生素C可以強化白血球，提升免疫力。黏液蛋白具有幫助腸胃功能運作及恢復體力的作用。其他還有能提升肝功能的大量維生素B_{12}與膳食纖維，以及鐵、鈣、鉀等營養。不過，因為所含的維生素C並不耐熱，最好在短時間內調理完畢。

來自海藻的**膳食纖維**，預防癌細胞增生

寒天

優異的礦物質，調節生理機能

抗癌重點

＋牛蒡（膳食纖維）

⬇整腸效果更佳

■明星營養素

膳食纖維

鉀

寒天是由紅藻萃取而出的產物，含有豐富的天然礦物質及膳食纖維。特別的是，寒天中的膳食纖維經過分解之後，會形成寒天寡糖，具有抗氧化及防止癌細胞生長的作用；此外，也能維持腸道內的菌種平衡、整頓體內環境，進一步增強免疫力。

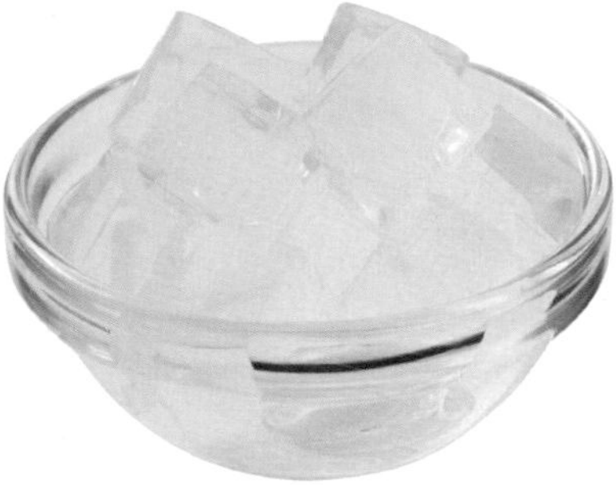

獨特褐藻素，可誘導**癌細胞自行凋亡**

昆布

與海藻酸協力，抗癌活性強

抗癌重點

● 煮完高湯後的昆布也要一起食用，攝取豐富營養

■明星營養素

褐藻素

海藻酸

凡是海藻類食物幾乎都擁有可以對抗癌症的褐藻素，這種成分有誘導癌細胞凋亡的作用，還能避免癌細胞增生、提升免疫力。此外，黏滑成分中的海藻酸，屬於水溶性食物纖維的一種，不僅能促進消化，還可幫助抗癌並降低膽固醇。

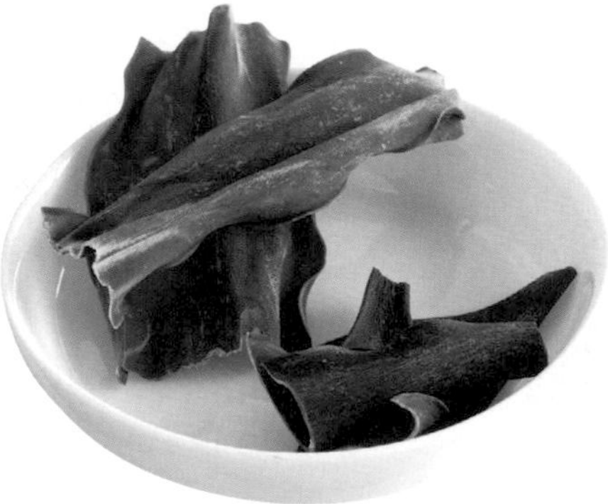

為數眾多的天然礦物質

海苔

調節體內的鹽分平衡

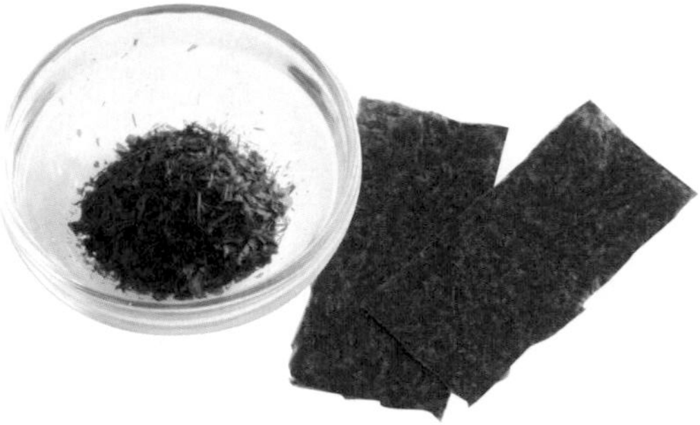

抗癌重點

＋貝類（單寧）
↓活化肝功能

明星營養素

單寧　鈣　碘　β-胡蘿蔔素

海藻類食材具有低卡、膳食纖維多，以及富含鐵、鈣、碘等礦物質的特色，還可以補足各種維生素，建議最好每天都能攝取。就算攝取過多也有促進鹽分排出體外的功能。尤其是海苔中還有很多β-胡蘿蔔素，對抗癌特別有效。請注意必須選擇無調味的產品。

豐富褐藻素，強化免疫力

羊栖菜

促進血液循環，調整腸道

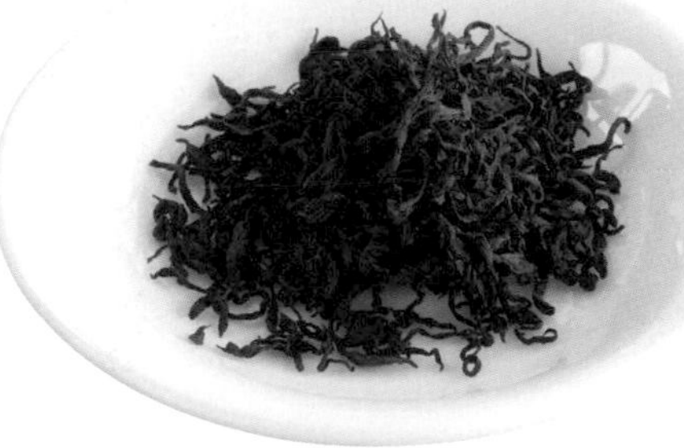

抗癌重點

＋黃豆（大豆異黃酮）
↓抗癌效果更顯著

明星營養素

褐藻素　β-胡蘿蔔素

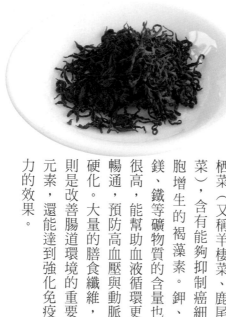

同樣屬於海藻類的羊栖菜（又稱羊棲菜、鹿尾菜），含有能夠抑制癌細胞增生的褐藻素。鉀、鎂、鐵等礦物質的含量也很高，能幫助血液循環更暢通，預防高血壓與動脈硬化。大量的膳食纖維，則是改善腸道環境的重要元素，還能達到強化免疫力的效果。

褐藻素含量，在海藻食物中遙遙領先

裙帶菜根

豐富海藻酸，可增強免疫活性

抗癌重點

➕青背魚（維生素D）

⬇促進檸檬酸循環更順暢

■明星營養素

褐藻素

海藻酸

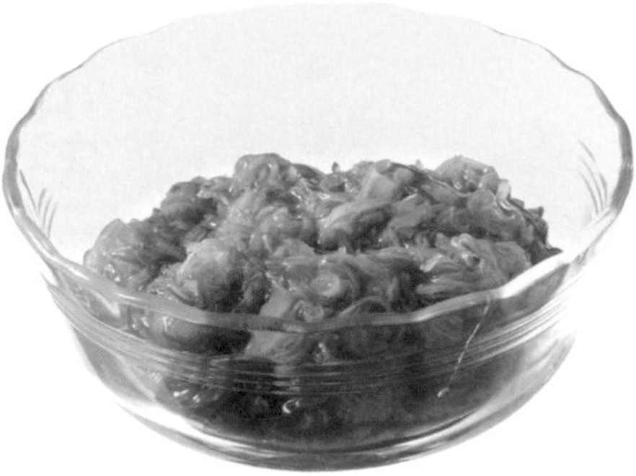

即使是在營養豐富的海藻類成員中，海帶芽的根部，又稱裙帶菜根，在褐藻素及海藻酸的含量上，仍然是名列前茅！

其中，褐藻素可以抑制癌細胞，還能幫助細胞產生干擾素，增加免疫力。再加上同樣具有抗癌作用的海藻酸，兩者相輔相成，抗癌效果加倍！

引導癌細胞自動凋亡

海髮菜

選擇未經調味的產品

抗癌重點

●大腸癌

▲對其他癌症也有益

■明星營養素

褐藻素

鈣

鐵

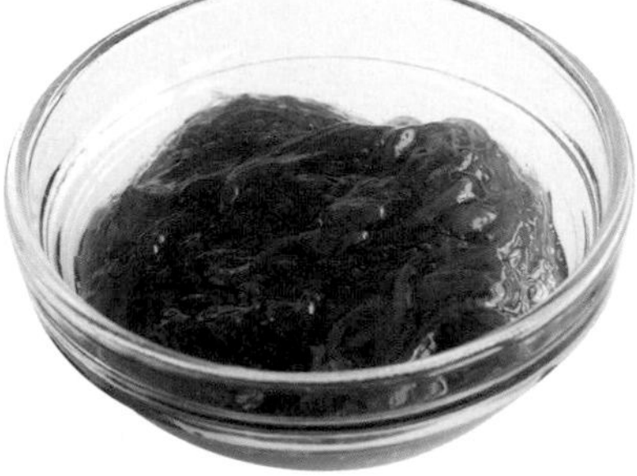

主要產自日本沖繩海域，類似髮菜的褐色海藻──海髮菜，又稱為「海蘊」。黏滑成分中所含有的褐藻素，可以強化正常細胞，並且破壞癌細胞的DNA，誘導其自動凋亡。

不過，日本料理中常見的醋拌海髮菜，其實含有很多鹽分，最好自己買回食材、單用醋品調味較好。

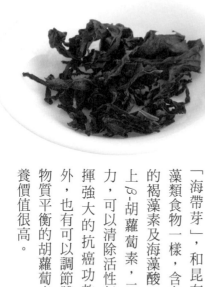

β-胡蘿蔔素＋褐藻素＋海藻酸

裙帶菜

三重抗癌成分，效果傑出

抗癌重點

＋竹筍（膳食纖維）
↓預防大腸癌

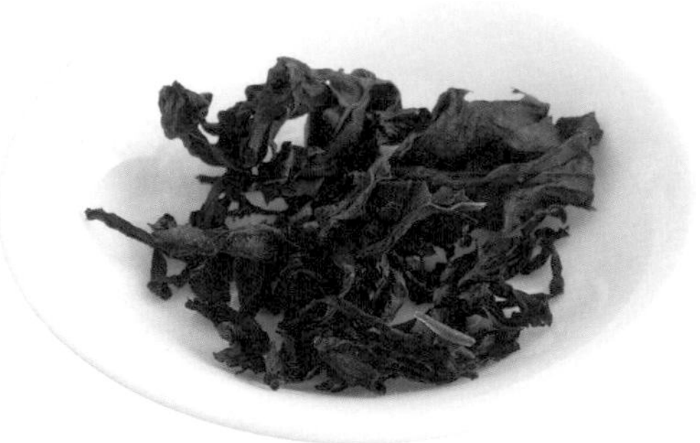

明星營養素

β-胡蘿蔔素　褐藻素　海藻酸

裙帶菜就是常見的「海帶芽」，和昆布等海藻類食物一樣，含有大量的褐藻素及海藻酸，再加上β-胡蘿蔔素，三者合力，可以清除活性氧、發揮強大的抗癌功效。另外，也有可以調節體內礦物質平衡的胡蘿蔔素，營養價值很高。

大量膳食纖維，有效增強腸道免疫力

大麥

大量β-葡聚糖，抗癌力超高

抗癌重點

＋納豆（維生素E）
↓抗氧化功效更佳

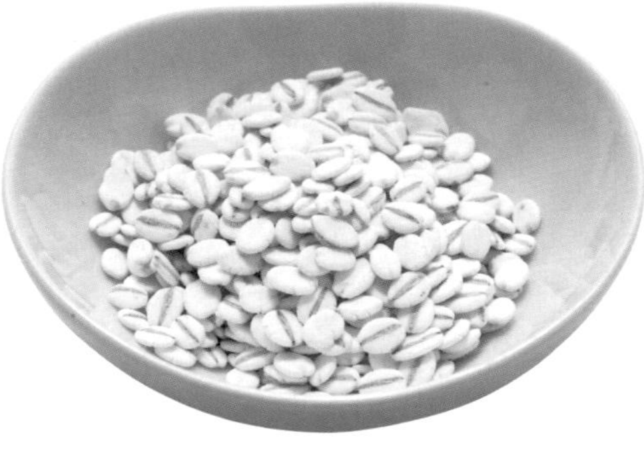

明星營養素

膳食纖維　β-葡聚醣

大麥的膳食纖維幾乎是精製白米的20倍！豐富的膳食纖維有助於調整腸道，打造適合好菌的體內環境，藉以提升免疫力；此外，還有具抗癌效果的豐富β-葡聚醣。不僅如此，大麥降低膽固醇的能力，也獲得了美國FDA（美國食品暨藥物管理局）掛保證。

《本草綱目》記載的漢方良藥

薏仁

解毒除疣，還能抗癌

抗癌重點

● 每天持續飲用薏仁茶，提升免疫力

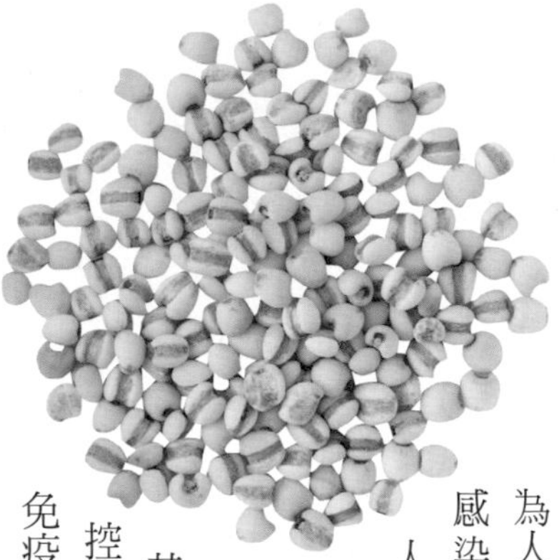

■ 明星營養素

薏仁酯

又名「薏苡仁」，去殼後常被當作中藥使用，自古以來除疣的效果便廣為人知。主要是因為容易感染扁平疣、尋常疣的人，通常免疫力較低，透過攝取薏仁增強免疫力，能有效改善。根據研究報告顯示，其薏仁酯成分還具有控制癌細胞生長、調節免疫功能的效果。

促進醣類・脂質・蛋白質代謝

蕎麥

喝蕎麥湯汁前，請留意鹽分

抗癌重點

➕ 海藻類（海藻酸膠質）⬇ 降低膽固醇

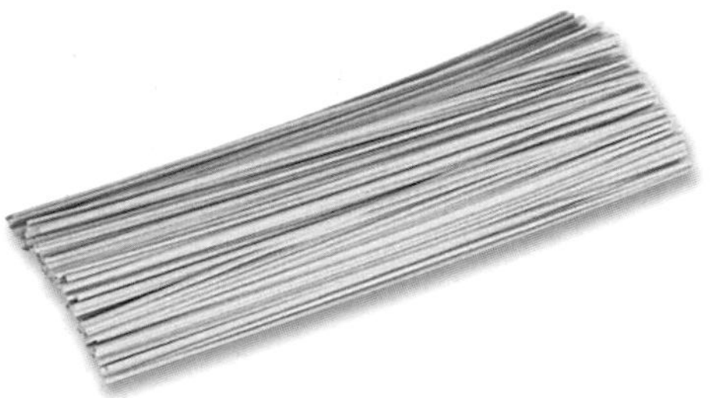

■ 明星營養素

維生素B_1

維生素B_2

芸香苷

含有很多可以幫助檸檬酸循環更暢通的維生素B_1，以及促進三大營養素—醣類、脂質、蛋白質代謝的維生素B_2，防癌效果具有一定的水準！而蕎麥的營養成分易溶解在水中，所以喝蕎麥湯（蕎麥煮麵汁）或蕎麥茶的效果很好，不過，必須格外注意湯汁裡是否含有鹽分。

被留下的胚芽，能抑制癌細胞生長

糙米

豐富的抗氧化物質，就在這裡

抗癌重點
＋黃綠色蔬菜（維生素C）⬇強化抗癌力

明星營養素
維生素B群
木酚素
植酸

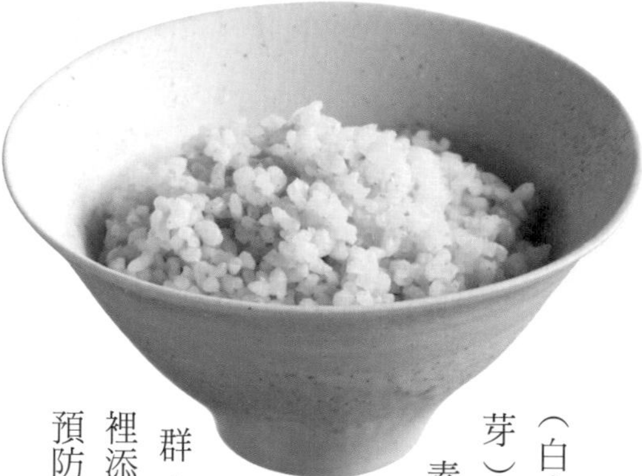

被保留下來的胚芽（白米僅剩胚乳，不含胚芽），除了豐富的維生素、礦物質和膳食纖維外，還有很多可以抗氧化的木酚素與植酸。另外也含有大量的維生素B群，只要在每天的主食裡添加糙米，就可以達到預防、抑制癌症的效果。

維生素C含量是蔬果界之最

西印度櫻桃

維生素C是檸檬的10倍以上

抗癌重點
＋堅果類（維生素E）⬇防癌效果加倍！

明星營養素
維生素C
維生素A
鎂

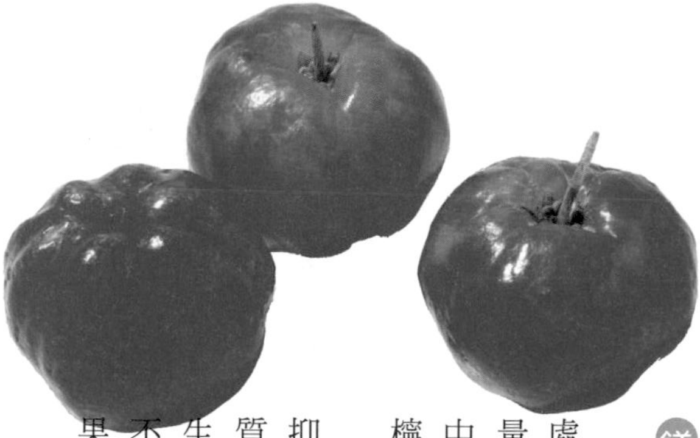

西印度櫻桃的特別之處，就在於維生素C的含量極高，是目前已知水果中含量最高者，甚至超過檸檬達10倍以上！

大量的維生素C可以抑制活性氧，預防致癌物質的生成。不僅如此，維生素A的含量也和紅蘿蔔不相上下，建議每天打入果汁中飲用，積極攝取。

健康守門員——維生素E

酪梨

富含脂肪，卻是健康食物

抗癌重點

＋檸檬（維生素C）

↓抗氧效果更佳

明星營養素

維生素E

鉀

維生素B群

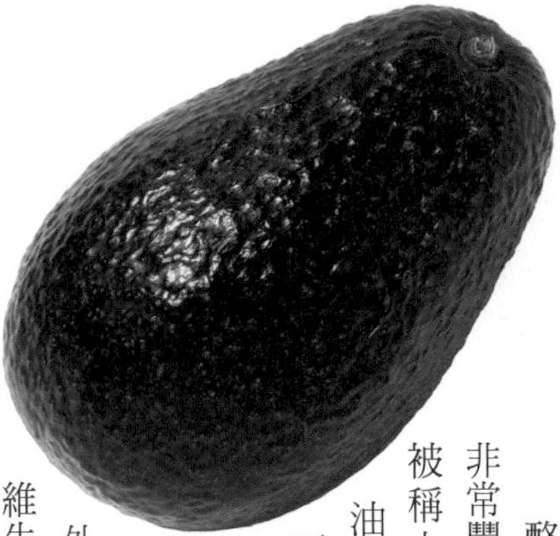

酪梨身為水果，卻有非常豐富的脂質，因此又被稱之為「森林中的奶油」。但是，它不但不像真正的奶油一樣含有膽固醇，甚至還有降低惡性膽固醇的能力。此外，抗氧化力強的維生素E，能發揮抗癌的效果；而豐富的鉀則可排出體內多餘的鹽分。

花色素苷，有效消除活性氧

草莓

充沛的維生素C

抗癌重點

●清洗時不要取下蒂頭，以免維生素C流失

明星營養素

維生素C

維生素A

果膠

花色素苷

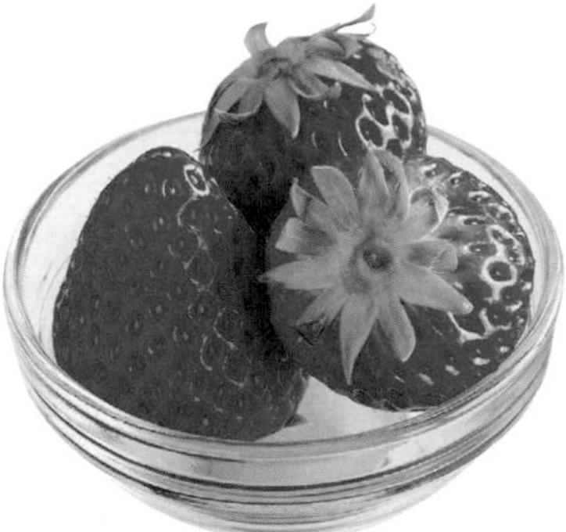

草莓的紅色色素裡含有一種抗氧化力很強的多酚，稱作花色素苷，可以抑制致癌物質的生成。再加上含有豐富的維生素C，因此能發揮雙倍的抗氧化作用。

而其中的果膠成分，亦可幫助消化。因為都是直接生鮮食用，所以不需要擔心維生素C遇熱減少的問題。

同時攝取，**鉀和果膠**

無花果

膳食纖維果膠，有效對抗大腸癌

對這些癌症有效！

- ● 大腸癌
- ▲ 對其他癌症也有益

■ 明星營養素

鉀　果膠

豐富的鉀質可以促進排出體內多餘的鈉，調節礦物質平衡，因而達到防癌效果。屬於膳食纖維的果膠，能有效改善排便、調整腸道環境，預防大腸癌。可以當做甜點食用。（新鮮無花果台灣種植較少，一般市場少見，可透過農場宅配購買）

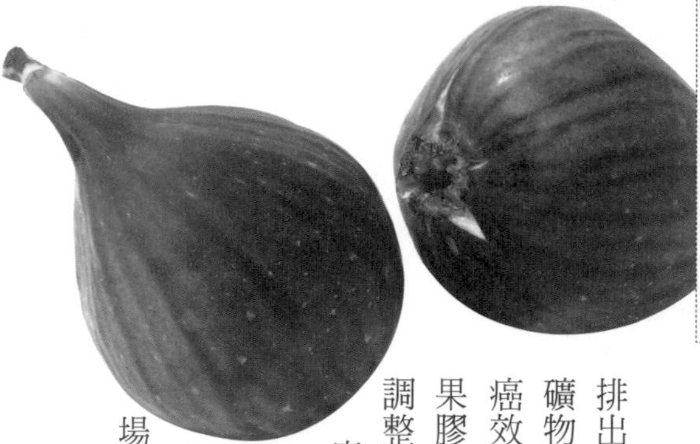

能發揮檸檬酸**強力的殺菌作用**

梅子

擊退幽門螺旋桿菌、防治胃癌

對這些癌症有效！

- ● 胃癌
- ● 白血病
- ▲ 對其他癌症也有益

■ 明星營養素

檸檬酸

自古以來就常被製作成梅干、梅精、梅醋的梅子，其中富含的檸檬酸具有很強力的殺菌效果，可以將平時呈鹼性的胃部暫時轉換成酸性，藉以消滅形成胃癌的幽門螺旋桿菌。另外也有數據指出，梅精確實能有效抑制白血病細胞。其他像是蛋白質、鈣、磷、鐵等營養，也比許多水果豐富。

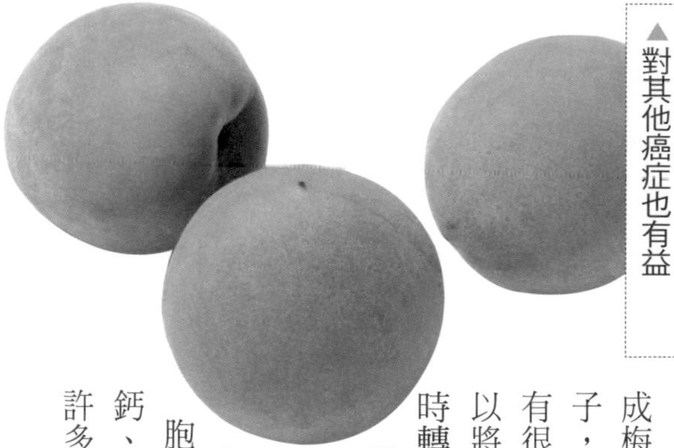

澀味成分＋β-胡蘿蔔素，雙重防癌

柿子

維生素C豐富，是橘子的2倍

抗癌重點

● 大腸癌
▲ 對其他癌症也有益

■ 明星營養素

單寧
柿澀醇
β-胡蘿蔔素
維生素C

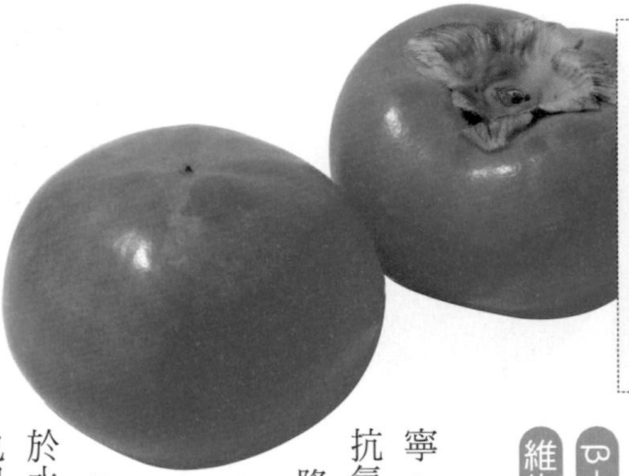

柿子的澀味成分—單寧、柿澀醇，皆有很強的抗氧化作用；單寧酸還有降低血壓、排毒的功效。再加上β-胡蘿蔔素與維生素C的相乘效果，展現出十分顯著的防癌力。其中屬於水溶性膳食纖維的果膠也很豐富，能有效預防大腸癌。

水果之王—多纖、多維生素C

奇異果

2種抗氧化物，能將活性氧無毒化

抗癌重點

＋ 堅果類（維生素E）
↓ 預防動脈硬化

■ 明星營養素

維生素C
鉀
膳食纖維

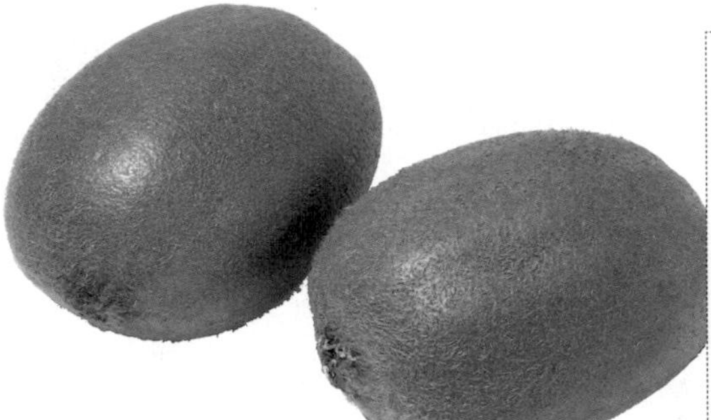

富含維生素C與膳食纖維的高營養水果！可以抑制細胞病變、防治癌化。日本東北大學的大久保一教授團隊曾做過調查，發現奇異果裡含有能將活性氧無毒化的2種抗氧化物質。而且，因為含有能分解蛋白質的酵素，還可以幫助肉類食物的消化與吸收。

發揮檸檬酸的防癌效果

葡萄柚

豐富的膳食纖維，蘊藏在果肉和果皮間

抗癌重點

● 連皮榨成果汁最好，但須使用無農藥水果

■ 明星營養素

維生素C　檸檬酸　柚苷

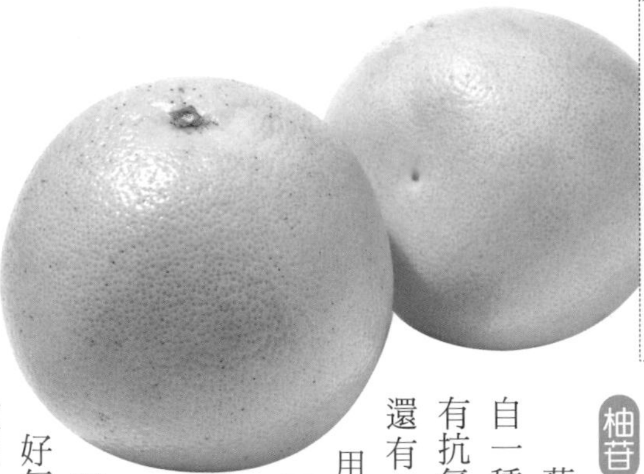

葡萄柚的苦味成分來自一種叫柚苷的多酚，具有抗氧化及抗癌的效果，還有殺菌、抗發炎的作用。形成酸味的來源「檸檬酸」，既可消除疲勞也有防癌的效果，再加上豐富的維生素C，營養又更加優異了！最好每天都能加入果汁中飲用。

花色素苷，高度清除自由基

櫻桃

含各式維生素與礦物質，完美的營養平衡

抗癌重點

● 連皮一起吃才能攝取到多酚

■ 明星營養素

花色素苷　鉀

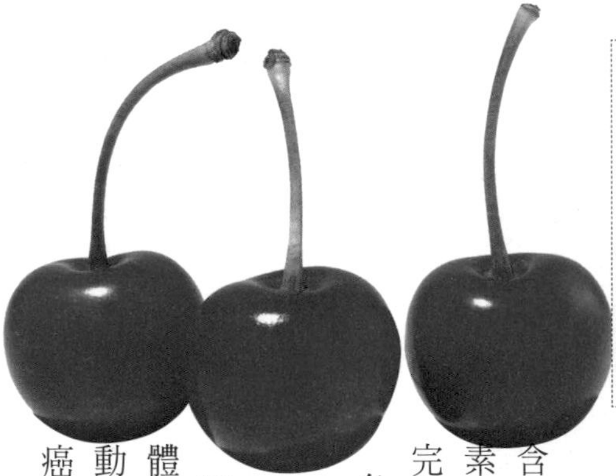

除了鉀之外，櫻桃還含有鐵、磷、β-胡蘿蔔素、維生素B_1、B_2、C等完整營養。而在紅色及紫色蔬果中都能找到的抗氧化色素，是屬於多酚類的花色素苷（又稱花青素），可以抑制體內活性氧的產生、預防動脈硬化，達到防癌、抗癌的效果。

多酚含量是綠茶的5倍

石榴

豐富的單寧，能強力抗氧化

對這些癌症有效！

● 卵巢癌
▲ 對其他癌症也有益

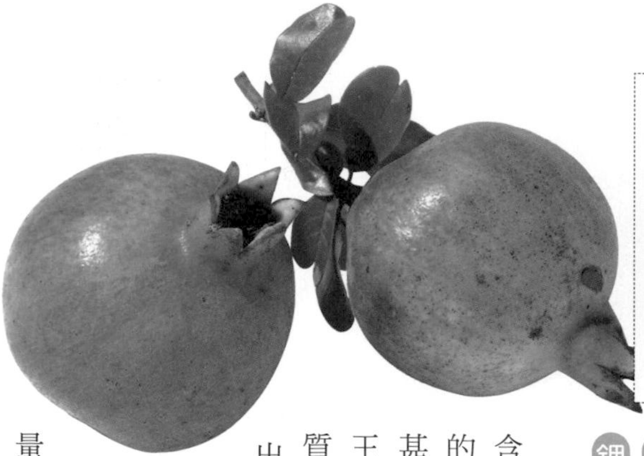

■ 明星營養素

花色素苷
單寧
鉀

「水果中的紅寶石」含有抗氧化作用非常優異的花色素苷多酚及單寧，甚至有「抗氧化水果之王」的美稱。而豐富的鉀質，可以促進老廢物質排出。還含有能清除體內的過氧化物質及活性氧自由基的維生素C。這些豐富營養，打成果汁後就可以有效率地大量攝取。

有了瓜氨素，血液好暢通

西瓜

類胡蘿蔔素含量，更勝番茄

抗癌重點

＋ 黃豆
↓ 補充優良蛋白質

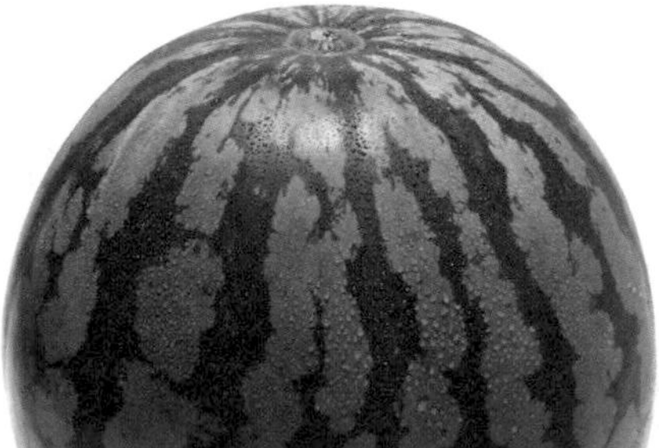

■ 明星營養素

瓜氨素
胡蘿蔔素
維生素C

具有利尿作用的瓜氨素，對腎臟功能有益，可以在體內製造一氧化氮，有助排出代謝廢物，促進血液循環。除此之外，在抗氧化力很強的維生素C及胡蘿蔔素的保護之下，一氧化氮還能預防動脈硬化、降低血壓、有效抑制癌症。

富含**鉀**，促進多餘**鈉鹽排出**

梨子

膳食纖維多，有助整頓腸道

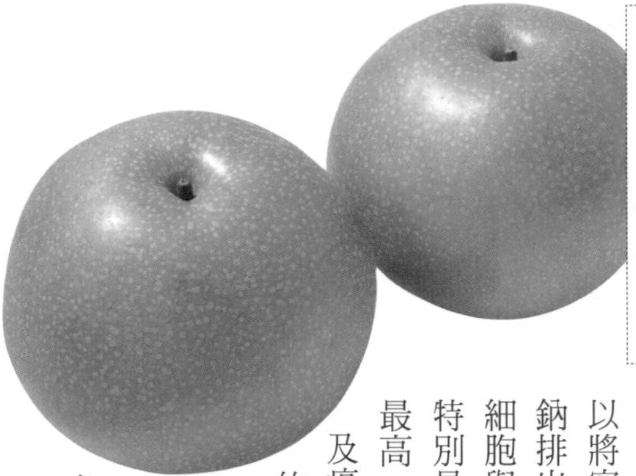

抗癌重點

＋優格（乳酸菌）
↓提升免疫力

明星營養素

鉀

水梨中大量的鉀，可以將容易造成血壓上升的鈉排出體外，並維護人體細胞與組織的正常功能。特別是西洋梨中的鉀含量最高，能有效預防高血壓及癌症。而梨子中豐富的膳食纖維，也具有調整腸道內細菌平衡的功能，可促進好菌生成，增強免疫力。

擁有**消除疲勞、抑制癌症**的力量

鳳梨

分解蛋白質，維護腸胃健康

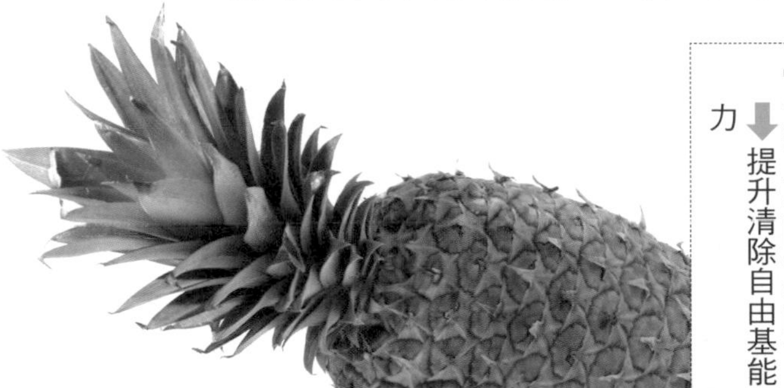

抗癌重點

＋蘆筍（天門冬氨酸）
↓提升清除自由基能力

明星營養素

維生素C
檸檬酸

大量的維生素C，再加上酸味成分中含有的檸檬酸，具有加倍消除疲勞及防癌的效果。此外，還是有將醣質轉換成能量時不可或缺的維生素B_1，以及豐富的膳食纖維的含量。鳳梨裡獨特的鳳梨酵素，可以分解蛋白質，促進肉類料理的消化與吸收。

異硫氰酸酯，致癌物質的解毒劑

木瓜

解毒功能，水果中的佼佼者

對這些癌症有效！

- ●胰臟癌
- ▲對其他癌症也有益

■明星營養素

異硫氰酸酯　木瓜酵素

根據報告指出，木瓜中充沛的異硫氰酸酯含量，在所有水果中名列前茅，除了有去除致癌物質毒素的功效外，還能提升免疫力、抑制癌細胞。而成熟木瓜中的維生素A、C含量也很豐富。此外，木瓜含有能促進蛋白質分解、幫助消化的木瓜酵素，可減輕胰臟的負擔。

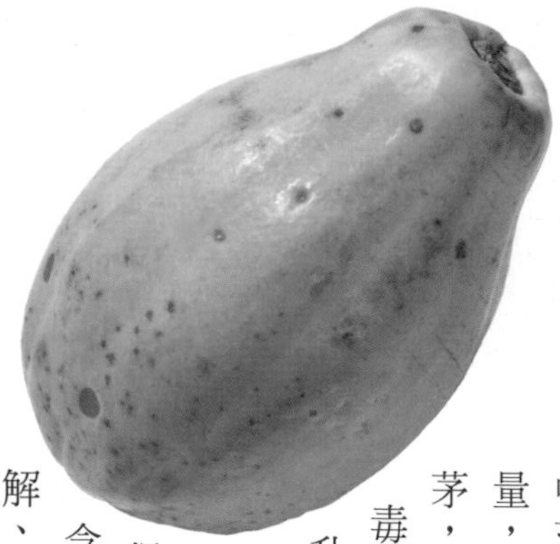

增強免疫力，擊退癌細胞

香蕉

補充能量、清潔腸道，一次完成

抗癌重點

- ●食用前再剝皮，避免營養氧化

■明星營養素

果膠　β-胡蘿蔔素

香蕉中含量豐富的果糖等糖分，能在體內立即轉換成能量。此外，不僅有充足的膳食纖維可整頓腸道，還有寡糖可以做為比菲德氏菌等好菌的養分，舒適的環境讓好菌越來越多，免疫力也因此提高。其他還有可以提升免疫力的褪黑素以及腫瘤壞死因子（TNF）。

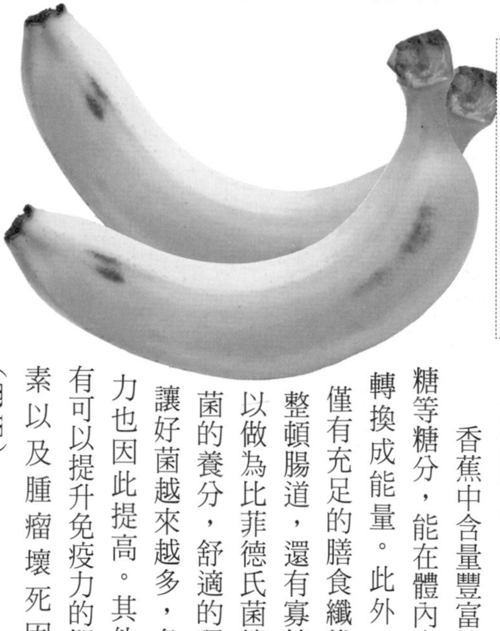

豐富多酚，讓身體**不受自由基侵襲**

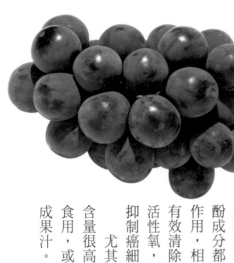

葡萄

吃葡萄不吐葡萄皮，效果更優

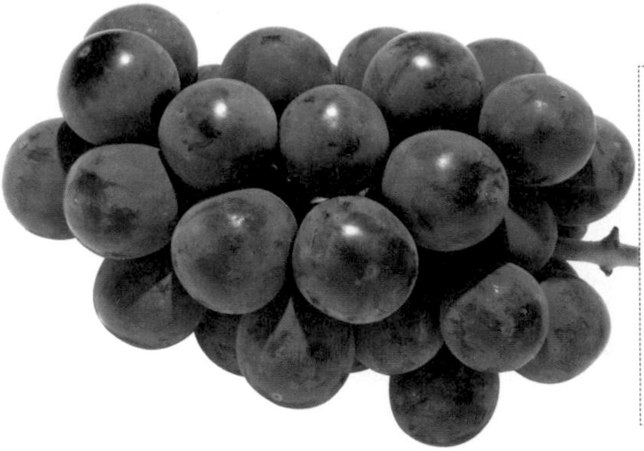

抗癌重點

● 濃縮了營養素的葡萄乾也很推薦

■ **明星營養素**

花色素苷　類黃酮

含有豐富的花色素苷及類黃酮，這些不同的多酚成分都有很強的抗氧化作用，相互合作之下更能有效清除體內的自由基與活性氧，預防動脈硬化、抑制癌細胞。

尤其葡萄皮中的多酚含量很高，最好可以連皮食用，或連同外皮一起榨成果汁。

集聚多種**抗氧化力強的物質**

藍莓

還能攝取維生素C、E

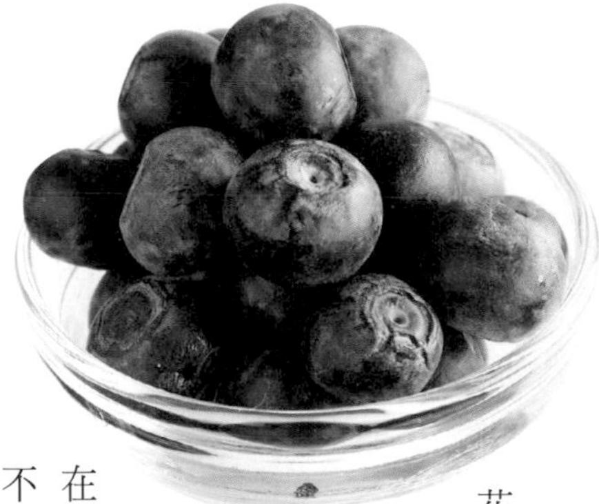

對這些癌症有效！

＋ 優格（乳酸菌）

↓ 免疫力更提升

■ **明星營養素**

花色素苷　維生素C　維生素E

藍莓的青紫色來自花色素苷，不僅可以抗氧化、維護細胞組織正常運作，防止癌細胞擴散，還能維護、增進視力。不只如此，它同時也含有高抗氧的維生素C、E，在抑制活性氧方面的能力不容小覷。除了可以生鮮食用外，也是非常適合榨成果汁的食材。

美國榜上有名的「最強抗氧化水果」

加州梅

在歐美被封為「奇蹟水果」

對這些癌症有效！

- ●乳癌
- ●甲狀腺癌
- ▲對其他癌症也有益

■明星營養素

花色素苷　綠原酸　維生素C

加州梅的營養價值非常高，含有很多維生素、礦物質以及鐵質。屬於多酚類化合物的綠原酸，既可抗菌，還能發揮很強的抗氧化力，抑制腫瘤生長。讓加州梅呈現深色外觀的花色素苷，清除自由基的效果也十分強大，尤其對甲狀腺癌特別有效。

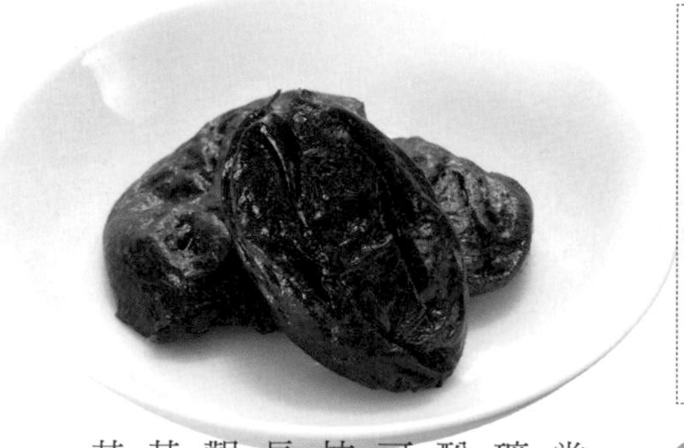

β-胡蘿蔔素，有效去除活性氧

芒果

越成熟，β-胡蘿蔔素越多

抗癌重點

- ●做成果醬更能濃縮成分，提升抗癌效果！

■明星營養素

β-胡蘿蔔素　維生素C

芒果在未成熟的青綠色階段含有豐富的維生素C，但隨其越趨成熟，β-胡蘿蔔素的含量就會越多。而β-胡蘿蔔素攝取到一定的量後，就能在體內轉化為維生素A，保護皮膚和黏膜；還能和維生素C相互作用，發揮強大的抗氧化力。此外，芒果也有具整腸作用的豐富膳食纖維。

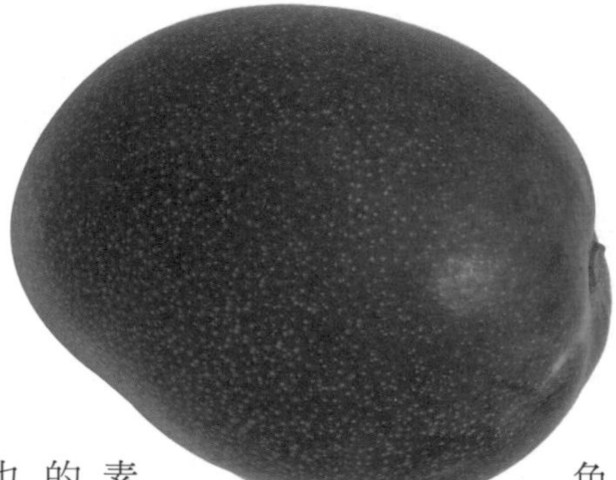

維生素C、胡蘿蔔素，**雙管齊下的防癌力**

哈密瓜

備受矚目的超氧化物歧化酶

對這些癌症有效！

＋保留果皮附近的部分
↓含有豐富營養

明星營養素
- 維生素C
- 超氧化物歧化酶（oxykine）

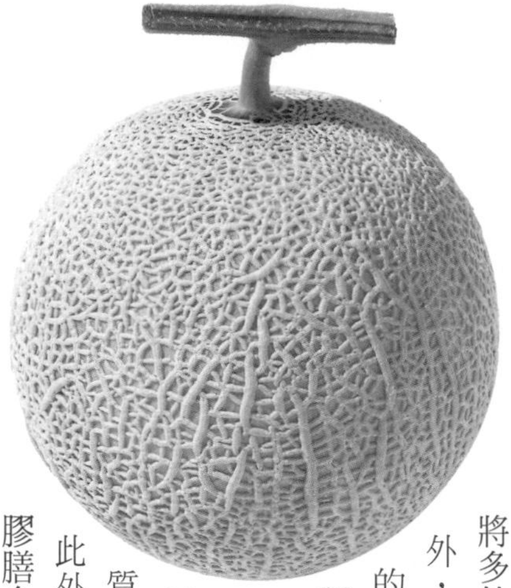

哈密瓜中除了含有能將多餘鹽分排出體外的鉀外，近年來還從改良過的哈密瓜中萃取出一種稱為「超氧化物歧化酶」（oxykine）的物質，可以說是新生代的抗氧化物質，十分受到關注。

此外，果肉中豐富的果膠膳食纖維，可以預防便秘、淨化腸道，以及降低膽固醇。

顏色不同，**抗氧化物質**也不同

桃子

不只美味，還能抗癌

抗癌重點

● 選擇新鮮的桃子，不要使用罐頭食品

明星營養素
- 胡蘿蔔素
- 花色素苷

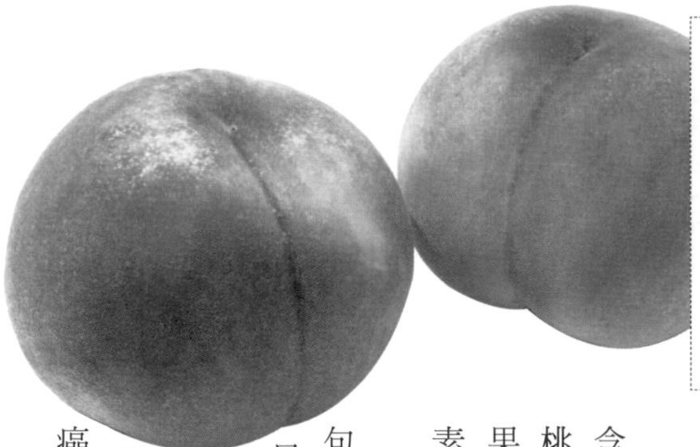

白色果肉（白桃）中含有多酚；黃色果肉（黃桃）富含胡蘿蔔素；紅色果肉（紅桃）則含有花色素苷。

桃子顏色不同，其中包含的成分也有差異，但是每一種都有很強的抗氧化力，對預防動脈硬化、抗老化都有卓越效果，而且還具有防癌的效果，好處多多。

根據實驗指出，吃蘋果能減低罹癌率！

蘋果

「一天一蘋果，醫生遠離我」

對這些癌症有效！

- ●大腸癌
- ▲對其他癌症也有益

■明星營養素

花色素苷　槲皮素　果膠

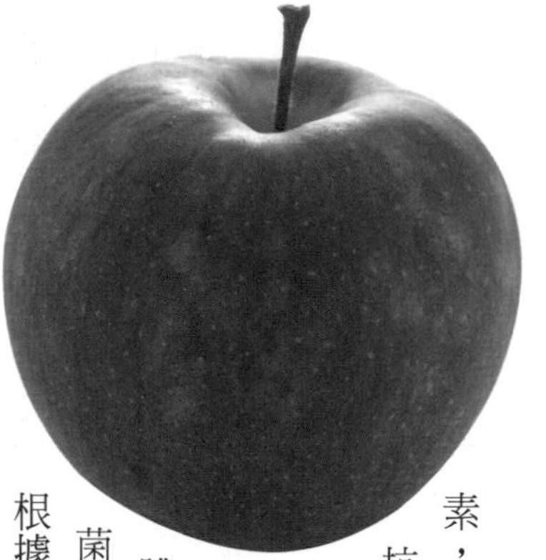

蘋果的果肉含有槲皮素，果皮則有花色素苷，抗氧化物質的含量十分豐富。而大量的果膠膳食纖維，能吸附有害物質，將其排出體外，具有抑制有害菌、整護腸道的作用。根據實驗報告指出，食用果膠的老鼠，罹癌率足足比餵食一般飼料的老鼠低了六成。

檸檬酸提升免疫力，維生素C遏止癌症

萊姆

一天2萊姆，提升抗癌力

對這些癌症有效！

- ●肝癌
- ●胰臟癌
- ●惡性淋巴腫瘤
- ▲對其他癌症也有益

■明星營養素

維生素C　檸檬酸

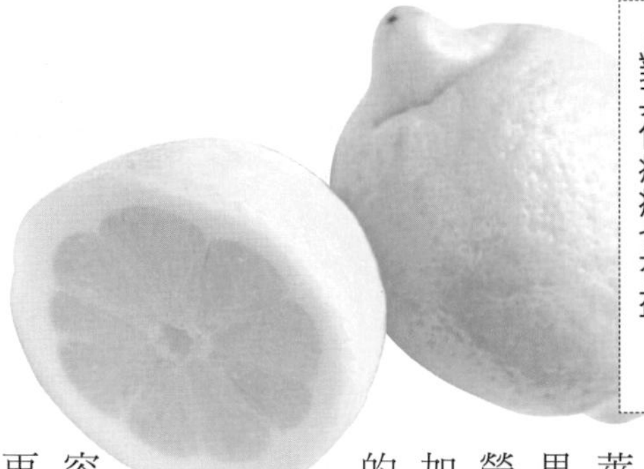

抗氧化力十分顯著的萊姆，具有預防癌症的效果。想要讓人體裡消除疲勞的檸檬酸循環與代謝更加順暢，就不能缺少豐富的檸檬酸。再次提醒各位，濟陽式飲食療法的要點之一：每天都要攝取2顆新鮮的萊姆。由於維生素C很容易流失，最好在使用前再切開榨汁。

「營養資優生」— 形成血管的優質材料

雞蛋

放山雞蛋比養殖雞蛋更優

抗癌重點

＋黃綠色蔬菜（膳食纖維、維生素C）

↓抑制致癌物質

明星營養素

蛋白質

維生素A、B群

鈣

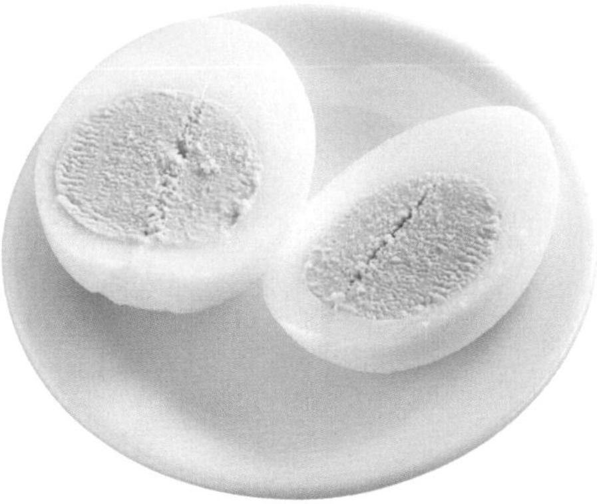

雞蛋中含有很多胺基酸含量均衡的優良蛋白質，並擁有各種維生素、礦物質、鐵等營養。每天吃1顆蛋，對膽固醇的影響其實並不大，而且蛋黃中的卵磷脂還有溶解血中膽固醇的作用。但是，過熟的水煮蛋不容易消化，建議煮到半熟就好。

必須充分運用的優質蛋白

雞肉

增強免疫力，有助體力恢復

抗癌重點

＋檸檬（維生素C）

↓抗氧化力加倍

明星營養素

蛋白質

鎂

維生素B群

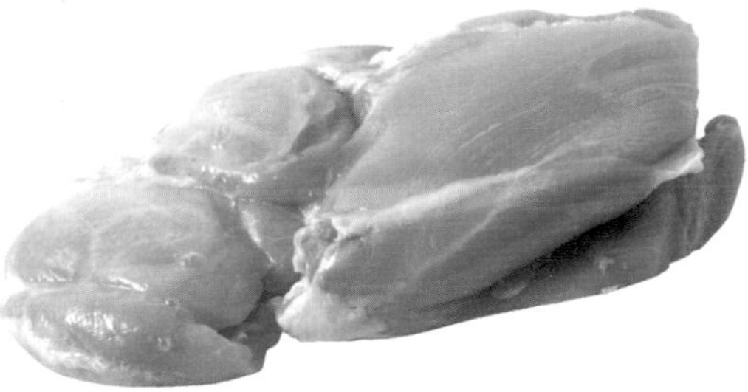

雞胸肉的優質蛋白是身體形成免疫細胞的材料，適度攝取對身體好處多多。蛋白質中的必須胺基酸比例與人體相近，有助吸收利用。

由於蛋白質需要維生素C的協同，才能生成膠原蛋白，所以搭配蔬果一同食用的效果比較好。但高脂肪的雞皮屬於禁止食材，一律NG！

DHA、EPA雙重力量，血液更暢通

青背魚

脂肪容易氧化，盡可能趁新鮮食用

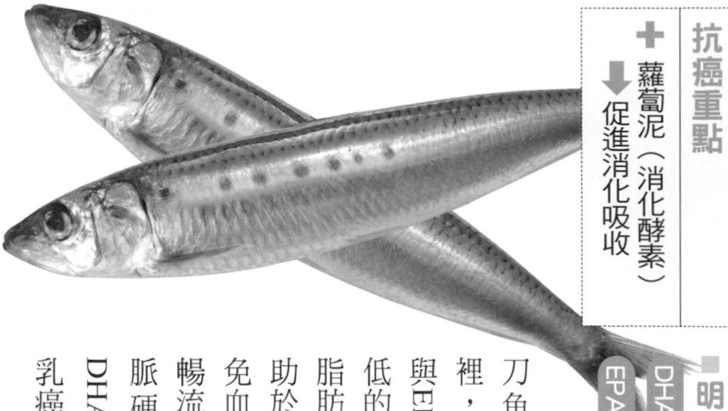

抗癌重點

＋蘿蔔泥（消化酵素）

↓促進消化吸收

明星營養素

DHA（二十二碳六烯酸）

EPA（二十碳五烯酸）

竹筴魚、沙丁魚、秋刀魚、青花魚等青背魚裡，都含有豐富的DHA與EPA。因為生長在水溫低的海域，這兩種不飽和脂肪酸的含量也越高，有助於打造柔軟的血管、避免血栓產生、促進血液順暢流通，而且還具防止動脈硬化的效果。此外，DHA還有制止大腸癌及乳癌轉移的功效。

豐富牛磺酸，協助肝功能運作

烏賊

墨汁中的黏多醣體，有抗癌效果

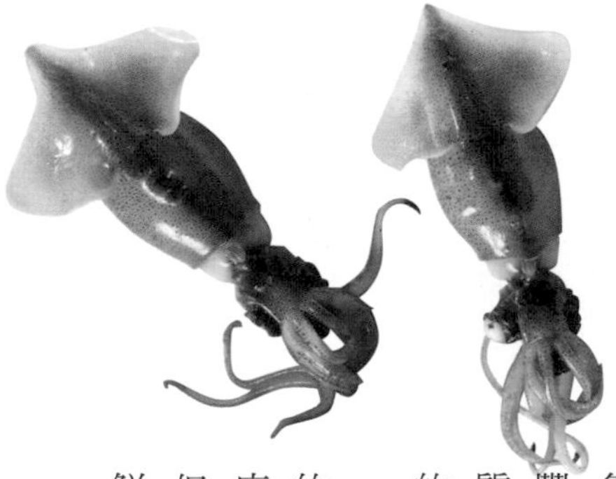

抗癌重點

＋昆布（膳食纖維）

↓有助於整腸

明星營養素

牛磺酸

北魷、槍烏賊、螢烏賊等烏賊的種類十分眾多，但無論哪一種都含有豐富的牛磺酸，既屬於優質蛋白，又是低脂、低卡的食物。

就連烏賊墨汁所含有的黏多醣，都具有預防癌症的功效，優點非常多。但別忘了，務必要挑選新鮮的食材！

甲硫胺酸，將**抗氧化成分運送至全身**

蝦子

降膽固醇，協助肝臟運作

抗癌重點

＋番茄（茄紅素）

⬇肝功能更強化

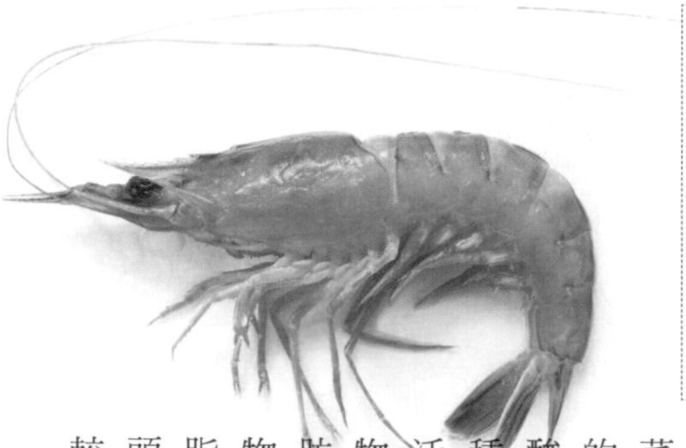

■明星營養素

甜菜鹼

蝦子甜味成分中的甜菜鹼，具有將對身體有害的高胱胺酸轉變為甲硫胺酸的功用。甲硫胺酸是一種胺基酸，大多在肝臟中活動，不僅可以消除有害物質的毒素，分解中性脂肪，還能協助硒等抗氧化物質運輸至全身。屬於低脂、高蛋白的食物，但蝦頭、蝦卵處的膽固醇含量較高，必須斟酌食用。

富含牛磺酸，**加強肝臟解毒**作用

貝類

易消化的優質蛋白，含量充沛

對這些癌症有效！

●肝臟癌

▲對其他癌症也有益

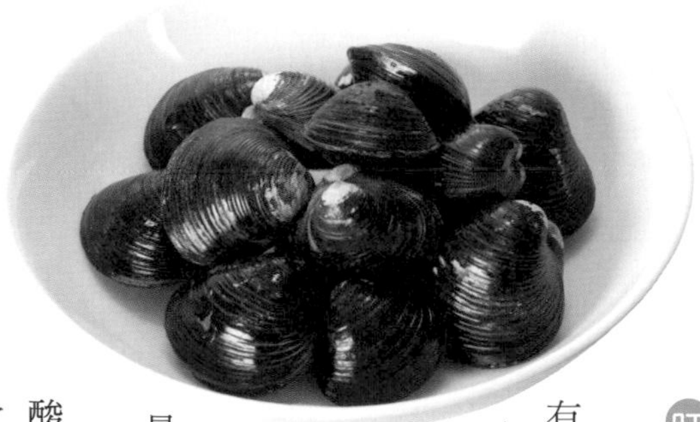

■明星營養素

牛磺酸　鳥胺酸　肝醣

貝類中豐富的牛磺酸有助於增強肝功能，降低血壓與血中膽固醇。此外，含量豐富的肝醣，同樣能促進肝臟功能運作。有助於造血、維護神經機能的維生素B群，以及鐵質，含量都很充足。

存在於蜆中的鳥胺酸，則有提升肝功能、活化細胞代謝的作用。

大量牛磺酸，有效**預防動脈硬化**

螃蟹

富含細胞再生不可或缺的鋅元素

抗癌重點

＋黃綠色蔬菜 ⬇ 補充各種維生素，營養更完整

明星營養素

牛磺酸　維生素B群　菸鹼酸

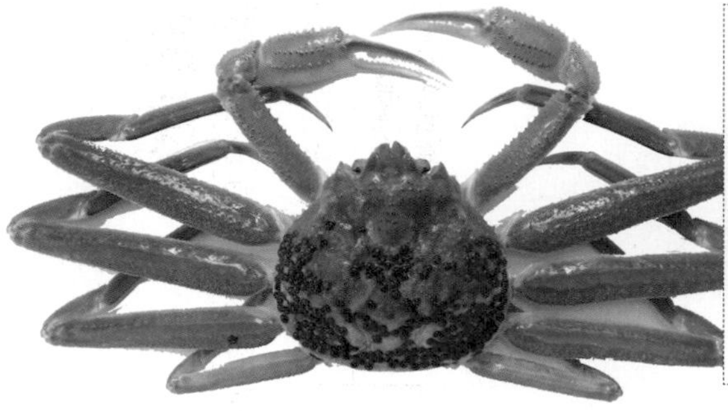

除了豐富的優質蛋白質能滋養身體之外，還富含牛磺酸可以安定血壓與膽固醇，預防動脈硬化、心肌梗塞。

另外，還包含了與代謝、消除疲勞相關的維生素B群，以及能維持神經與腦細胞正常的菸鹼酸，而其中的鋅更是身體組織及細胞生長、修補過程中的重要元素。

多吃小魚**「鈣」健康**

小魚

天天吃，骨骼、心臟都恢復活力

抗癌重點

＋檸檬（維生素C、檸檬酸）⬇ 鈣質吸收率再提高

明星營養素

鈣　維生素D　維生素E

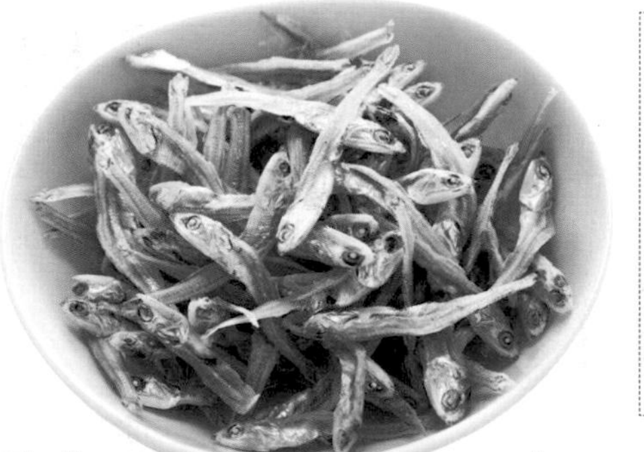

魩仔魚、丁香魚乾等小魚中都含有大量的鈣質，不只能形成強健的骨骼，還有安定精神及維持心臟規律活動的作用。其中還有豐富的維生素D，可以幫助鈣質吸收，以及高度抗氧化的維生素E。能夠完整攝取到這些營養，是食用小魚的一大優點。

高抗氧的蝦紅素，防癌效果佳

鮭魚

避免煎烤過頭，造成DHA、EPA流失

對這些癌症有效！

- ●食道癌
- ▲對其他癌症也有益

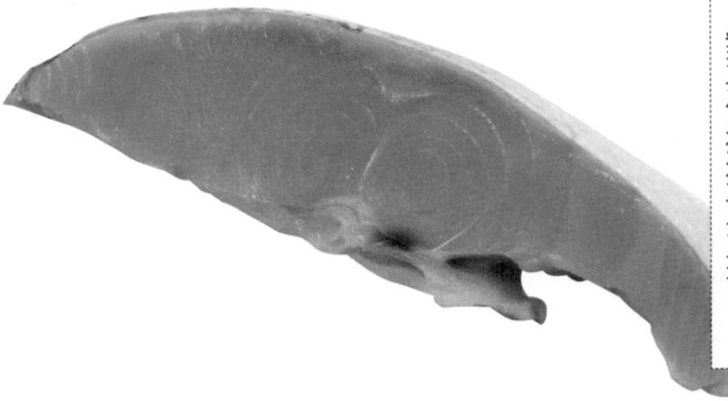

■明星營養素

- 蝦紅素
- DHA（二十二碳六烯酸）
- EPA（二十碳五烯酸）
- 維生素E

紅通通的鮭魚其實是白肉魚的一種，之所以會呈現紅色，其實是因為紅色色素「蝦紅素」的緣故。蝦紅素有很強的抗氧化力，可提升免疫功能，達到抑制癌症的效果。另外，鮭魚中豐富的DHA與EPA，可以幫助血液順暢流通，維護心血管健康。

富含鈣質與維生素D的優質蛋白

白肉魚

高蛋白、低脂肪的健康食材

抗癌重點

- ＋蔥・洋蔥（大蒜素）
- ↓增強體力

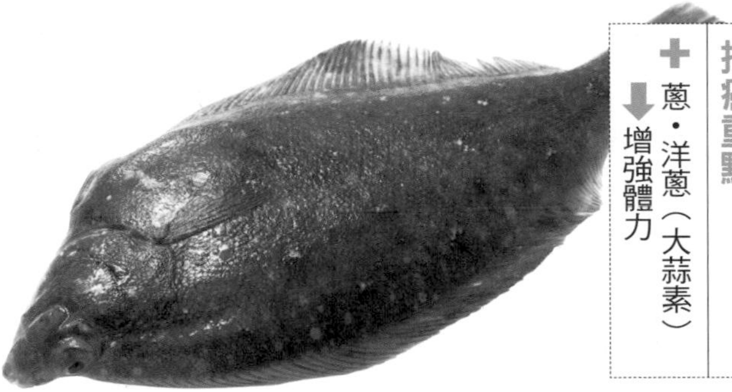

■明星營養素

- 鈣
- 維生素D
- 維生素B群

黑鮪魚或鰹魚等紅肉魚中含有容易氧化的肌紅素，其防癌效果不如白肉魚來得好。魚肉大多呈現白色的鰈魚、鱈魚、比目魚等等白肉魚，是優良蛋白質的來源，最好能在三餐中適度攝取。除此之外，還能補充鈣與維生素D，促進鈣質吸收！

低卡卻營養豐富的高蛋白食材

章魚

經過汆燙，提升礦物質成分

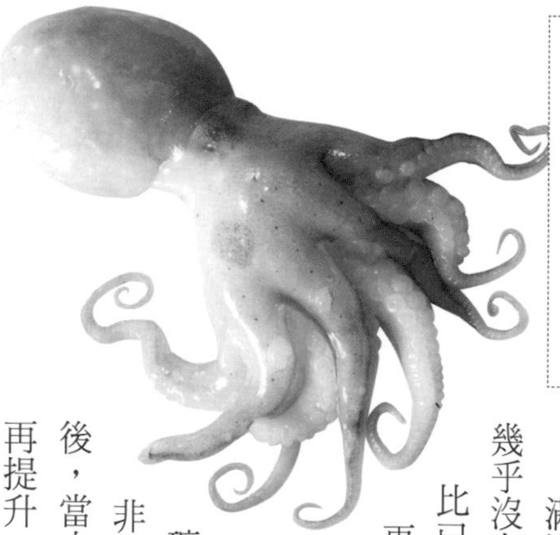

抗癌重點

＋黃綠色蔬菜（維生素C、E）

↓強化肝功能

■明星營養素

牛磺酸

維生素B群

滿滿的優質蛋白，卻幾乎沒有脂肪成分，脂肪比已經很低脂的烏賊更低。除了含有能安定血壓的豐富牛磺酸外，還含有鎂、鈣、鋅等礦物質，營養價值非常高。經汆燙過後，當中的礦物質含量會再提升。烹調時，要避免燙煮過久，否則肉質會變硬。

增加好菌，免疫力UP！

優格

含豐富寡糖，是乳酸菌的養分

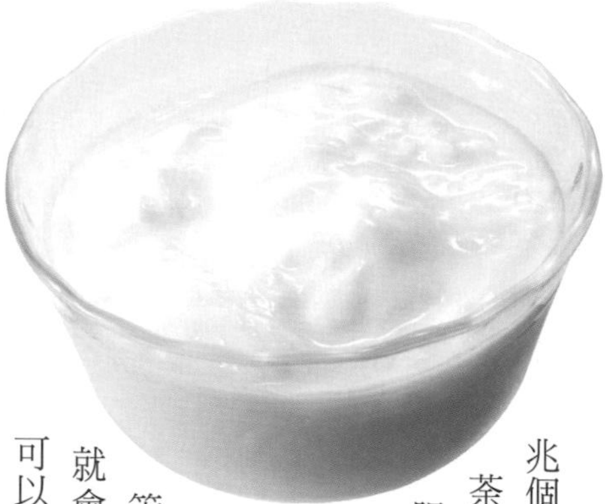

對這些癌症有效！

●大腸癌

▲對其他癌症也有益

■明星營養素

乳酸菌

寡糖

人體的腸道內約有100兆個細菌，每天都如火如荼地展開地盤爭奪戰。腸胃中的乳酸菌等好菌越多，免疫力才會變得更強；相反地，如果像是產氣莢膜梭狀芽孢桿菌等壞菌變多，免疫力就會下降。每天吃優格可以促進乳酸菌增加、抑制有害菌，減少毒素進入身體裡，並強化免疫系統細胞。

—章魚—優格—油豆腐（炸豆皮）—豆渣—

大豆異黃酮，有效抑制乳癌、前列腺癌

油豆腐（炸豆皮）

親手製作，吃得健康又安心！

對這些癌症有效！

- ●乳癌
- ●前列腺癌
- ▲對其他癌症也有益

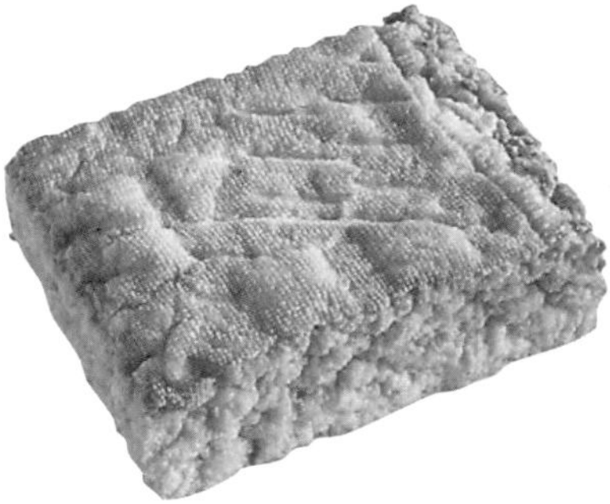

■明星營養素 大豆異黃酮

油豆腐屬於黃豆製品，擁有豐富的大豆異黃酮。由於大豆異黃酮的構造與女性荷爾蒙相似，因此避免身體分泌過多的女性荷爾蒙，達到預防乳癌的效果。除此之外，也能有效降低前列腺癌細胞的增生，藉以預防乳癌或前列腺癌。

不過，市面上販售的製品有添加物及使用油品的疑慮，最好自己製作。

有效率攝取膳食纖維、大豆異黃酮

豆渣

大豆異黃酮含量，比豆漿更高

對這些癌症有效！

- ●乳癌
- ●前列腺癌
- ▲對其他癌症也有益

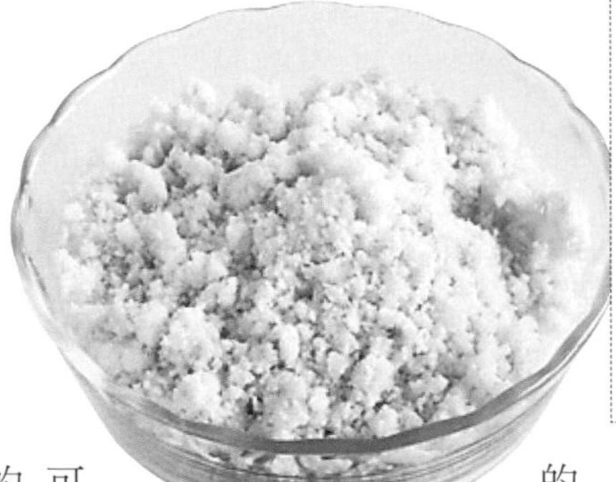

■明星營養素 大豆異黃酮 膳食纖維

黃豆榨出豆漿後所剩的豆渣，富含膳食纖維，對調整腸道有很大的幫助。幾乎不具特殊味道的優點，讓豆渣可以廣泛地被運用在各種料理上，例如煎蛋、煎餅或揉成丸子。胚芽裡則含有很多可以預防乳癌、前列腺癌的大豆異黃酮，因此豆渣的防癌效果更高於豆漿。

一次攝取**各種營養**

豆腐丸子

高營養，但要注意鹽分過多

對這些癌症有效！

- ●乳癌
- ●前列腺癌
- ▲對其他癌症也有益

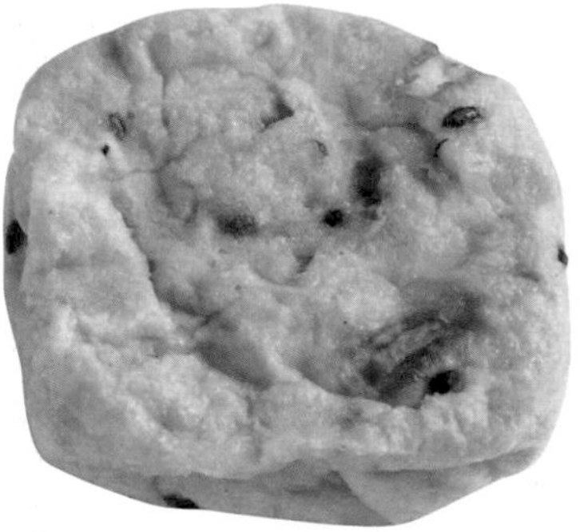

■明星營養素

大豆皂苷　膳食纖維　各種礦物質

將豆腐搗碎後混合山藥揉勻，再加入各種喜歡的蔬菜或海藻類，入鍋油炸，就會變成美味的豆腐丸子。當中不僅含有抗氧化的大豆皂苷，還可以攝取到各式各樣的營養。這一類食品最好可以在家裡自己製作，油炸時建議使用芝麻油，調味時須特別注意，避免鹽分過高。

最受日本人喜愛的**健康食材**

黃豆粉

有效預防乳癌、前列腺癌的黃豆製品

對這些癌症有效！

- ●乳癌
- ●前列腺癌
- ▲對其他癌症也有益

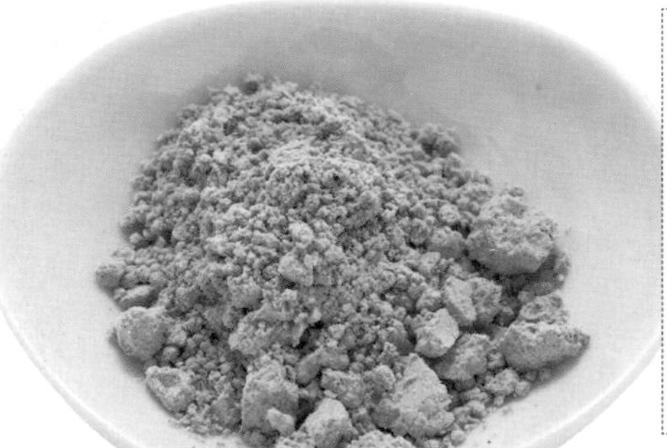

■明星營養素

大豆異黃酮　鈣　鎂　維生素E

黃豆炒香之後磨製而成的粉末，除了含有黃豆均衡的優質蛋白和脂質外，還有可以抗氧化的維生素E、鈣、鎂、鋅等充足的營養成分。每天都要盡可能攝取黃豆或黃豆加工食品。（日本和果子或麻糬會在表面沾裹的是熟的黃豆粉，台灣可在日系超市中購買）

比豆腐的營養價值更高

凍豆腐

優質蛋白，高出豆腐5倍以上

抗癌重點

＋鮭魚（維生素D）⬇加強鈣質與鐵質的吸收

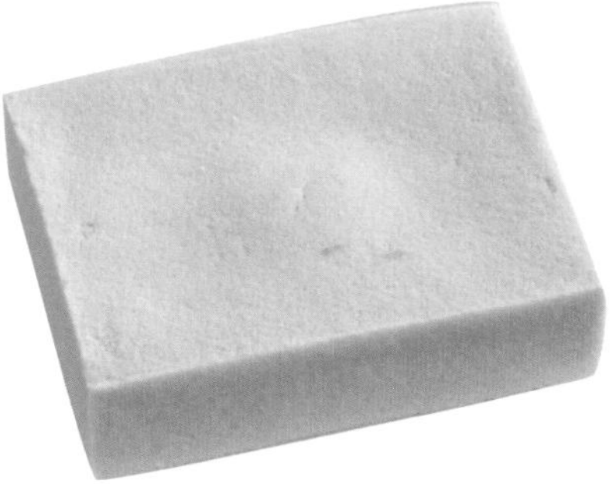

■明星營養素

大豆異黃酮　維生素E　鈣

由新鮮豆腐冰凍而成的凍豆腐，營養成分不但不會在過程中流失，反而會因為脫去了水分，營養價值變得比等量的豆腐來得更高！除了優質蛋白至少超出豆腐5倍之外，還含有大豆異黃酮、抗氧化強大的維生素E、鈣質等豐富營養成分。

擁有肉類口感，卻有黃豆營養

大豆素肉

想吃肉時的好選擇

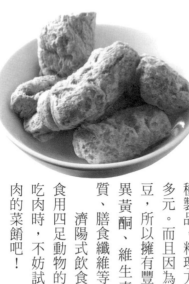

對這些癌症有效！

- ●乳癌
- ●前列腺癌
- ▲對其他癌症也有益

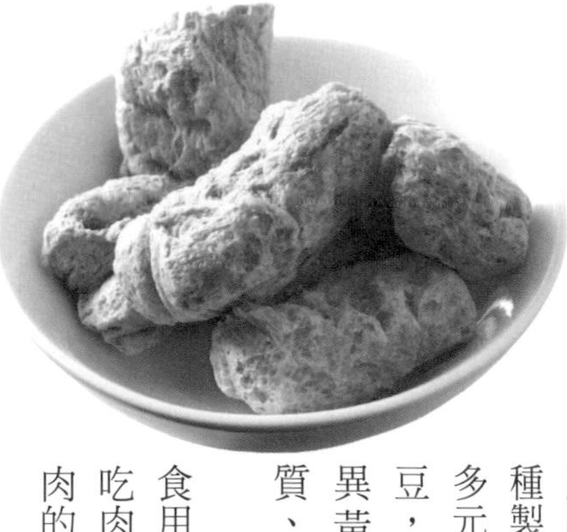

■明星營養素

大豆異黃酮

近似於肉類味道、口感的素肉，不僅被做成各種製品，料理方式也十分多元。而且因為原料是黃豆，所以擁有豐富的大豆異黃酮、維生素、礦物質、膳食纖維等等營養。

濟陽式飲食療法嚴禁食用四足動物的肉品，想吃肉時，不妨試試大豆素肉的菜餚吧！

含有大豆異黃酮，喝進豐富營養素

豆漿

完整保有黃豆的營養

對這些癌症有效！
- ●乳癌
- ●前列腺癌
- ▲對其他癌症也有益

■明星營養素
大豆異黃酮　皂苷

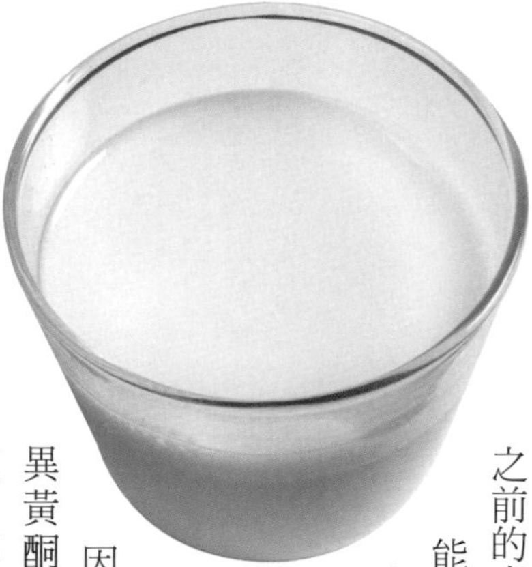

豆漿是黃豆變成豆腐之前的產物，光用喝的就能完整攝取到黃豆中的維生素、礦物質、鐵質等種種營養，非常值得推薦！建議每天都飲用豆漿，因為豆漿中的大豆異黃酮更容易被人體吸收，能有效對抗癌症，尤其是預防乳癌與前列腺癌。

維生素B群幾乎是豆腐的2倍

納豆

納豆菌具有抑制抗氧化物質的力量

抗癌重點
＋秋葵（黏液素）
↓血液循環加倍順暢

■明星營養素
大豆異黃酮　納豆激酶

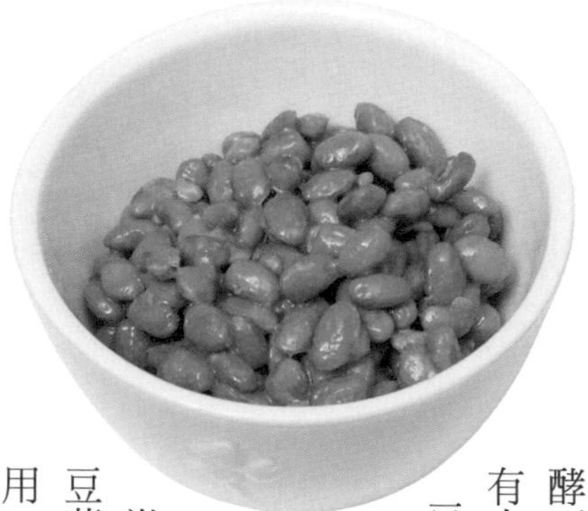

將黃豆利用納豆菌發酵而來的納豆，自然也含有大豆異黃酮等完備的黃豆營養。而且因為經過發酵的緣故，維生素B群含量會大幅提升至豆腐的2倍之多。而納豆的酵素、納豆激酶可以溶解血栓，納豆菌也有強力的抗氧化作用，營養價值極高。

只要少量，就能獲得黃豆的抗癌效果

腐皮

最能有效攝取皂苷成分

對這些癌症有效！

- ●乳癌
- ●前列腺癌
- ▲對其他癌症也有益

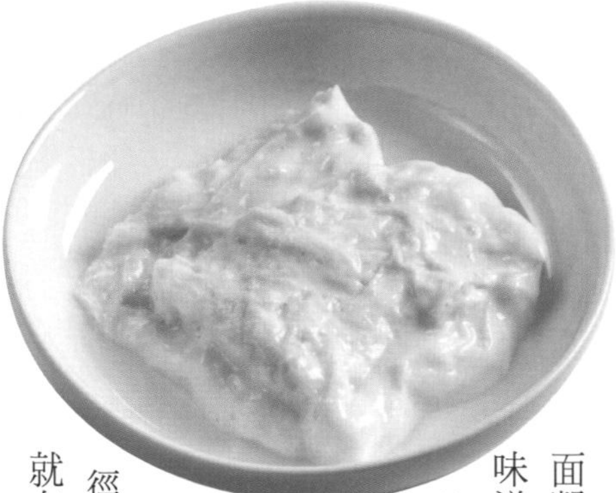

■明星營養素

大豆異黃酮　皂苷

豆漿加熱後，會在表面凝結一層薄薄的腐皮，味道清淡，卻凝聚了豆腐的大量營養。特別是可以預防動脈硬化與癌症的皂苷，因為飽含在煮黃豆時所產生的泡沫裡，所以透過腐皮攝取是最好的途徑。只要少少的份量，就有豐富的營養。

濃縮在黃色色素中的抗癌成分

薑黃

不易溶解於冷水中，建議飲用熱水泡成的薑黃茶

對這些癌症有效！

- ●大腸癌
- ●肺癌

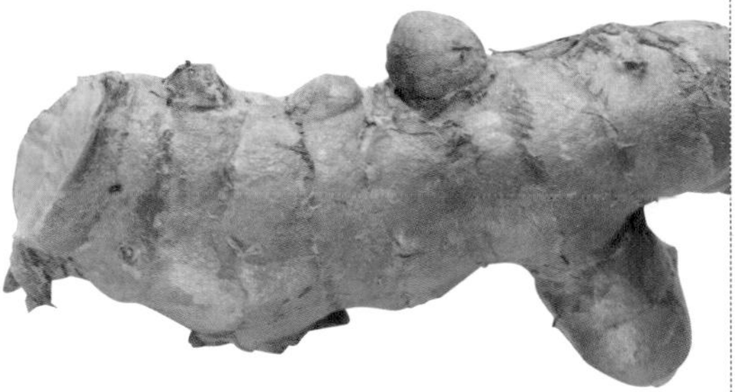

■明星營養素

薑黃素　萜烯　鎂　維生素E

常被使用在咖哩香料中的薑黃，又稱黃薑。形成黃色的薑黃素成分，屬於多酚類化合物，進入體內後，會轉化為抗氧化力更強的四氫薑黃素，能夠抗發炎、清除自由基。

除此之外，還具有可以強化肝臟功能、預防肺癌的效果。由於不易溶解於冷水中，建議用熱水沖泡成飲品。

辣椒素，能**強力殺菌、抗菌**

辣椒

利用辣味，增添料理豐富度

抗癌重點

＋酪梨（維生素E）

⬇預防動脈硬化

■明星營養素

辣椒素　β-胡蘿蔔素　維生素P

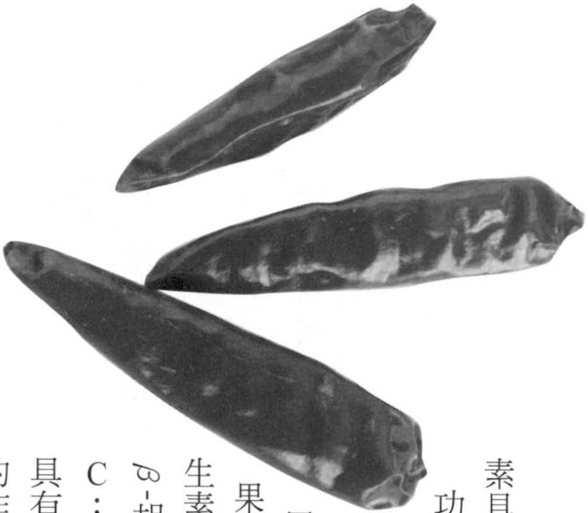

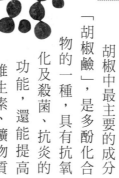

產生辛辣味道的辣椒素具有強大的殺菌、抗菌功能！而且適當添加一點辣椒增添菜餚風味，還能減少鹽巴的用量，達到抗癌的效果。除此之外，它的維生素含量也很豐富，包括β-胡蘿蔔素及維生素C；再加上維生素P，還具有能幫助維生素C吸收的作用。

抗氧化**胡椒鹼**，有效**抑制活性氧**

胡椒

善用胡椒，減少鹽分

抗癌重點

●使用前再研磨能夠減少氧化現象

■明星營養素

胡椒鹼

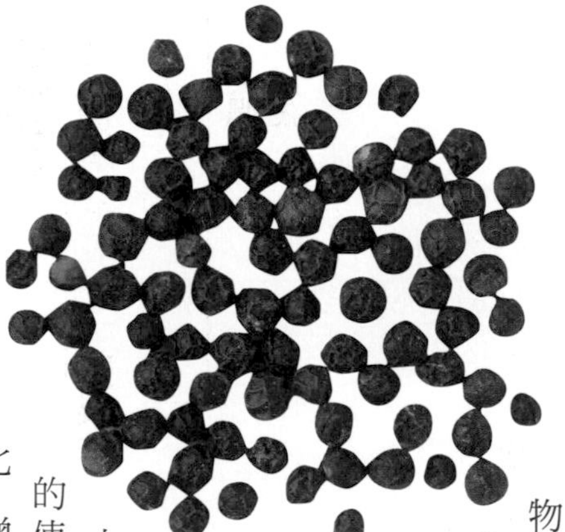

胡椒中最主要的成分「胡椒鹼」，是多酚化合物的一種，具有抗氧化及殺菌、抗炎的功能，還能提高維生素、礦物質的吸收率。雖然屬於需要酌量使用的辛香料，但稍微撒一點在料理上，可以減少鹽分的使用，還有促進消化、增強食慾的效果。

古羅馬人都愛用的**祕密香料**

肉桂

有抗氧化效果，中藥又稱「桂皮」

抗癌重點

＋蜂蜜
⬇強化免疫系統

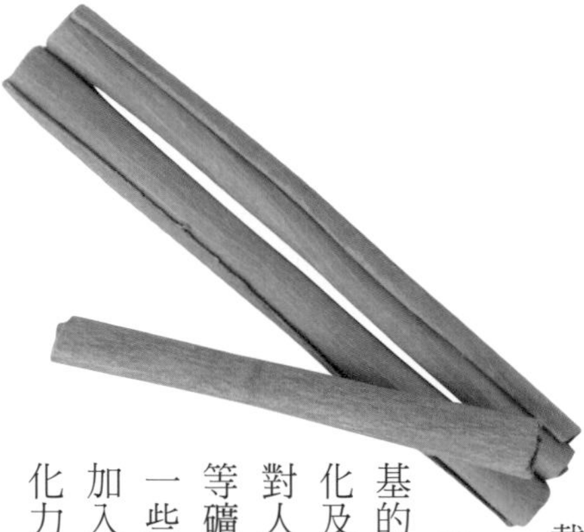

■明星營養素

丁香酚

肉桂是辛香料也是中藥材，在香料歷史上的記載非常悠久，它含有一種叫丁香酚的多酚物質，能清除自由基的毒性，有強力的抗氧化及抑菌作用。另外還有對人體非常重要的錳、鐵等礦物質。平時不妨多喝一些肉桂紅茶或在飲品中加入適量肉桂，增加抗氧化力。

薑烯酚、薑酮，連袂擊退癌症

生薑

使用前再磨成泥，效果佳

對這些癌症有效！

● 大腸癌
● 肺癌
▲ 對其他癌症也有益

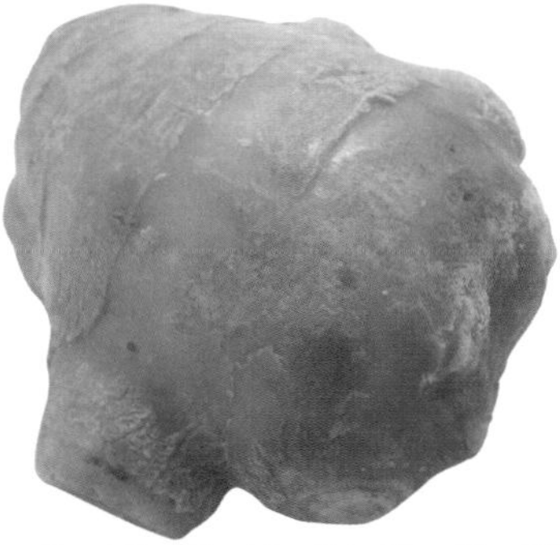

■明星營養素

薑烯酚　薑酮

生薑辣味成分中的薑烯酚和薑酮，都有很優異的抗發炎作用，可以阻止致癌物質合成，達到抑制癌症的效果；還有傑出的抗氧化能力，可以預防細胞DNA損傷，有效對抗癌症。飲食中適當地加入生薑，能夠透過其中的消化酵素促進消化，達到保護腸胃的效果。

促進檸檬酸循環暢通，有效抑制癌症

醋

殺菌、消除疲勞、促進消化

抗癌重點

● 加入醬油做成調味料，能夠有效降低鹽分

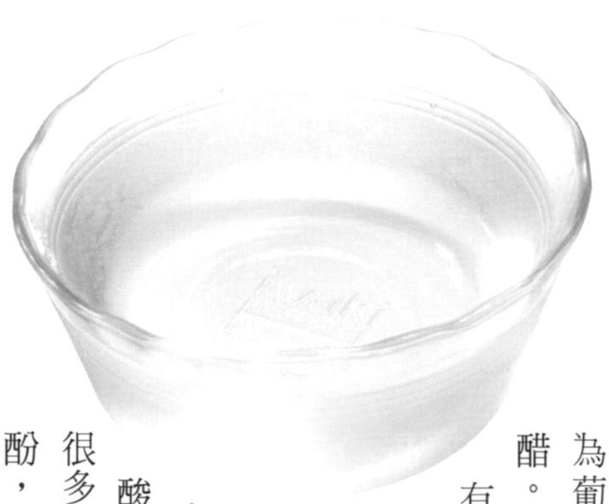

■明星營養素

檸檬酸

醋的種類很多元，日本以米醋為主，歐美則多為葡萄或蘋果製成的果醋。不管是哪一種，都含有大量檸檬酸等有機酸成分，可以讓檸檬酸循環更順利進行，有助於消除疲勞並促進消化。其中，又以黑醋的檸檬酸含量最高，還擁有很多抗氧化作用強大的多酚，有助於對抗癌症。

高居「抗癌食物金字塔」食材頂端的王者

大蒜

大蒜素，能抑制活性氧、遏止癌症

抗癌重點

● 盡可能磨成泥生食，以留住最完整的營養

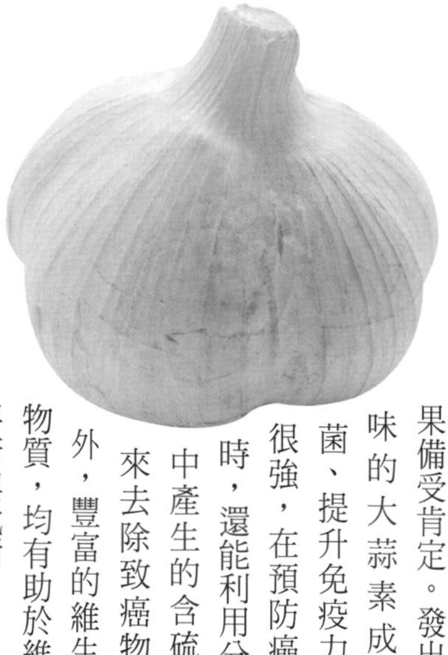

■明星營養素

大蒜素　硒

大蒜位居「抗癌食品金字塔」之首，其抗癌效果備受肯定。發出獨特氣味的大蒜素成分，殺菌、提升免疫力的作用很強，在預防癌症的同時，還能利用分解過程中產生的含硫胺基酸來去除致癌物質。此外，豐富的維生素及礦物質，均有助於維持人體平衡與代謝。

每天2大匙，增強免疫力

蜂蜜

滋補養身，需要慎選品質

對這些癌症有效！

- ●胰臟癌
- ●白血病
- ▲對其他癌症也有益

明星營養素

維生素K　檸檬酸

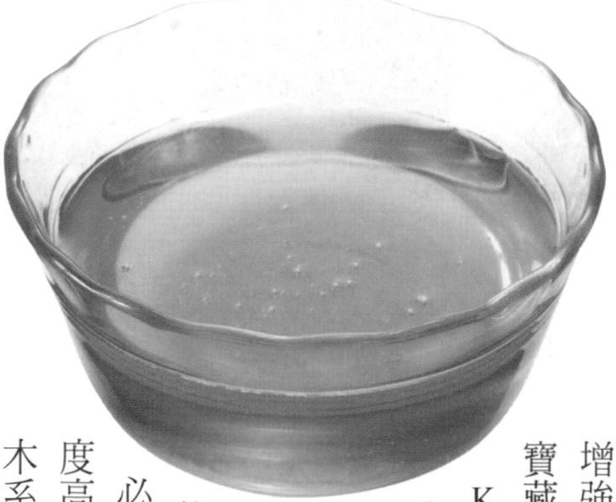

從古至今，蜂蜜都是增強免疫力食材裡的重要寶藏，含有豐沛的維生素K、礦物質、檸檬酸、琥珀酸等等。拌入優格中一起食用後，兩者相乘，提升免疫力的效果加倍！市面上的選擇眾多，但請務必慎選農藥影響低、純度高，而且品質優良的樹木系蜂蜜。

辣味成分能有效抗癌

山葵

增加消化液分泌、促進食欲

抗癌重點

- ●胃癌
- ＋使用前再磨泥
- ↓營養效果佳

明星營養素

異硫氰酸丙烯酯

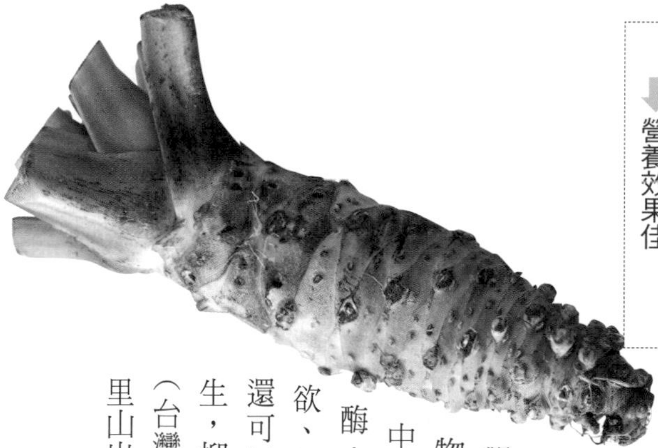

具有嗆辣氣味的異硫氰酸丙烯酯，在抗癌及殺菌方面的效用都很可觀，能有效預防食物中毒。此外，酵素中的超氧化物歧化酶，除了可以增進食欲、幫助消化吸收外，還可以避免活性氧的產生，抑制癌細胞的生長。（台灣可透過宅配購買阿里山出產的新鮮山葵根）

天然曬乾後，營養更濃縮

乾香菇

富含維生素D，可促進鈣質吸收

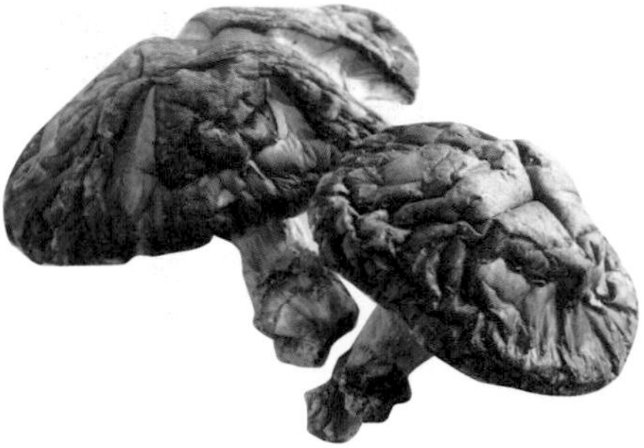

抗癌重點

＋黃豆（鈣質）

↓ 強健骨骼

明星營養素

β-胡蘿蔔素　香菇嘌呤

乾燥香菇完整濃縮了香菇中所含有的β-胡蘿蔔素，脫去水分後，與同等重量的鮮香菇相比，營養濃度更高。而且經過日曬、接觸紫外線後，原本的麥角脂醇會轉換成維生素D，幫助體內鈣質吸收。對於徹底實施減鹽策略的濟陽式飲食法來說，乾香菇熬煮的高湯，是很重要的調味幫手。

精胺酸能擴張血管，促進血液循環

柴魚片

請選擇減鹽的產品

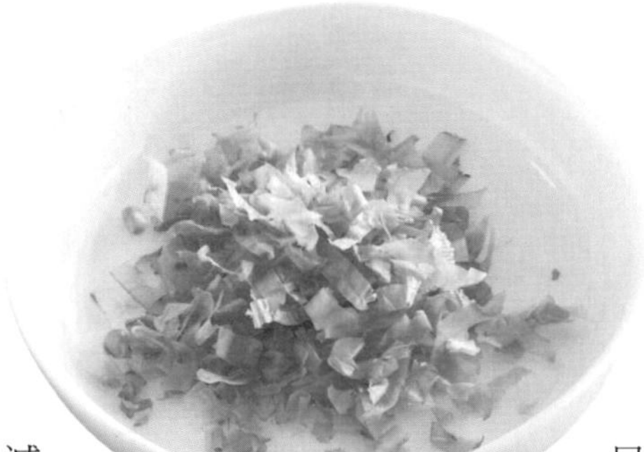

抗癌重點

● 落實減鹽生活的好幫手

明星營養素

精胺酸

大量蘊含在柴魚裡的甜味來源「肌苷酸」，不只可以活化全身的細胞，還是和細胞內DNA相關的物質原料。身為胺基酸一份子的精胺酸，還有擴張血管、增加血液循環順暢的功效。非常建議各位使用柴魚片來製作高湯，不但能使湯頭鮮美，還可以減少調味料的使用。

一次攝取大量植化素，有效抑制癌症

青汁

濃縮大量營養的「青色魔法」

對這些癌症有效！
- ●乳癌
- ●惡性淋巴腫瘤
- ●白血病
- ▲對其他癌症也有益

■明星營養素 植化素

想要戰勝癌症，就必須攝取大量的植化素！天然植化素主要蘊藏在黃綠色蔬菜中，因此，每天喝青汁是最有效率的攝取方法。雖然說最好自己親手製作，但要是真的很難辦到的話，也可以選擇營養素劣化程度較低的冷凍產品。（台灣目前僅能買到粉末狀產品）

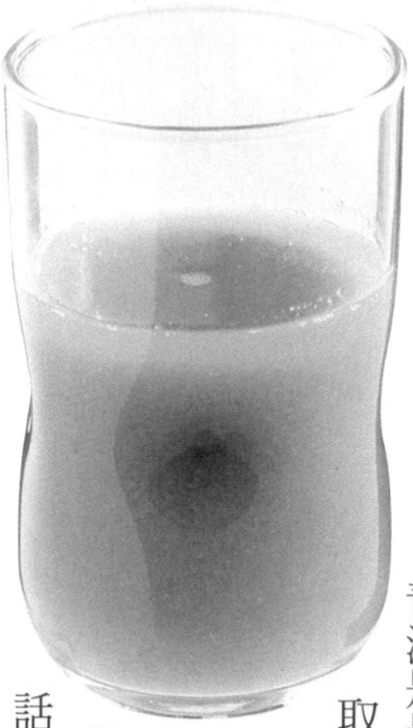

午後時光的飲品，也能抑制活性氧

紅茶

當中的類黃酮，抗氧化作用大

抗癌重點
- ●裝在密閉容器中並放置在陰暗處，可避免氧化，保留營養

■明星營養素 茶黃素

綠茶是未發酵的茶葉，烏龍茶屬半發酵，紅茶則是全發酵茶。這三者都含有充沛的兒茶素，抗氧化力很強。

雖然經過發酵後，紅茶中的兒茶素會聚合成茶黃素（仍屬於類黃酮的一種），但其抗氧化的能力並不會受到影響。午後來一杯紅茶，舒緩身心的同時還能促進抗氧化。

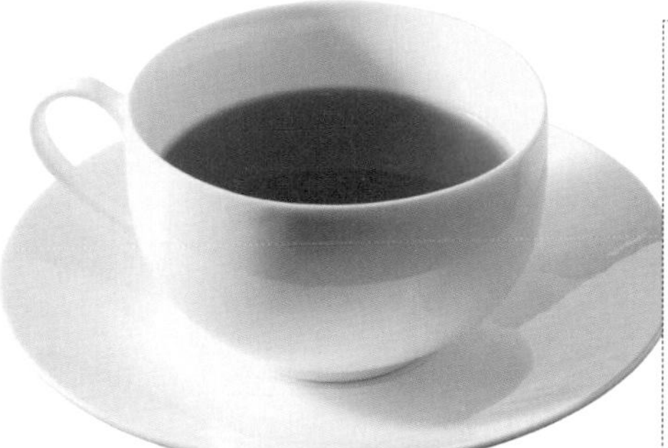

苦味成分，具抗氧化作用

咖啡

1天以3杯為限

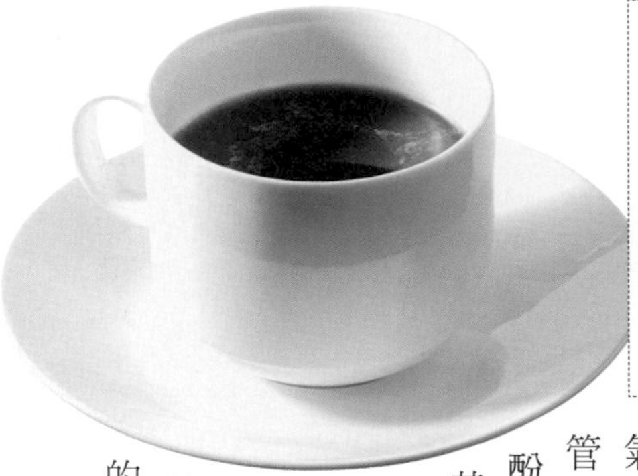

對這些癌症有效！

- ●大腸癌
- ●皮膚癌
- ▲對其他癌症也有益

■明星營養素

綠原酸

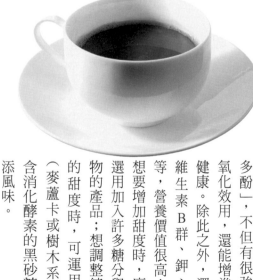

咖啡中的苦味和香氣，含有很多可保護心血管、抗氧化效果顯著的多酚成分，例如綠原酸，其含量甚至可與紅酒相匹敵。不過，還是要避免過量攝取，在濟陽式飲食療法中，一天以3杯為上限，並且盡可能挑選品質好的咖啡飲用。

豐富的多酚與高營養價值

可可（巧克力）

選用蜂蜜來添加甜度

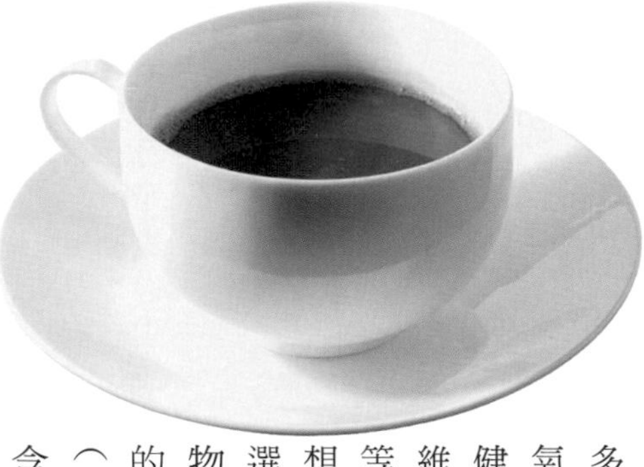

對這些癌症有效！

- ●大腸癌
- ●皮膚癌
- ▲對其他癌症也有益

■明星營養素

可可多酚

維生素B群

當中的植化素「可可多酚」，不但有很強的抗氧化效用，還能增進血管健康。除此之外，還含有維生素B群、鉀、鈣等等，營養價值很高！如果想要增加甜度時，應避免選用加入許多糖分與添加物的產品；想調整純可可的甜度時，可運用蜂蜜（麥蘆卡或樹木系），或含消化酵素的黑砂糖來增添風味。

濃縮營養的現榨果汁

果汁

連皮一起現榨現喝，營養不流失

抗癌重點

● 最好再加入兩顆萊姆

■ **明星營養素**

各種維生素　多酚

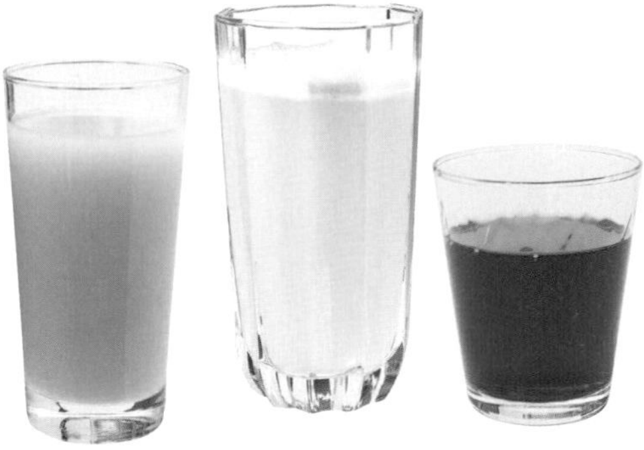

水果的維生素C及多酚含量都十分豐富，抗氧化能力卓越。但因為營養素多半聚集在果皮與果肉之間，所以連皮一同榨汁飲用，非常重要！

此外，由於營養會隨著時間流失，所以濟陽式飲食療法強調蔬果汁一定要現榨現喝，絕對不能使用市售的產品代替。

日常生活中，儘量避免接觸到活性氧

水

避免飲用自來水

抗癌重點

● 包含蔬果汁在內，每天最好攝取2.5公升的水分

■ **明星營養素**

各種礦物質

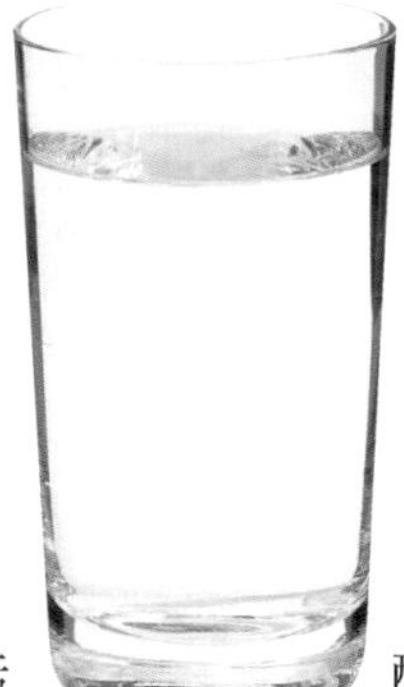

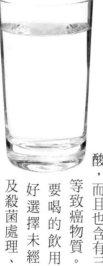

為了消毒，自來水中都會添加氯素。但氯素和水產生反應後，容易轉換成對身體有害的次亞氯酸，而且也含有三鹵甲烷等致癌物質。每天都要喝的飲用水，最好選擇未經過加熱及殺菌處理、純淨無污染的天然礦泉水。

每天飲用新鮮現榨的蔬菜汁

蔬菜汁

濟陽式飲食療法最根本的重點

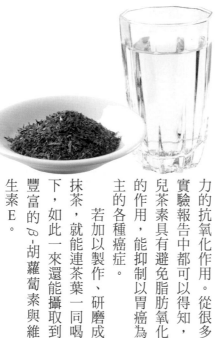

抗癌重點

+ 添加水果
↓ 依喜好調配口味

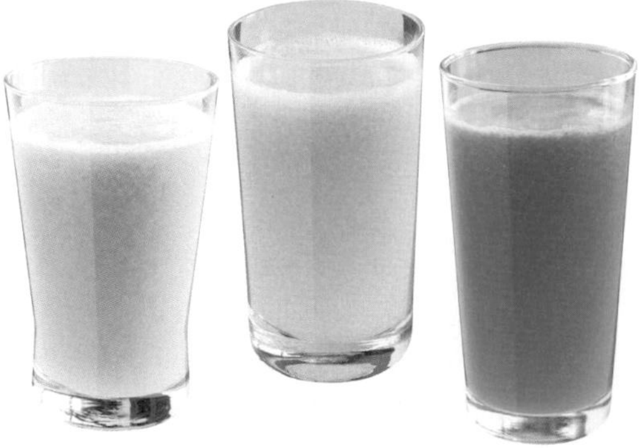

■明星營養素 各種植化素

抗癌飲食療法的關鍵之一，就是必須攝取大量、新鮮的植化素。雖然植化素大多包含在蔬菜裡，但直接吃蔬菜很難攝取到足夠的量。

為此，濟陽式飲食療法才會大力推薦蔬菜汁，讓大家能有效率地充分攝取營養素。請把目標訂在：每天都喝上1.5～2公升的蔬菜汁吧！

豐富兒茶素，抗氧化強度備受期待

綠茶

製成抹茶，連茶葉一起喝更有效

對這些癌症有效！

● 胃癌
▲ 對其他癌症也有益

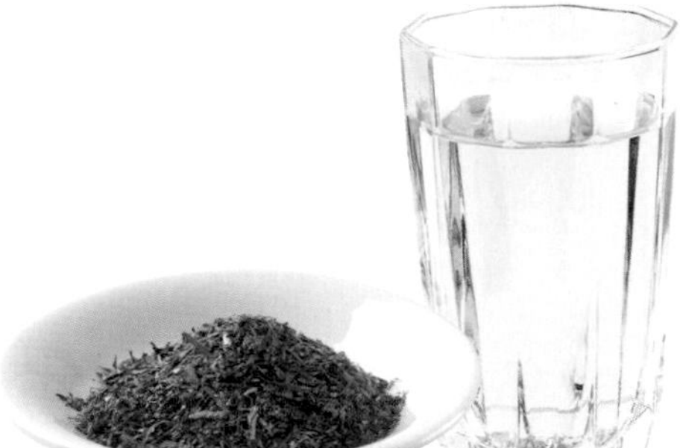

■明星營養素 兒茶素

綠茶中苦澀的兒茶素不只有殺菌功能，還有強力的抗氧化作用。從很多實驗報告中都可以得知，兒茶素具有避免脂肪氧化的作用，能抑制以胃癌為主的各種癌症。

若加以製作、研磨成抹茶，就能連茶葉一同喝下，如此一來還能攝取到豐富的β-胡蘿蔔素與維生素E。

身體冰冷的時候
就靠暖呼呼的湯品來大量攝取蔬菜！

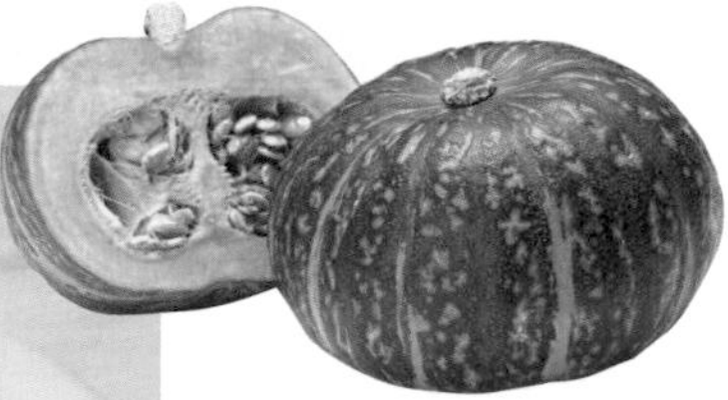

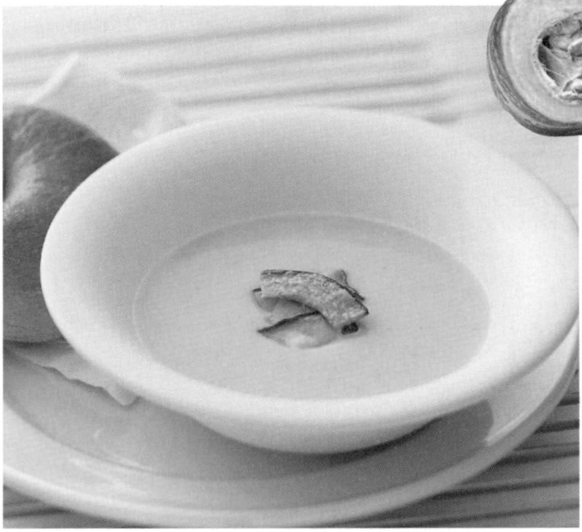

　　濟陽式飲食療法的基礎，就是要盡量大量攝取各式蔬菜、水果。但若光喝蔬果汁，體內環境容易變得寒冷，此時，我會建議大家飲用加入了豐富蔬菜的溫暖湯品。

　　除了使用一般鍋具熬煮之外，也推薦各位使用十分方便的「濃湯機」！只要把各式各樣切好的食材全部倒進去，大約30分鐘之後就可以享用濃稠、美味又有飽足感的湯品。尤其是對胃癌等患者、或是有咀嚼困難的人來說，能解決膳食纖維不易消化的問題。

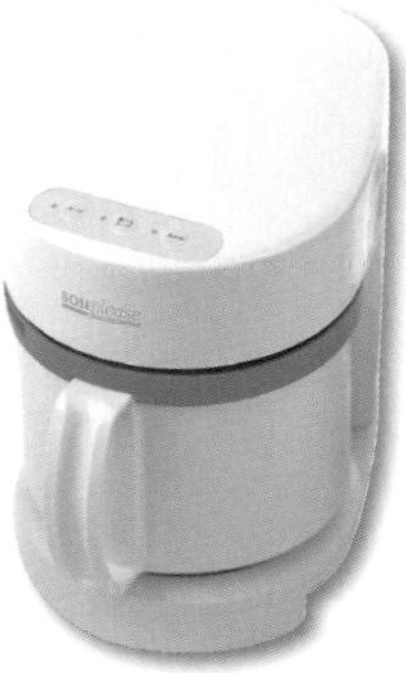

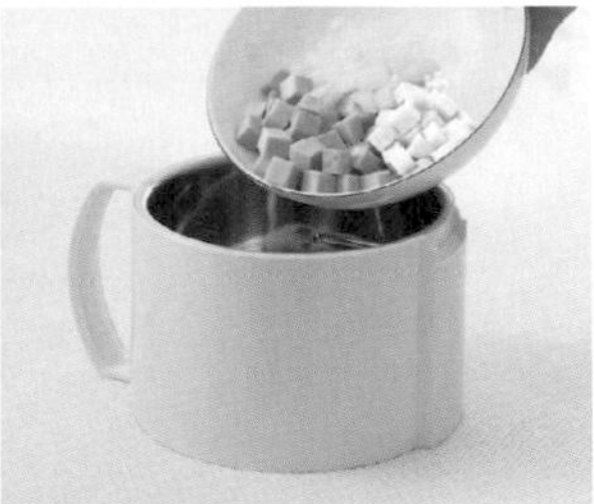

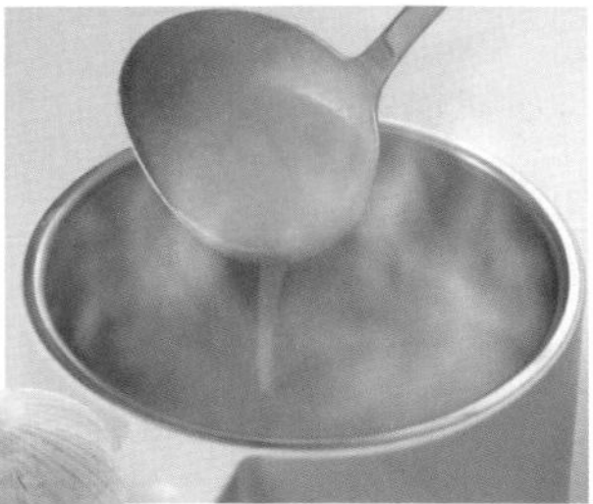

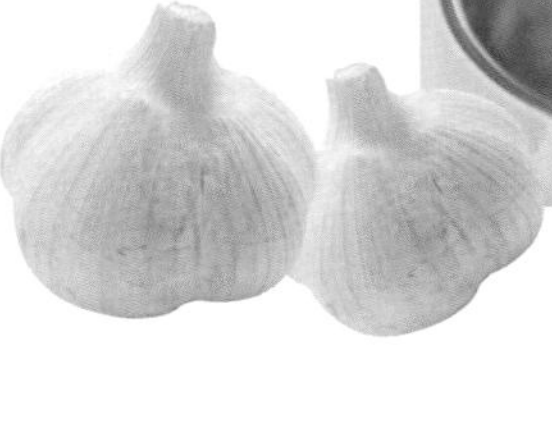

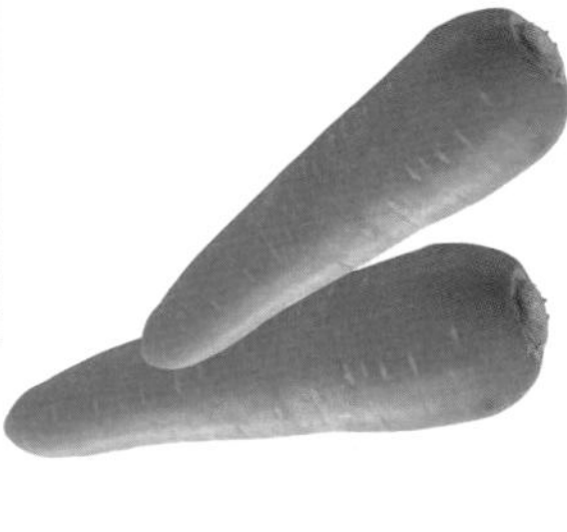

痊癒的人都這樣吃

有效攝取濟陽式食材
抗癌食譜

做法簡單、可長時間執行
精選抗癌食材在這裡！

抗癌！

富含茄紅素，抑制大腸癌

蘋果番茄蔬菜汁

（500cc）※服用抗癌藥劑的日子喝300c.c.

◎材料（1人份）

小松菜……………………… 40公克（1株）
青江菜……………………… 100公克（1株）
高麗菜……………………… 300公克（5片）
蘋果………………………… 250公克（1顆）
番茄………………………… 100公克（1顆）
紅甜椒……………………75公克（1／2個）
萊姆………………………… 200公克（2顆）

◎作法

❶ 所有材料清洗乾淨。
❷ 按照榨汁機的大小分別切好小松菜、青江菜及高麗菜。
❸ 蘋果取下蘋果芯；番茄去蒂；紅甜椒去籽；萊姆剝除外皮；以上果肉均切成適當大小。
❹ 將全部材料倒入榨汁機中，榨好的果汁倒入玻璃杯即可飲用。

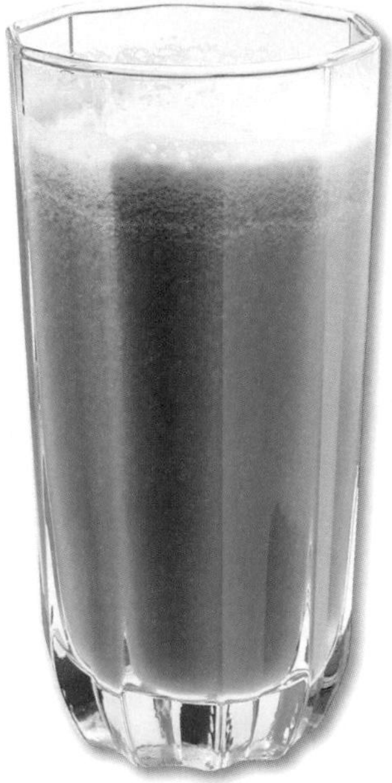

115kcal　脂肪：0.6g／鹽分:0.0g

※營養價值以榨成汁後計算

抗癌！

利用黃綠色蔬菜的胡蘿蔔素，擊退肺癌

營養滿分的番茄蔬果汁

（400～450cc）

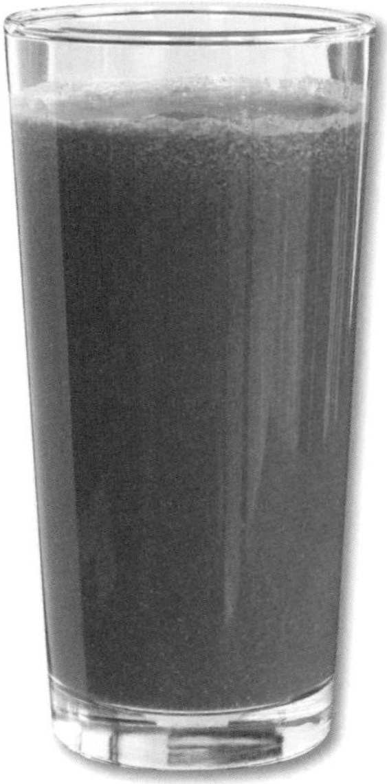

114kcal 脂質：0.8g／鹽分：0.0g

※營養價值以榨成汁後計算

◎材料（1人份）

番茄……………………………100公克（1顆）
蘋果………………………60公克（1／4顆）
萊姆……………………………100公克（1顆）
高麗菜…………………125公克（1／8顆）
紅蘿蔔…………………………200公克（1根）
紅甜椒…………………………150公克（1個）
青花菜……………………60公克（1／4顆）
小松菜……………………………80公克（2株）

◎作法

❶ 所有材料清洗乾淨。
❷ 番茄去蒂；蘋果取出蘋果芯；萊姆去皮；以上與其餘所有蔬菜均配合榨汁機尺寸各自切成適當大小。
❸ 將所有材料倒入榨汁機，榨成蔬果汁後倒進玻璃杯即可飲用。

抗癌！

豐富褐藻素，增強免疫力

昆布根水

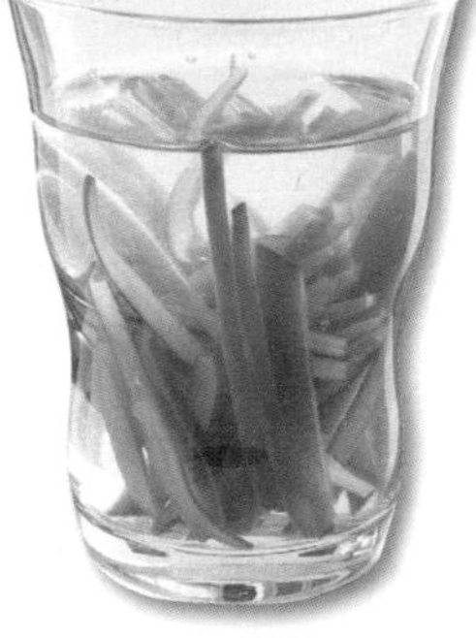

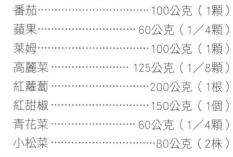

7kcal 脂質：0.1g／鹽分：0.3g

◎材料（1人份）

昆布根…………………………1根（約5公克）
水……………………………………………180c.c.

◎作法

❶ 將昆布根放入水中，浸泡一晚。
❷ 隔天早上喝掉昆布根水後，再將昆布切成適當大小烹調食用。

抗癌！營養滿點，有效清除癌細胞！

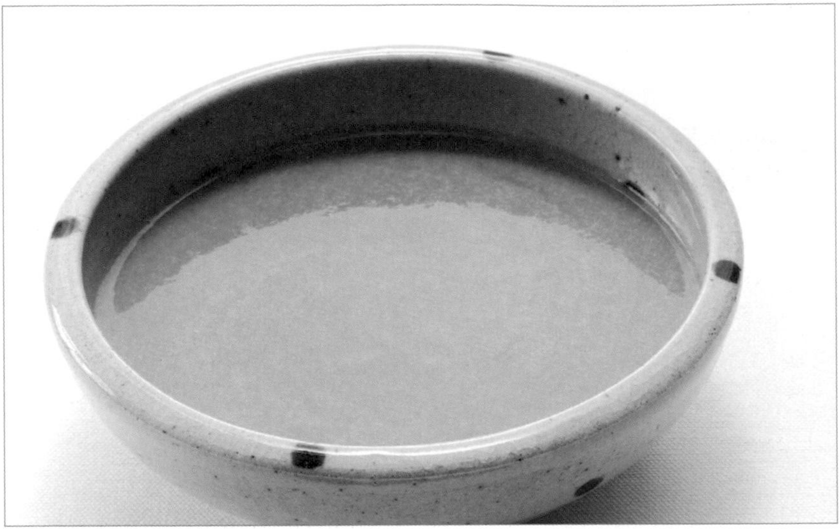

菠菜馬鈴薯濃湯

◎材料（1人份）

菠菜……………………………50公克
洋蔥……………20公克（1／8顆）
馬鈴薯…………………………25公克
水………………… 100ml（1／2杯）
豆漿……………… 100ml（1／2杯）
月桂葉……………………0.1g（1片）
DIY減鹽洋風調味料………… 少許

84kcal　脂質：2.3g／鹽分：0.1g

●DIY減鹽洋風調味料

材料・作法（1人份）

將適量的低鈉鹽、乾燥迷迭香及香菇粉混合，事先做好隨時就能用、很方便。

◎作法

1. 所有蔬菜材料清洗乾淨。
2. 菠菜根部切除約3公分；洋蔥去皮、切成半圓狀；馬鈴薯削皮，切成4等份，入滾水汆燙，撈出。
3. 鍋中倒入②及月桂葉、水，以中火煮至食材變軟。
4. 取出月桂葉，其餘放入食物調理機中打成泥狀，再倒回鍋中。
5. 加入豆漿，加熱至即將沸騰前熄火，依喜好添加減鹽洋風調味料即可。

抗癌！輕鬆攝取！黃綠色蔬果含有豐富多酚

清蒸什蔬

◎材料（1人份）

南瓜……………………20公克（1切片）
地瓜……………………20公克（1切片）
紅蘿蔔…………………20公克（1切片）

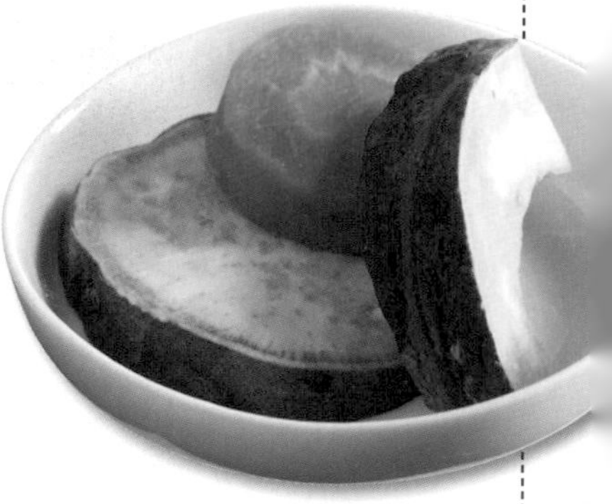

◎作法

❶ 所有材料外皮仔細清洗乾淨後，放入盤中。

❷ 用保鮮膜包覆好，放進微波爐加熱至熟即可。

47kcal	脂質：0.1g／鹽分：0.0g

抗癌！發揮大蒜素的抗癌威力

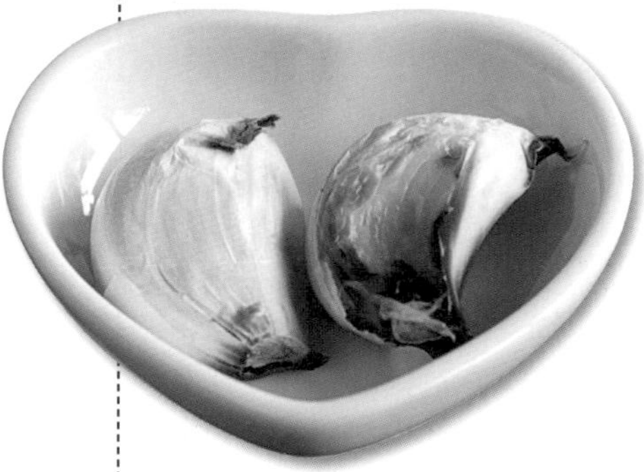

香烤大蒜

◎材料（1人份）

大蒜（國產）……………………2瓣

◎作法

❶ 大蒜清洗乾淨，擦乾水分，放在烤網上直接帶皮入烤箱烘烤。

❷ 烤至稍微有點燒焦後翻面，再以小火慢烤至微焦即可。

12kcal	脂質：0.1g／鹽分：0.0g

抗癌！ 替代主食也OK的健康食材

烤地瓜

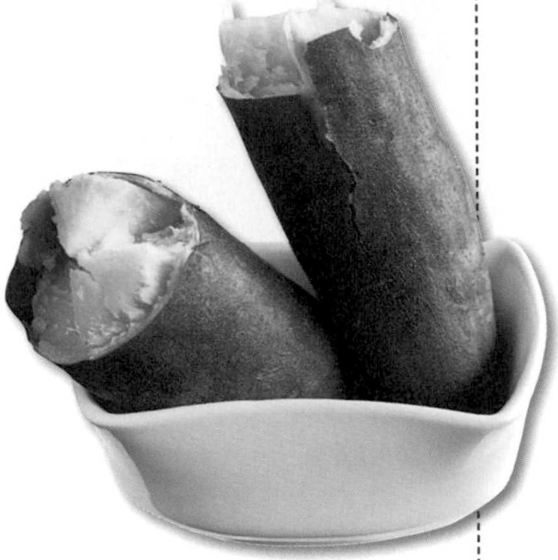

◎材料（1人份）

地瓜……1根

◎作法

❶ 地瓜清洗乾淨，連皮直接用鋁箔紙包裹起來。

❷ 將步驟①中的地瓜放進小烤箱中烤熟或入電鍋蒸熟即可。

178kcal 脂質：0.3g／鹽分：0.0g

抗癌！ 活用含有芝麻素等充沛抗氧成分的芝麻

芝麻拌菠菜

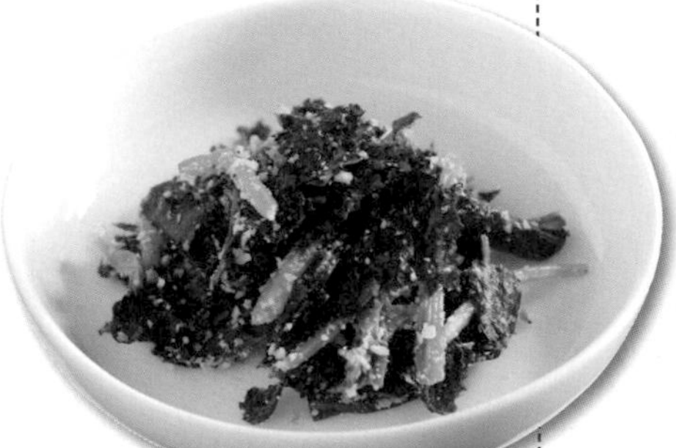

◎材料（1人份）

菠菜……1株

白芝麻……1小匙

原味海苔……1小片

◎作法

❶ 菠菜洗淨，放入滾水汆燙，撈出、濾除水分，切長約3公分的小段。

❷ 白芝麻下鍋乾煸炒香；海苔撕成條狀。

❸ 均勻混合①、②即可。

23kcal 脂質：1.4g／鹽分：0.0g

抗癌！米醋中的檸檬酸，可增強免疫力

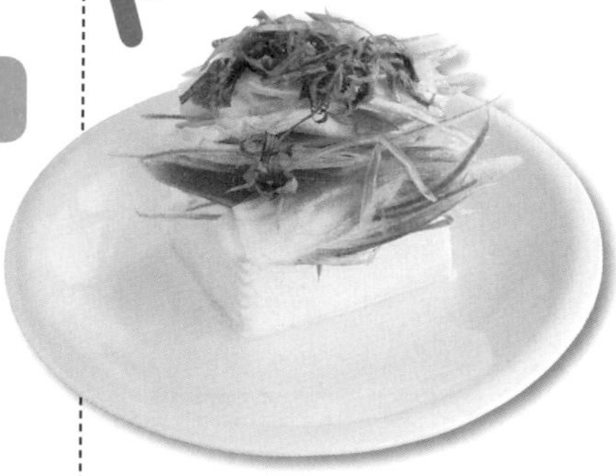

香料涼拌豆腐

◎材料（1人份）

涼拌豆腐……………………75公克（1／4塊）
青紫蘇……………………………1公克（1片）
蘘荷……………………………20公克（2顆）
米醋……………………………5公克（1小匙）

◎作法

❶ 涼拌豆腐對半切開，盛入盤中。
❷ 青紫蘇洗淨、切絲；蘘荷洗淨、切薄片。
❸ 豆腐放上②，淋上米醋即可。

59kcal　脂質：3.2g／鹽分：0.0g

抗癌！豐富褐藻素，誘導癌細胞自動凋亡

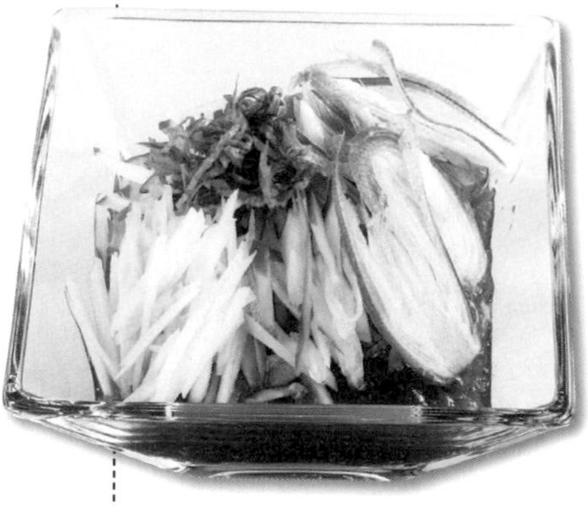

海髮菜醋物

◎材料（1人份）

海髮菜……………………………………50公克
青紫蘇……………………………1公克（1片）
生薑………………………………5公克（1切片）
蘘荷……………………………10公克（1顆）
小黃瓜…………………………50公克（半條）
米醋……………………………30公克（2大匙）

◎作法

❶ 所有蔬菜材料洗淨。
❷ 生薑削皮，與青紫蘇、小黃瓜均切絲；蘘荷切薄片。
❸ 將海髮菜倒入小碗中，放上②後淋上米醋即可。

26kcal　脂質：0.1g／鹽分：0.1g

抗癌！

補充β-葡聚醣，強力抗腫瘤

大蒜炒舞菇

◎材料（1人份）

舞菇………… 25公克（1／4小包）
洋蔥………………50公克（1／4顆）
大蒜………………………5公克（1片）
生薑………………………5公克（1片）
豆芽菜 …………200公克（1小包）
芝麻油 ……………4公克（1小匙）

◎作法

❶ 所有蔬菜材料洗淨。
❷ 舞菇剝成小塊；洋蔥切成半圓形狀；大蒜去皮、切薄片；生薑去皮、磨泥。
❸ 平底鍋中放入步驟②全部材料及豆芽菜，加鍋蓋後開火蒸燒。
❹ 待蔬菜熟軟後，沿鍋緣倒入芝麻油即可裝盤。

93kcal 脂質：4.5g／鹽分：0.0g

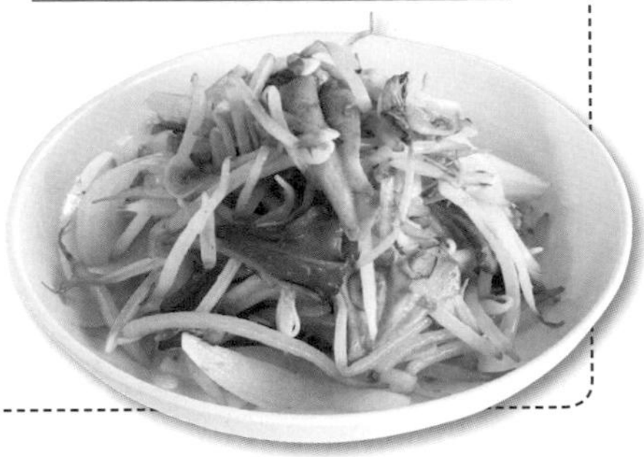

抗癌！

富含纖維、酵素，幫助消化

納豆佐魩仔魚蘿蔔泥

◎材料（1人份）

魩仔魚乾………………………… 5公克
納豆………………… 50公克（1盒）
蘿蔔泥 ……………………………60公克

◎作法

❶ 鍋中加水煮沸，放入魩仔魚汆燙去除鹽分後，再撈起、瀝乾。
❷ 納豆攪拌至出現黏性後，放上①及蘿蔔泥即可。

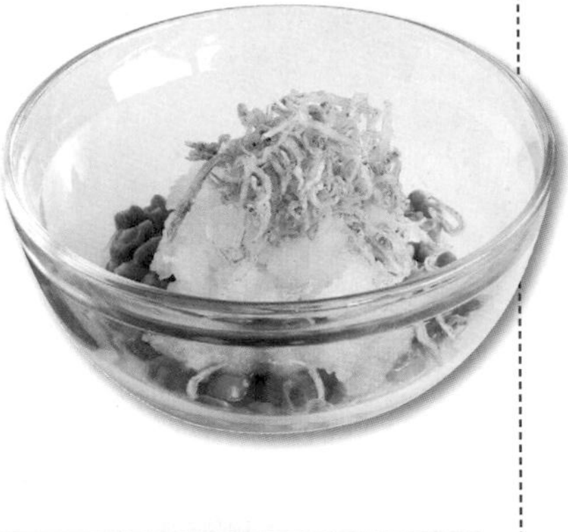

116kcal 脂質：5.1g／鹽分：0.2g

抗癌！鮭魚蝦紅素，提升免疫力

炒鮮蔬佐鮭魚

◎材料（1人份）

生鮭魚…………60公克（1切片）
香菇…………………10公克（1朵）
高麗菜……………30公克（半片）
青辣椒………………15公克（3根）
橄欖油………2公克（1／2小匙）
檸檬……………15公克（1／6顆）

118kcal 脂質：4.7g／鹽分：0.1g

◎作法

❶ 生鮭魚洗淨，擦乾水分，放入烤箱烤熟。
❷ 所有蔬菜洗乾淨；香菇對半切開；高麗菜切成一口大小；檸檬切小片。
❸ 平底鍋加熱，倒入橄欖油，煸炒所有蔬菜。
❹ 烤鮭魚與炒熟蔬菜盛盤，再放入檸檬片即可。

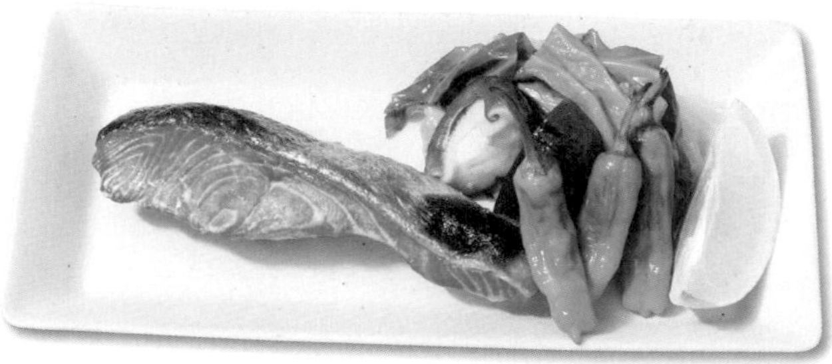

抗癌！摧毀自由基，抗氧化活性升級

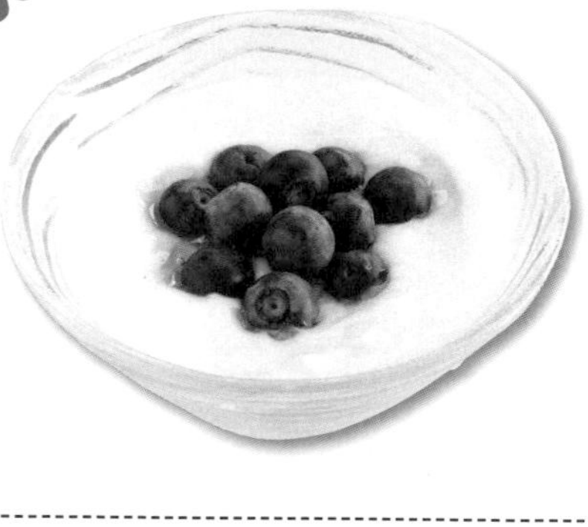

藍莓優格

◎材料・作法（1人份）

❶ 藍莓清洗乾淨，擦乾水分。
❷ 將優格（200g）倒入小碗中，淋上1大匙蜂蜜（21g），擺上藍莓（20g）。

196kcal 脂質：6.0g／鹽分：0.2g

抗癌！ 加入芋頭，就能增強免疫力！

根莖蔬菜咖哩

◎材料（1人份）

芋頭……60公克
牛蒡……20公克（1／9根）
紅蘿蔔……30公克
白蘿蔔……30公克
昆布……1公克
乾香菇……2公克（1朵）
水……200毫升（1杯）
雞里肌……50公克（1條）
洋蔥……40公克（1／4顆）
糙米飯……70公克
減鹽醬油……3公克（1／2小匙）
酒……1小匙
咖哩粉……4公克（2小匙）

◎作法

❶ 所有蔬菜材料清洗乾淨。
❷ 鍋中放入水、昆布、乾香菇後開火，煮至沸騰前取出昆布，即成高湯；香菇先切絲備用。
❸ 芋頭、牛蒡去皮，切成2公分塊狀；紅、白蘿蔔去皮，切成3公分長方形。
❹ 雞里肌肉放入滾水汆燙至變白後，剝成雞絲狀；洋蔥去皮、切薄片。
❺ 將步驟③的材料加入②中燉煮到變軟，加入減鹽醬油、酒，再倒入步驟④材料及咖哩粉燉煮入味。
❻ 糙米飯盛入盤中，淋上燉煮完成的蔬菜雞肉咖哩即可。

282kcal 脂質：2.0g／鹽分：0.4g

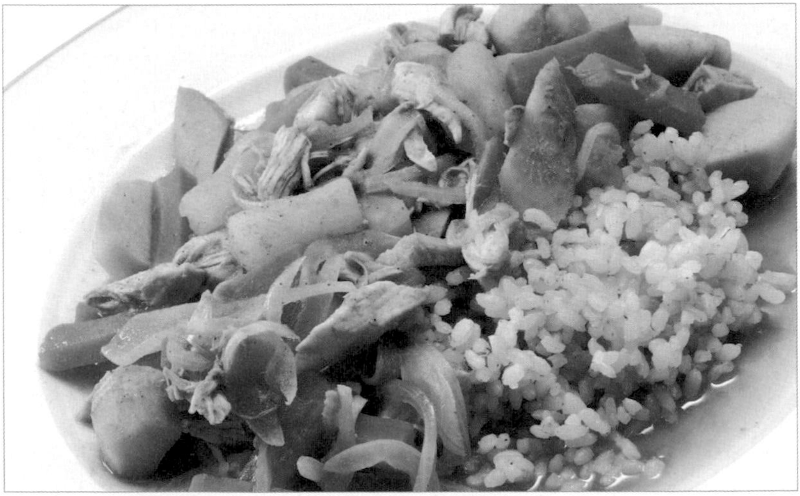

7 位從發病到改善的患者實例

濟陽式飲食療法
創造奇蹟的抗癌實例

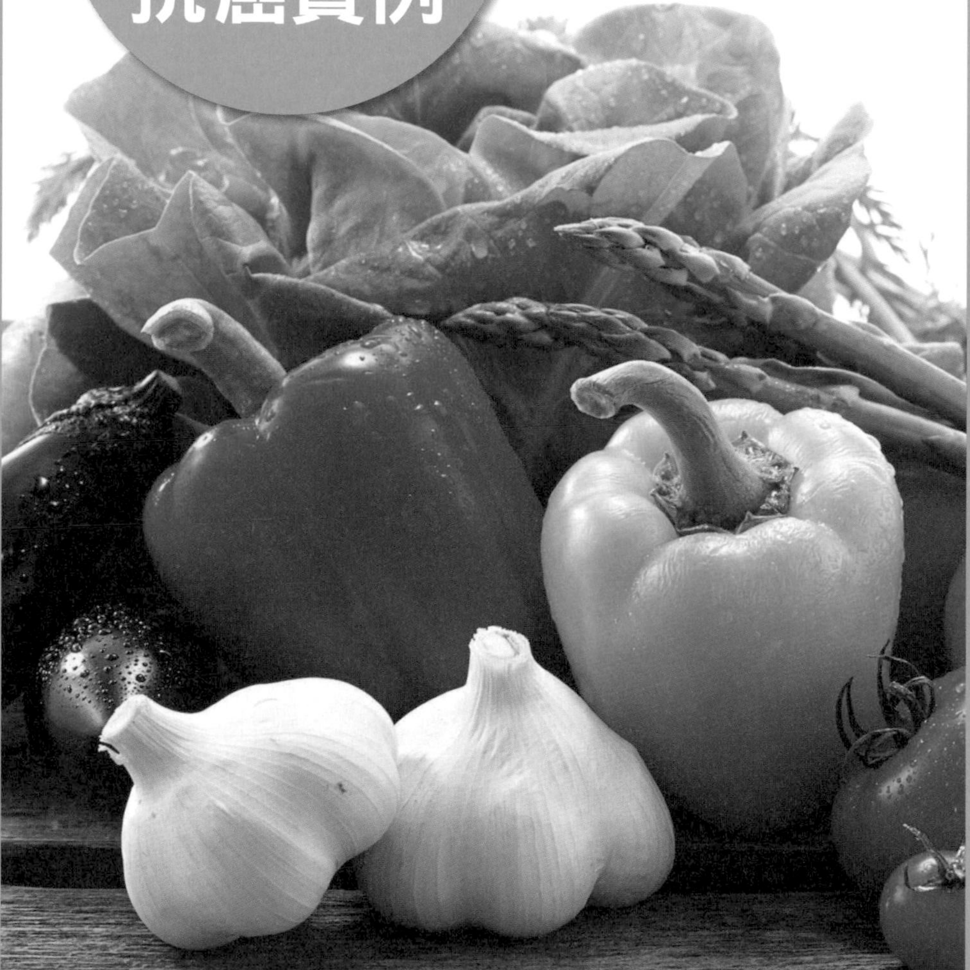

1

惡化中的直腸癌

6.3公分的惡性腫瘤消失了！

55歲・家庭主婦

●發病到痊癒：6個月

因為骨盆浸潤而無法開刀的直腸癌，靠著化療與飲食療法，就此好轉！

這名患者在2010年7月被診斷出患有直腸癌時，腫瘤已擴張到6.3公分，且因伴隨骨盆浸潤，沒有辦法進行開刀，而患者對放射性治療又難以適應，最後演變成只能依靠抗癌藥劑（化療）的局面。

她轉診到我們醫院來時差不多是11月，當時已接受化學治療2個月左右，從PET（正子電腦斷層掃描）中也看得出腫瘤已經縮小約4公分。但話雖如此，還是不能掉以輕心！

我建議這位患者在化療的同時，也能夠一併進行飲食療法，並給了她許多包含食材在內的詳盡建議。回想11月到我們醫院來時，這位病患的CEA（癌胚抗原）指數為51，但等到12月時卻已降到12.7，2月後甚至達到標準值內的2.4。而且，不管是MRI（核磁共振）、CT（電腦斷層）、PET、內視鏡或細針穿刺切片，都不再診斷出癌症的跡象。

雖然她在2012年時因CEA指數稍稍上升而施行了腹腔鏡手術，但現在依然持續進行著飲食療法，復原情況十分良好。

擴散到骨盆的腫瘤在半年內完全消失！

擴大到6.3公分的腫瘤，在化療與飲食療法的配合下，半年內即不見蹤影。

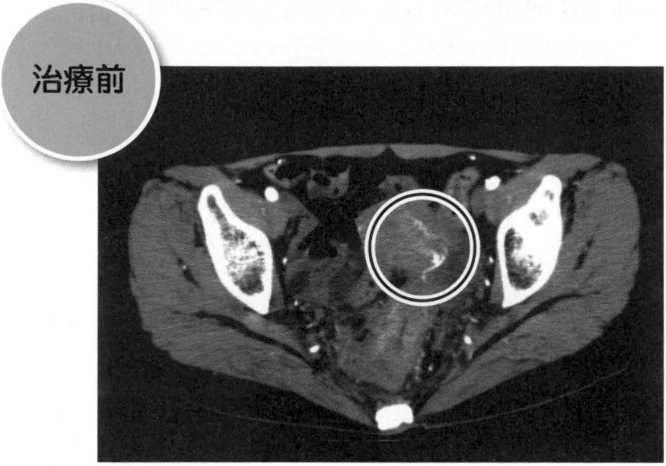

可以看到骨盆中直腸的腫瘤已經擴大到6.3公分

●CEA指數（癌胚抗原）的變化（括號內為標準值）

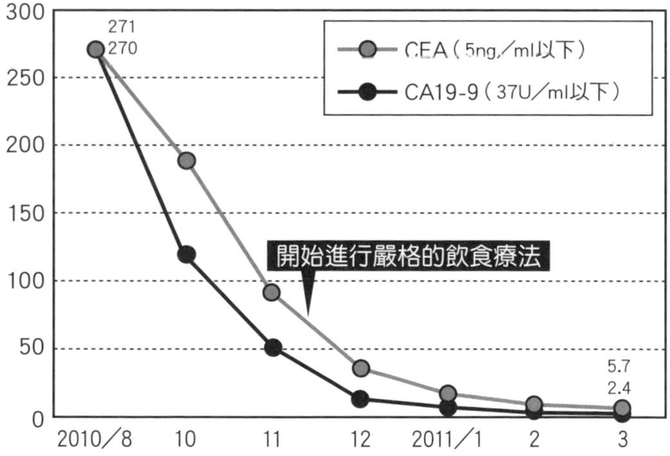

發病時過高的癌胚抗原（CEA,CA19-9），
6個月之後全部都恢復至正常範圍

2

轉移至肝臟、淋巴結的胃癌

被宣告僅剩一年壽命，最後竟戰勝癌症！

55歲・自由業

●發病到痊癒：3年

本來無法動手術的四期胃癌，靠「飲食療法＋化療」雙管齊下，進行手術後痊癒！

患者發現自己罹患胃癌是在2009年的8月，隨後旋即住進癌症中心接受治療。經過精密的檢查後，證實癌症已經轉移到肝臟和淋巴結，無法施行手術切除。當時的主治醫生甚至告訴他，在這種情況下的平均剩餘壽命只有短短的13個月！

後來這名病患在住院時期，因緣際會下讀到我以前的著作，自己開始獨力進行飲食療法。

10月時，他來到我們的醫院進行PET檢查，我當時強烈建議他，在癌症中心做化療時，也能同時持續維持飲食療法。到了11月，所有患部都開始出現縮小的跡象，隔年3月肝臟轉移消失，再隔一年的10月，連淋巴結轉移的問題也解決了。

癌症轉移的現象消失後，患者終於得以在2012年9月接受全胃摘除手術，切除所有病體。能夠達成這樣的結果，一切都要歸功於這位患者嚴守濟陽式飲食療法的8大原則，並且認真接受治療的努力。

靠著化療與飲食療法，腫瘤縮小了

2009年8月發現胃癌腫瘤時，已成長到6公分左右，甚至轉移到肝臟和淋巴結，無法透過手術切除。

在接受化療和飲食療法2年後，不僅胃部的腫瘤縮小至1／4，肝臟和淋巴結的轉移現象也已經消除（2011年11月），因此得以接受手術治療。

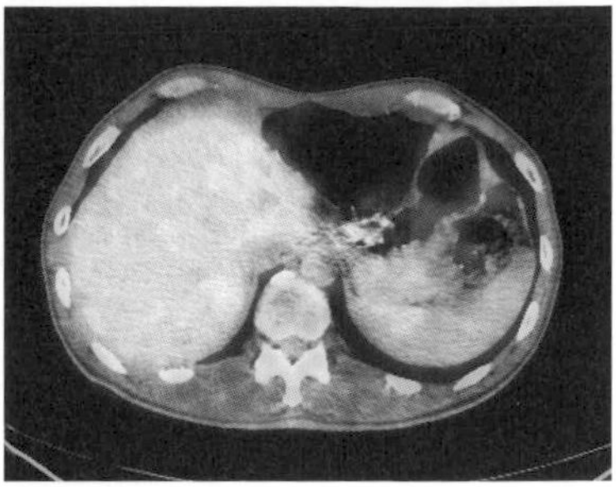

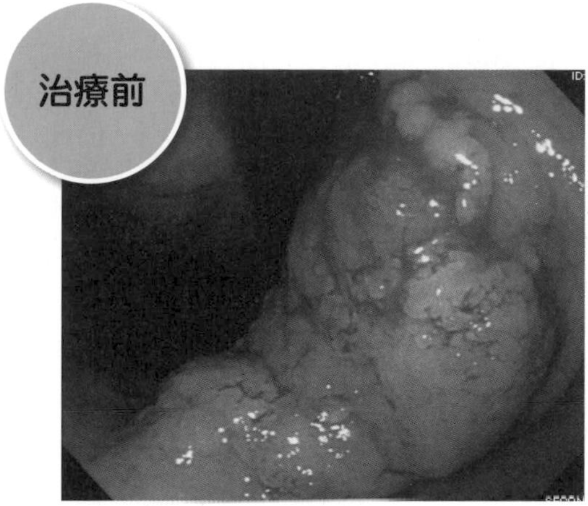

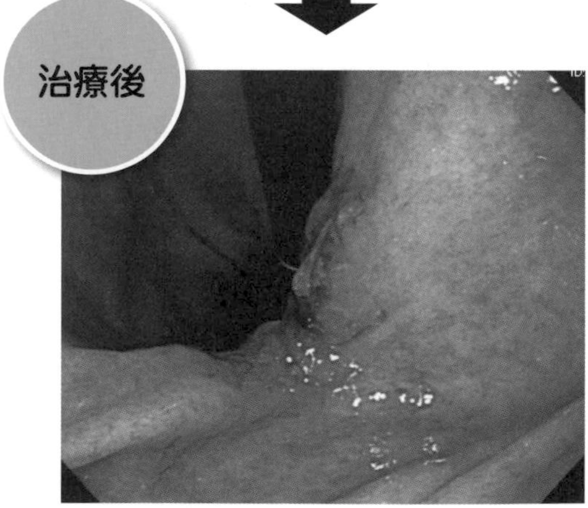

3

三度復發的卵巢癌

即使不斷復發，依然有痊癒的機會

66歲・美容院經營者

●三度復發後至痊癒：20個月

開刀三次都無法降低的腫瘤指數，進行飲食療法後，下降到標準範圍內

患者在1998年3月時，因罹患卵巢癌，開刀將卵巢、子宮全部摘除。本以為這樣就一勞永逸，沒想到竟在2004年再度復發，只好再動手術摘除部分骨盆淋巴結。

此後雖然又持續接受化療至2005年，但其CEA指數（癌胚抗原）卻老降不下來，到2006年時竟第三度復發！畢竟化療的療效有限，這名患者後來經人介紹，到我們醫院來接受治療。

2010年2月，這位病患到醫院來時，腫瘤指數（CA125）約是71，遠遠超過標準值。我當時心想，這名患者若要避免往後再度復發，勢必得從日常生活習慣開始矯正，於是建議她開始實行飲食療法。

當她開始以糙米為主食，而且每天毫不間斷地飲用蔬果汁後，她的腫瘤指數總算開始漸漸下降。20個月後，終於達到標準值內的24，至今未再復發。

再三發病的卵巢癌症狀，也能改善

此名患者罹患卵巢癌後，即接受根治性全切除手術，沒想到經過6年又在骨盆處復發再次摘除患部並做化療後，卻又第三度復發（CA125指數71）。但就在展開飲食療法為主的生活後20個月，指數漸趨正常化。

治療前

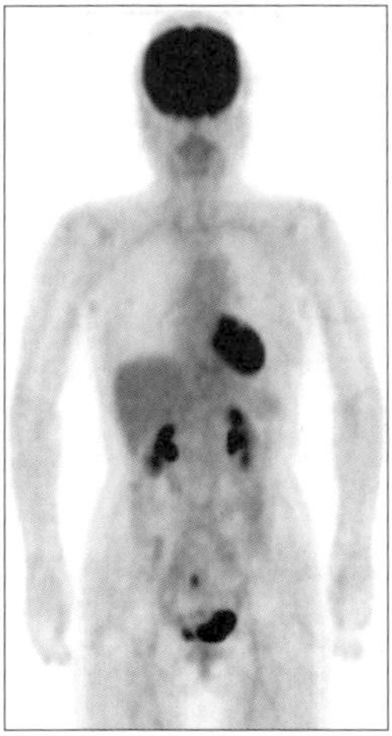

2006年12月4日骨盆內直徑1公分的腫瘤

治療後

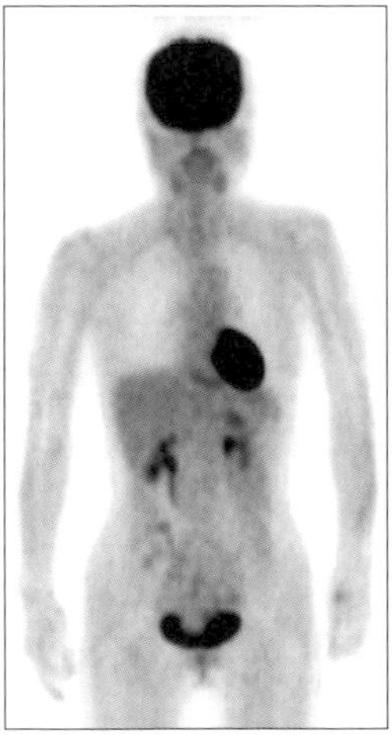

2011年2月痊癒

4

病毒型肝細胞癌

憑藉飲食療法控制住病情

75歲・公司經營者

●發病到痊癒：3年

難以治療的C型肝炎所引發的癌症，藉由飲食療法，成功遏止！

這位患者在2004年時就得過中咽頭癌，當時雖然進行化療治好了，卻未料到2009年時又罹患了肝細胞癌。雖然開刀2次，但並沒有完整清除病體，仍殘留了一些無法切除的患部。當時這位病患在讀過我的著作之後，也開始自己實行飲食療法。2012年6月到我們醫院治療前，他的腫瘤指數大約是400上下。

肝細胞癌大部分都是因病毒性肝炎所引起，猜想這位病患可能是在年輕時因輸血感染了C型肝炎。再加上肝臟已經受過病毒的侵害，所以在癌症當中是屬於較難治療的類型。不過，在持之以恆的飲食治療下，成功降低病毒量的往例也不算少。決定進行飲食療法，可以說是相當正確的選擇。

自從6月開始實施完整的飲食療法後，他的腫瘤指數就降到標準值的11以下，而現在肝臟中也只剩下約1公分左右的病體。

腫瘤指數的變化

從下方圖表中可以明顯看出，開始實施飲食療法後，肝臟癌的腫瘤指數產生劇烈的變化，直直降到正常標準範圍內。

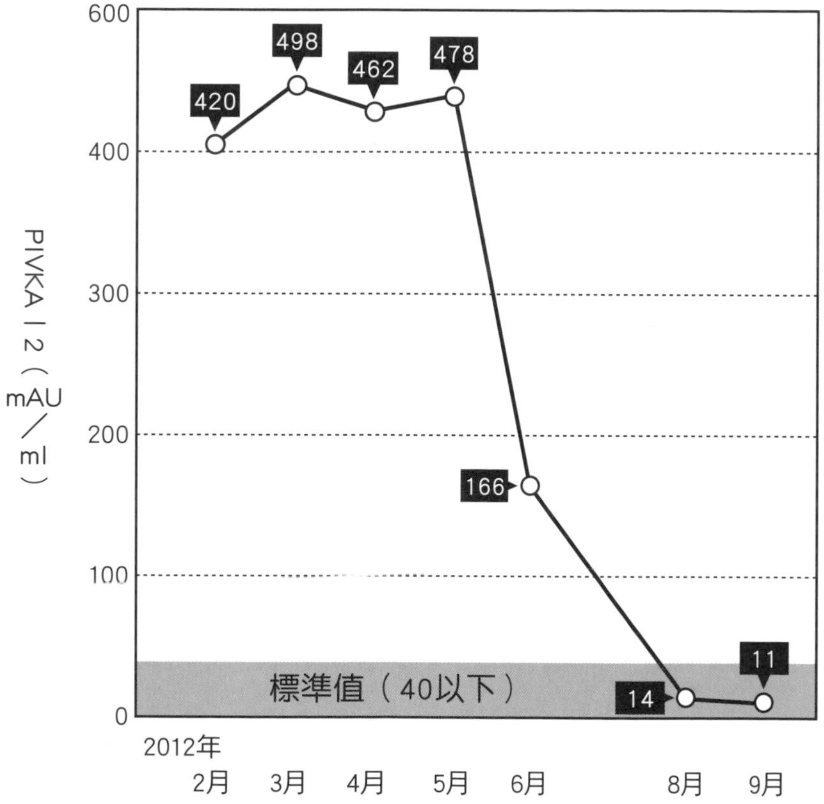

5

第四期大腸癌

已進入末期的癌細胞，也能消滅！

72歲•退休

●發病到痊癒：11個月

即將引發腸閉塞的升結腸癌，只要意志堅強，仍能根治！

2011年9月，患者感覺到下腹部出現異樣，甚至痛苦到難以站立，趕快緊急送醫後，發現罹患大腸癌。雖然在演變成腸閉塞前緊急動了手術，卻發現大網膜已經出現許多腹膜播種式轉移（腹腔內轉移），證實罹患了惡性程度極高的升結腸癌。

得知即使化療也很難根治後，這位病患便以副作用太痛苦為由拒絕接受治療。後來在女兒百般說服下，才對飲食療法和化療雙管齊下的治療方式感到一線生機，在2014年4月時到我所在的醫院求診。

看診時我告訴他：「只要抱持戰勝癌症的強烈意志，全心全意接受治療，一定會有好的結果。」而這的確也是事實。實施飲食療法和化療後4個月，患者在PET檢查中發現，擴散到大腸中的腫瘤幾乎都消失不見，抗癌效果十分顯著。

合併實行飲食療法和化療後4個月的PET圖像

治療前

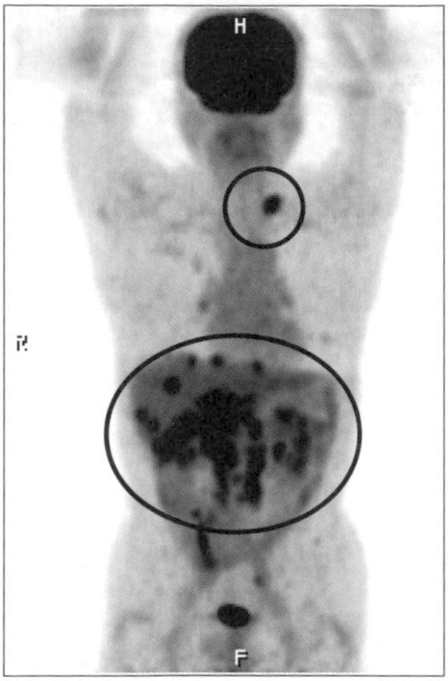

可以看到大範圍的肝臟轉移，
以及左頸部淋巴結的腹膜播種式轉移
（2012年4月）

治療後

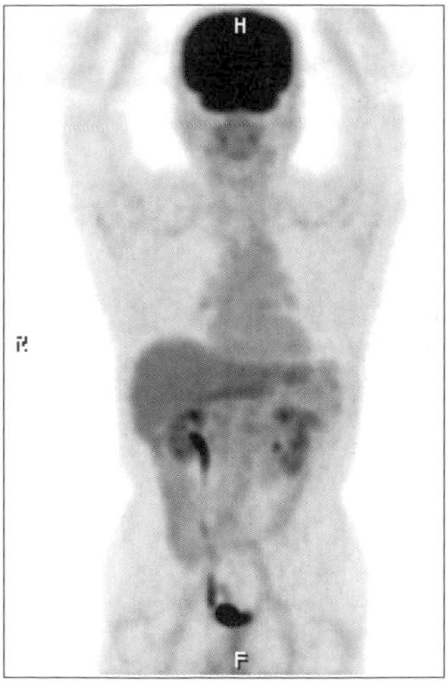

開始實行飲食療法後4個月，轉移現象幾乎消失殆盡
（2012年8月）

6

惡性淋巴腫瘤

無法靠化療消除的癌細胞，幾乎全消失了！

25歲‧學生

●發病到痊癒：1年3個月

努力實行化療和飲食療法！連12公分的惡性腫瘤，也能確實改善

2008年10月，這名年輕患者發現胸部裡長了12公分大的腫瘤，經過癌症中心的CT檢查後，證實罹患了惡性淋巴腫瘤，並從12月開始接受「RituxanR-CHOP療法（標靶藥物治療）」。

2009年3月開始，這名病患到我們醫院就診，並同意在接受化療的同時努力進行飲食療法。5月化療結束後，又緊接著做放射線治療。等到8月療程結束時，腫瘤已經大幅縮小，只剩3公分左右。

過不久後，我請他徹底實施飲食療法，並稍微觀察一段時間。差不多半年後的2010年1月，3公分的腫瘤竟已消失不見！只剩下3、4個1mm左右的結節，而且這些結節也在一年後完全消除了。

從這個病例，我們可以明顯看出化學療法搭配飲食療法的功效。

標靶藥物加上飲食療法，雙管齊下消除惡性腫瘤

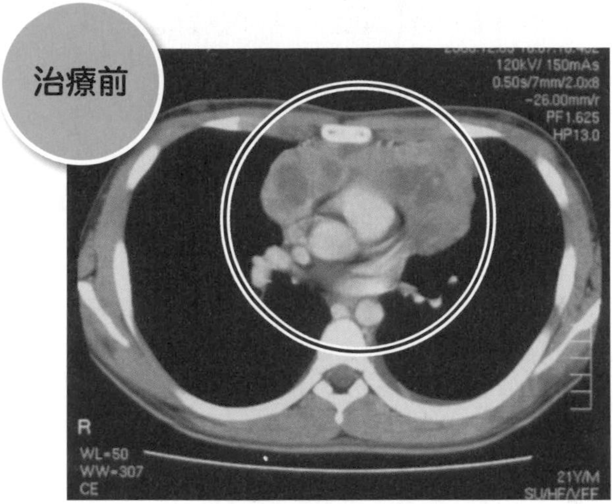

2008年12月3日CT圖像
彷彿要掩蓋整個大血管（白色部分）的巨大腫瘤

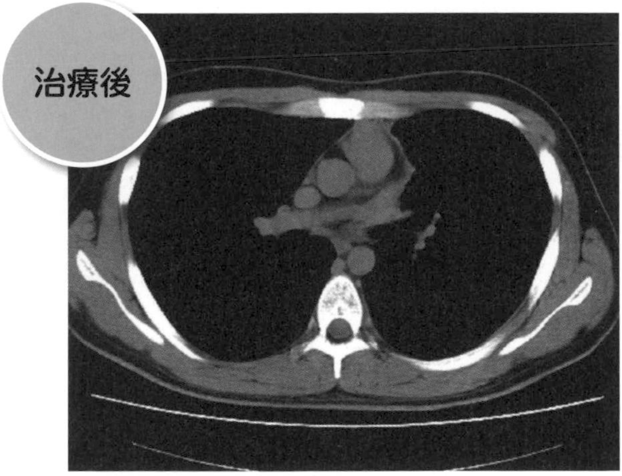

2010年1月20日PET-C圖像
腫瘤幾乎消失，可以清楚看到大血管

7

乳癌且有胸椎轉移現象

改變飲食，同步戰勝癌症與轉移現象

65歲‧主婦

●發病到痊癒：1年3個月

連施行手術都有困難的胸椎轉移，帶入飲食療法後，完美地克服了！

我收到這名患者的信時，是2009年的6月。自從在癌症中心檢驗出2公分大的乳癌腫瘤後，她已經進行了2個多月的治療，當時她的內心也充滿了徬徨與不安。

2010年2月，第二次的PET檢查結果顯示，雖然乳房周圍的癌細胞已經消除，卻在此時產生了轉移，而且連胸椎都出現轉移的跡象。由於脊椎附近聚集了大量的神經，所以無法開刀動手術，也很難實施放射線治療。

在我的建議之下，她從2009年8月的PET檢查後，就開始進行化療和飲食療法，咬著牙經歷了非常艱辛的治療時期。

半年後的2010年2月，癌細胞幾乎已經不見蹤跡，但為了避免復發，仍舊決定在該年3月時切除右邊乳房。在那之後，依然不間斷地持續進行飲食療法，終於在同一年的9月，胸椎的轉移現象也消失了。

只要改善體質，對戰勝癌症就會有很大的幫助，這位患者就是一個很好的實例。

難以治療的胸椎腫瘤，最後也甘拜下風

治療前

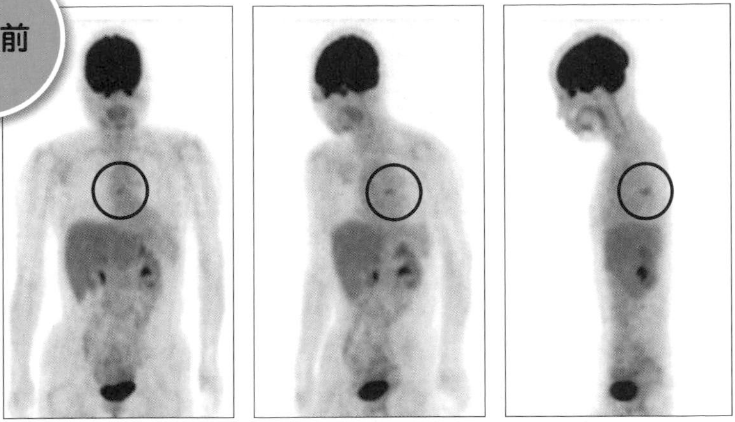

2010年2月 PET-CT圖像
開始實施化療和飲食療法後的半年（2010年3月）。
此時已切除右乳房，且發現癌症轉移到胸椎。

治療後

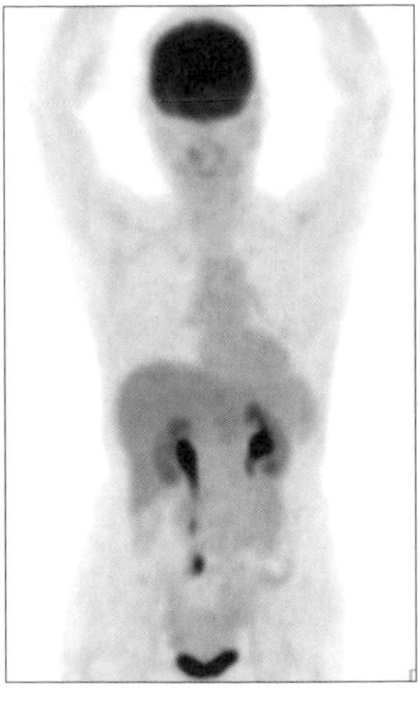

2010年9月 PET-CT圖像
7個月後，胸椎的癌腫瘤也消失了。

新國民健康 03

天天這樣吃，讓癌細胞消失！

癌症被治癒的人都吃這些，日本抗癌權威八大飲食法，轉移、復發、癌末通通都有救

作者 濟陽高穗 ｜ **譯者** 蔡沐晨

出版發行
瑞麗美人國際媒體 Ray Beauty International Media
檸檬樹國際書版有限公司／Lemon Tree International Books
客服專線／(02) 8221-8222

社長
江媛珍 JASMINE CHIANG, Publisher
總編輯
張秀環 KATY CHANG, Managing Editor
責任編輯
蔡沐晨 AOI TSAI, Editor
封面設計／美術編輯
曾詩涵 SHIHHAN ZENG, Art Designer
主辦會計
邱莉文 LIZ CHIU, Accountant

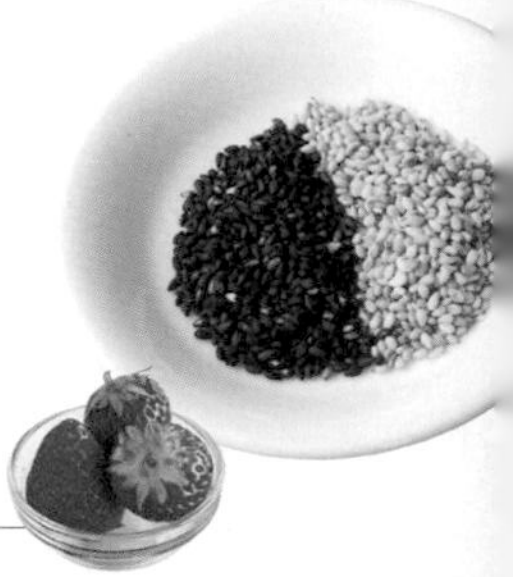

法律顧問
第一國際法律事務所 余淑杏律師
北辰著作權事務所 蕭雄淋律師

編輯中心
地址：新北市中和區中山路 2 段 359 巷 7 號 2 樓
2F, No. 7, Lane 359, Sec. 2, Zhongshan Rd., Zhonghe Dist., New Taipei City, Taiwan (R. O. C.)
電話：(886) 2-2226-1888　傳真：(886) 2-2226-4338
劃撥帳號／19745151
劃撥戶名／檸檬樹國際書版有限公司

全球總經銷
知遠文化事業有限公司
地址：新北市深坑區北深路 3 段 155 巷 25 號 5 樓
電話：(886) 2-2664-8800　傳真：(886) 2-2664-8801

港澳地區經銷
豐達出版發行有限公司
地址：香港柴灣永泰道 70 號柴灣工業城 2 期 1805 室
電話：(852) 2172-6513　傳真：(852) 2172-4355

菩薩蠻排版／東豪製版／弼聖彩色印刷／明和裝訂
出版日期／ 2015 年 10 月初版　2024 年 9 月 31 刷

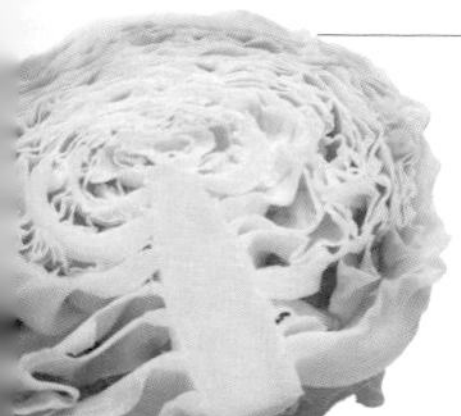

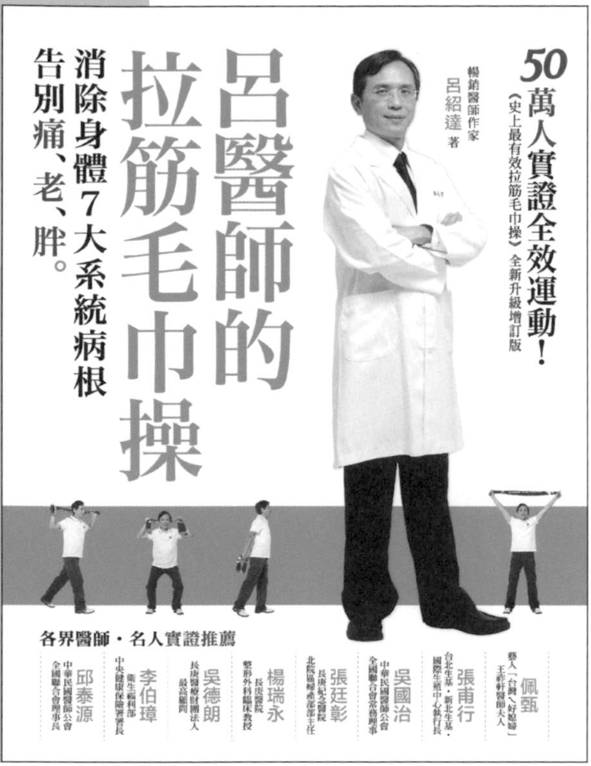

呂醫師的拉筋毛巾操

（全新升級增訂版）

作　者：呂紹達
定　價：**299** 元
出版社：蘋果屋
ISBN：**9789869542463**

50 萬人實證全效運動！

消除身體 7 大系統病根，告別痛、老、胖

本書特色

「台灣毛巾操代言人」呂紹達醫師，系列著作全球暢銷，超過 **50** 萬人都在學！

利用一條毛巾做拉扯，解決因「筋緊、筋縮、筋硬、筋鬆」等引發的痠痛僵。

增強肌力、代謝排毒、塑身美體，打造不痠、不痛、不老、不胖的健康身體。

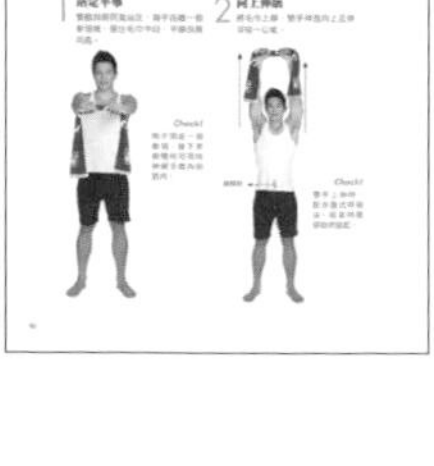

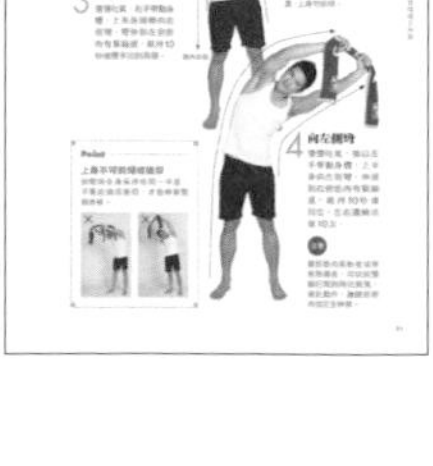

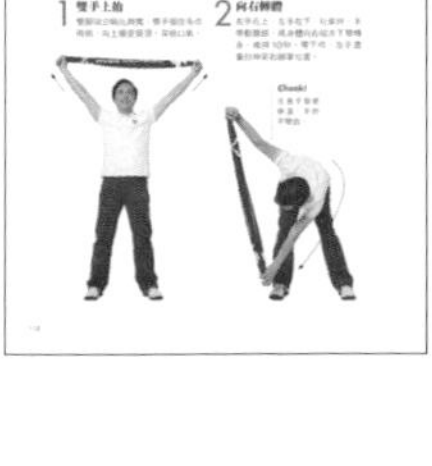

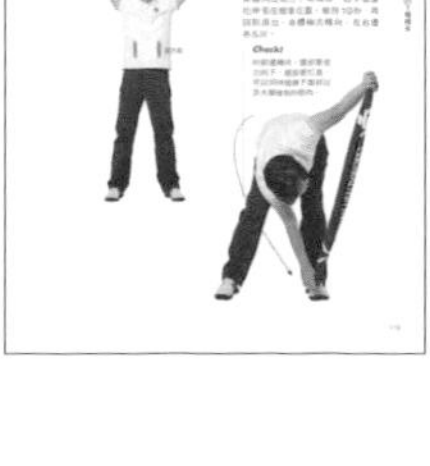

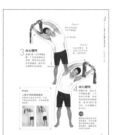

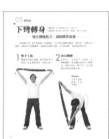

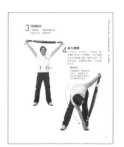

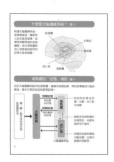

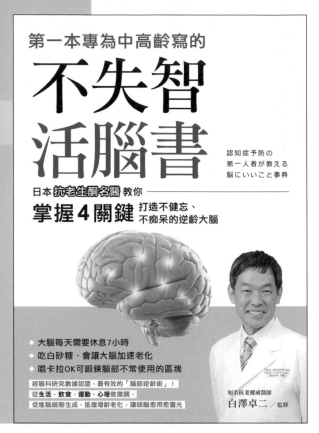

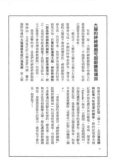

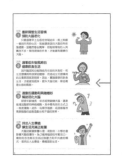

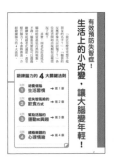

我是外科醫生，我有亞斯伯格症

三大關鍵克服發展障礙，化阻力為助力的生命奇蹟

作者：畠山昌樹　定價：299 元

出版社：瑞麗美人　ISBN：9789869309790

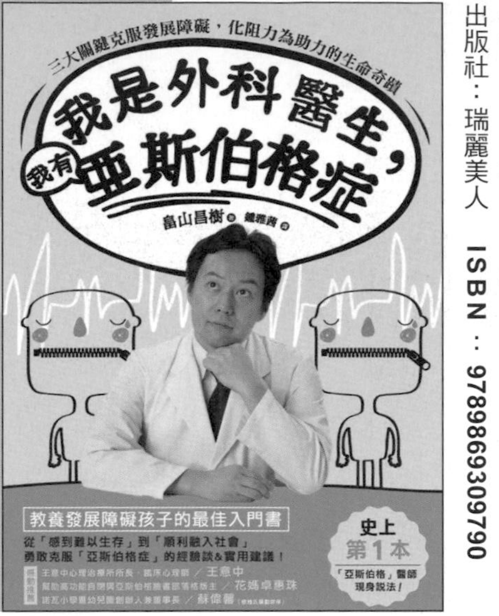

本書特色

最真實的經驗！史上第一位「亞斯伯格醫師」的告白

最精闢的解析！帶你認識四大「自閉症類群障礙」。

最具體的方法！三大關鍵，幫助父母正確教育發展障礙兒童。

好醫生不會對你做的45件事

全民健保時代，每個人都要知道的「良醫與庸醫」辨別術

作者：岡本裕　定價：280 元

出版社：蘋果屋　ISBN：9789869542456

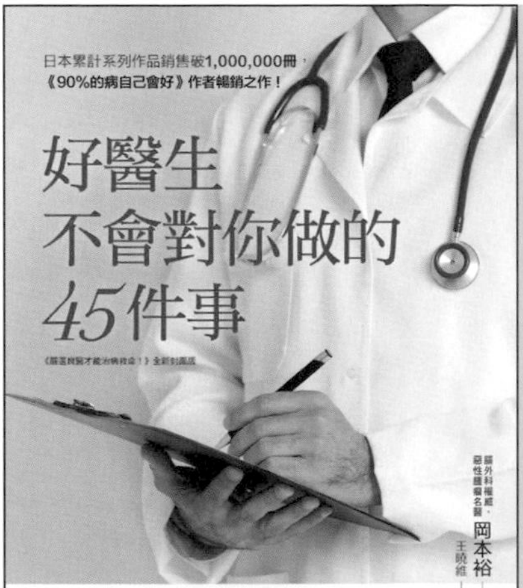

本書特色

日本累計系列作品銷售破 1,000,000 冊，《90%的病自己會好》作者暢銷之作！

戳破醫生不能說的祕密，揭露看病吃藥背後的真相。

依醫師角度解剖庸醫和劣醫心理，教你正確選對醫生治好病。

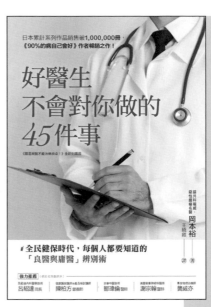

斷糖生酮飲食法

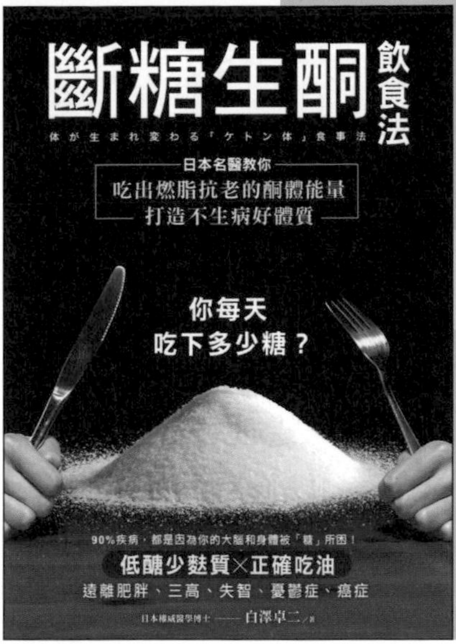

日本名醫教你吃出燃脂抗老的酮體能量，打造不生病好體質

作者：白澤卓二　定價：299元

出版社：瑞麗美人　ISBN：9789869243452

本書特色

日本「抗老之神」白澤卓二醫師精華代表作！
用科學數據破除「讓你生病」的錯誤飲食觀念！
掌握低醣、少麩質、正確吃油三關鍵，從體內打造不生病的「生酮體質」。

天天這樣吃不失智

日本權威營養師教你「一飯一菜一湯」

簡單做、夠營養不退化！

作者：村上祥子　定價：299元

出版社：台灣廣廈　ISBN：9789861303307

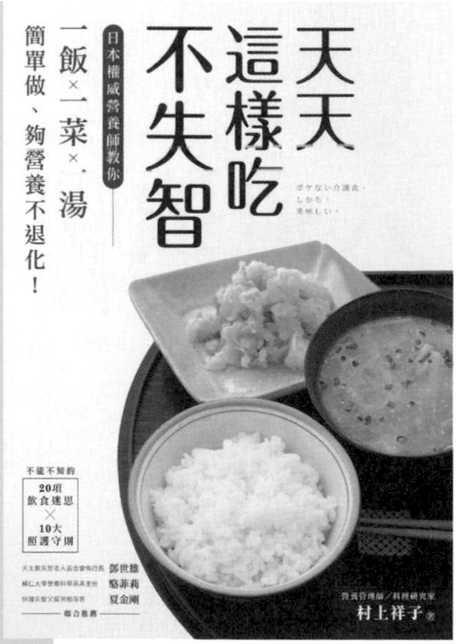

本書特色

專業營養師以高營養食材設計的「一飯一菜一湯」抗失智飲食
以長期在看護中心、醫療院所的工作經驗為本，設計易實踐的三餐食譜。
推翻一般人對老年人飲食的錯誤認知，讓子女陪伴老爸老媽一起吃健康！

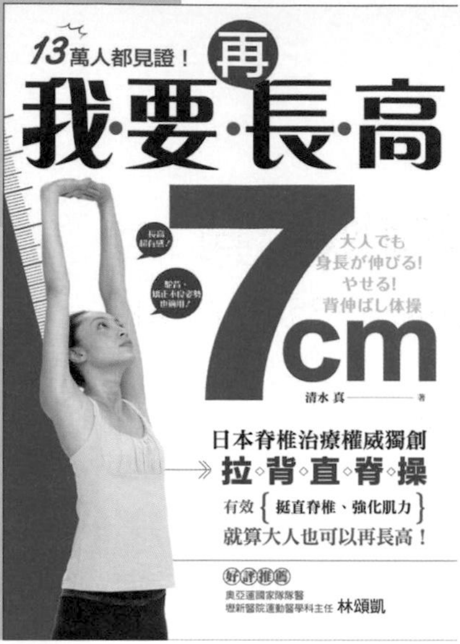

我要再長高7cm！

日本脊椎治療權威獨創

【拉背直脊操】，有效挺直脊椎、強化肌力，就算大人也可以再長高！

作者：清水真
出版社：瑞麗美人
定價：280元
ISBN：9789861303550

本書特色

掌握「脊椎、肩胛骨、腰大肌」3關鍵！變高變瘦效果快速可見。
從「矯正姿勢」做起，再用「肌力訓練」維持，最後以「拉伸運動」拉長身形。
每天只要3步驟，2～3個月就能讓「身高＋3cm，腰圍－3cm」！

穴道按壓使用手冊

史上最好找！立體穿透圖！疼痛立解、疲勞速消、身心都放鬆、百病不上身！

作者：福辻鋭記
出版社：台灣廣廈
定價：299元
ISBN：9789861303406

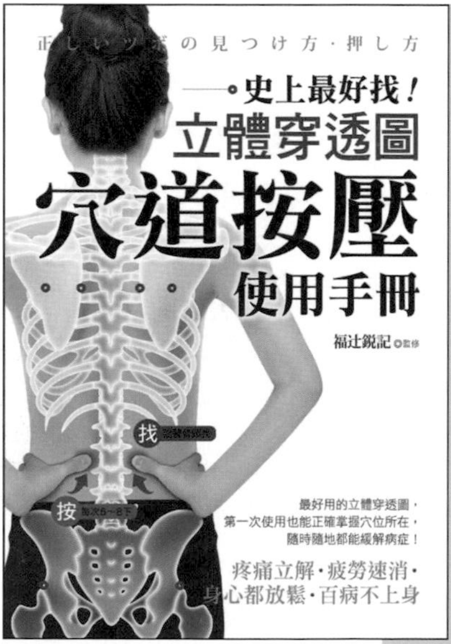

本書特色

日本50大名醫之一教你，按壓穴道3分鐘就能解痠痛！
最好用的立體穿透圖，第一次使用也能正確掌握穴位所在，快速緩解病症。
獨家公開！日常居家、出門在外都能用的10大「萬能穴位」。

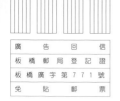

廣	告	回	信
板橋郵局登記證			
板橋廣字第771號			
免	貼	郵	票

檸檬樹國際書版有限公司

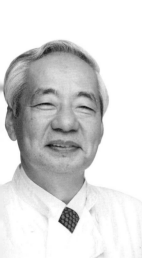

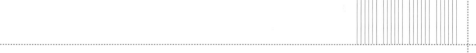

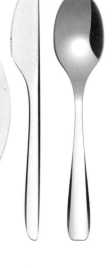

23586新北市中和區中山路二段359巷7號2樓
瑞麗美人國際媒體收
讀者服務專線：(02)8221-8222

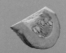

新國民健康系列讀者回函

讀者資料（本資料只供出版社內部建檔及寄送書訊使用）

1. 姓名：________________________
2. 性別：□男 □女
3. 出生：民國_____年_____月_____日
4. 學歷：□大學以上 □大學 □ 專科 □高中（職）□國中 □國小
5. 地址：________________________
6. 電話：________________________
7. E-mail：________________________

購書資訊

1. 本書是在下列哪個通路購買？ □博客來 □金石堂（含金石堂網路書店） □誠品 □何嘉仁 □墊腳石 □其他________________（請填寫書店名稱）
2. 您購買本書的原因？ □封面很吸引人 □喜歡這個主題 □內容很好，想買回去參考 □其他 ________________
3. 您覺得本書的內容？（可複選） □圖片精美 □實用簡單 □包裝設計 □內容充實 □其他 ________________
4. 您對本書有哪些建議？ □內容不夠充實 □封面不夠吸引人 □內頁編排有待加強 □其他 ________________
5. 為保障個資並遵守保護法規，您的電子信箱是否願意收到瑞麗美人出版相關資料？ □願意 □不願意

對瑞麗美人國際媒體的建議

1. 您希望在瑞麗美人看到哪些企劃？

____

2. 您最近有經常逛部落格嗎？哪位部落客出書會吸引您購買？（請說明原因）

____

3. 您是否購買過藝人出的書？哪位藝人出書會吸引您購買？（請說明原因）

____

4. 您是否購買過其他瘦身、健康類書籍？有哪些？

____

5. 您會希望看到哪一類的瘦身、健康類的書籍？

____